针灸

新医师手册

岳进 卢敏 主编

U0234779

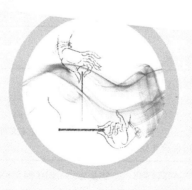

化学工业出版社
·北京·

本书系统地介绍了临证备查腧穴180多个，以及针灸治疗原则、针灸处方原则、针灸注意事项、常用针灸方法和常见病针灸治疗方法等内容。在各病种针灸治疗方法中又系统地介绍了中西医诊断要点、病因病机、辨证、针灸治法及取穴、方义、针法及其他针灸治疗方法、中药治疗、西医治疗及注意事项等内容。本书还配有局部及全身经络腧穴图，在其他针灸治疗方法中重点介绍了电针、埋线、耳针、穴位注射、火针、浮针、小针刀、三棱针、皮肤针、温针灸、艾灸、拔罐、推拿、刺络放血、穴位贴敷、中频理疗等治疗方法。本书内容丰富系统、实用性强，可供针灸专业医师、学生及中医住院医师规范化培训学员、中医类别全科医师、基层医师参考阅读。

图书在版编目（CIP）数据

针灸新医师手册 / 岳进，卢敏主编 . —北京：化学工业出版社，2019.5（2025.5 重印）
ISBN 978-7-122-33995-9

Ⅰ. ①针…　Ⅱ. ①岳…②卢…　Ⅲ. ①针灸疗法 - 手册
Ⅳ. ① R245-62

中国版本图书馆 CIP 数据核字（2019）第 038017 号

责任编辑：赵兰江　　　　　　　　　装帧设计：张　辉
责任校对：宋　夏

出版发行　化学工业出版社
　　　　　（北京市东城区青年湖南街 13 号　邮政编码 100011）
印　　装　北京科印技术咨询服务有限公司数码印刷分部
710mm×1000mm　1/32　印张 15½　字数 428 千字
2025 年 5 月北京第 1 版第 6 次印刷

购书咨询：010-64518888　　售后服务：010-64518899
网　　址：http://www.cip.com.cn
凡购本书，如有缺损质量问题，本社销售中心负责调换。

定　　价：58.00 元　　　　　　　　　版权所有　违者必究

编写人员名单

主　编　岳　进　卢　敏

副主编　赵伟东　张爱珍　岳运青

编　者（按姓氏笔画排列）

韦世玉　韦厚涵　卢　敏　卢引明

叶文欢　伍小涌　张爱珍　陆燕萍

陈洁洁　欧丹凤　岳　进　岳运青

赵伟东　黄　的　曾　珊　曾汉东

温　勇

前　言

　　针灸疗法是中医学的瑰宝，其操作简便，安全易行，疗效显著，无副作用；其适用范围广，患者易于接受，医者乐于施行。它的应用得到联合国世界卫生组织的认可，为世界多个国家所接受。近几年，针灸作为常用中医适宜技术之一，在基层卫生院、社区卫生服务机构等备受推崇。在国家开展的中医住院医师（含全科）规范化培训中，针灸操作被列为必须掌握的中医技能之一。

　　本书坚持临床实践与理论知识相结合，参照国家中医药管理局《中医住院医师规范化培训大纲》和《中医类别全科医师岗位培训大纲》的培训内容及要求，比较系统地介绍了针灸学理论基础、常用针法灸法和临证备查腧穴近180多个，以针灸临床常见病种、症状、诊疗规范、处方、方义、其他针灸治疗方法、中药治疗、西医治疗及该病的注意事项等为结构框架，突出针灸治疗方法。本书在编写过程中，参考了全国高等中医药院校规划教材，并在中医住院医师规范化培训要求掌握的病种基础上，增补了五官科、内科、外科、妇科、儿科、皮肤科等多个学科的其他常见病种的针灸治疗方法。本书内容丰富，涵盖知识面广，简洁明了，实用性强，编排合理，能为读者快速查阅、学习掌握针灸技能提供方便。本书可用于中医住院医师规范化培训、中医类别全科医师岗位培训。本书可供针灸专业医师、学生、基层医师、中医师查阅使用。

　　由于编者水平有限，难免存在纰漏和不足之处，敬请广大读者提出宝贵意见，以便今后进一步修订提高。

编者

2018 年 12 月 12 日

目 录

第一章 常用腧穴 ···1

　第一节 头面部常用腧穴 ···1

　　口禾髎（LI 19）···1

　　迎香（LI 20）··2

　　耳门（SJ 21）··2

　　丝竹空（SJ 23）··2

　　颧髎（SI 18）··2

　　听宫（SI 19）··2

　　承泣（ST 1）··3

　　四白（ST 2）··3

　　巨髎（ST 3）··4

　　地仓（ST 4）··4

　　大迎（ST 5）··5

　　颊车（ST 6）··5

　　下关（ST 7）··6

　　头维（ST 8）··6

　　瞳子髎（GB 1）···6

　　听会（GB 2）··6

　　率谷（GB 8）··7

　　阳白（GB 14）··7

　　头临泣（GB 15）···8

睛明（BL 1）···8

天柱（BL 10）··9

百会（DU 20）··9

上星（DU 23）··10

素髎（DU 25）··10

水沟（DU 26）··10

廉泉（RN 23）··10

承浆（RN 24）··11

四神聪（EX-HN1）···11

印堂（EX-HN3）···11

太阳（EX-HN5）···12

球后（EX-HN7）···12

金津、玉液（EX-HN12、EX-HN13）···············13

牵正···13

第二节　颈部常用腧穴·····································13

扶突（LI 18）··13

翳风（SJ 17）··13

人迎（ST 9）···14

风池（GB 20）···14

哑门（DU 15）···15

风府（DU 16）···15

天突（RN 22）···15

翳明（EX-HN14）···16

安眠···16

第三节　胸腹部常用腧穴··································16

中府（LU 1）···16

大横（SP 15）··16

大包（SP 21）···17

章门（LR 13）···17

期门（LR 14）···17

俞府（KI 27）···18

梁门（ST 21）···18

天枢（ST 25）···19

水道（ST 28）···20

归来（ST 29）···20

日月（GB 24）···20

带脉（GB 26）···20

中极（RN 3）···21

关元（RN 4）···22

气海（RN 6）···22

神阙（RN 8）···22

下脘（RN 10）···23

中脘（RN 12）···23

膻中（RN 17）···23

子宫（EX-CA1）···24

第四节　背部常用腧穴···25

天宗（SI 11）···25

肩井（GB 21）···25

大杼（BL 11）···26

风门（BL 12）···26

肺俞（BL 13）···26

心俞（BL 15）···26

膈俞（BL 17）···27

肝俞（BL 18）···28

胆俞（BL 19）·······28

脾俞（BL 20）·······28

胃俞（BL 21）·······28

肾俞（BL 23）·······29

大肠俞（BL 25）·······29

膀胱俞（BL 28）·······29

次髎（BL 32）·······30

膏肓（BL 43）·······30

秩边（BL 54）·······30

长强（DU 1）·······31

腰阳关（DU 3）·······31

命门（DU 4）·······31

至阳（DU 9）·······32

大椎（DU 14）·······33

定喘（EX-B1）·······34

夹脊（EX-B2）·······34

腰眼（EX-B7）·······34

第五节　上肢常用腧穴·······34

尺泽（LU 5）·······34

孔最（LU 6）·······35

列缺（LU 7）·······35

太渊（LU 9）·······35

鱼际（LU 10）·······36

少商（LU 11）·······36

天池（PC 1）·······36

曲泽（PC 3）·······36

内关（PC 6）·······37

大陵（PC 7）·····················37

劳宫（PC 8）·····················37

中冲（PC 9）·····················38

极泉（HT 1）·····················38

少海（HT 3）·····················38

通里（HT 5）·····················38

阴郄（HT 6）·····················39

神门（HT 7）·····················39

少冲（HT 9）·····················39

商阳（LI 1）·····················40

三间（LI 3）·····················40

合谷（LI 4）·····················40

阳溪（LI 5）·····················40

偏历（LI 6）·····················41

手三里（LI 10）·····················41

曲池（LI 11）·····················41

臂臑（LI 14）·····················42

肩髃（LI 15）·····················42

关冲（SJ 1）·····················42

中渚（SJ 3）·····················42

阳池（SJ 4）·····················43

外关（SJ 5）·····················43

支沟（SJ 6）·····················43

肩髎（SJ 14）·····················44

少泽（SI 1）·····················44

后溪（SI 3）·····················44

腕骨（SI 4）·····················44

养老（SI 6）···45

支正（SI 7）···45

小海（SI 8）···45

二白（EX-UE 2）··45

腰痛点（EX-UE 7）··46

外劳宫（EX-UE 8）··46

八邪（EX-UE9）···46

四缝（EX-UE10）··47

十宣（EX-UE11）··47

第六节　下肢常用腧穴 ·······································47

隐白（SP 1）··47

太白（SP 3）··48

公孙（SP 4）··48

三阴交（SP 6）··48

地机（SP 8）··49

阴陵泉（SP 9）··49

血海（SP 10）···49

大敦（LR 1）··50

行间（LR 2）··50

太冲（LR 3）··51

蠡沟（LR 5）··51

曲泉（LR 8）··51

涌泉（KI 1）··52

然谷（KI 2）··52

太溪（KI 3）··52

大钟（KI 4）··53

照海（KI 6）··53

复溜（KI 7）··54

伏兔（ST 32）··54

梁丘（ST 34）··54

足三里（ST 36）······································54

上巨虚（ST 37）······································55

下巨虚（ST 39）······································55

丰隆（ST 40）··55

解溪（ST 41）··56

内庭（ST 44）··56

厉兑（ST 45）··56

环跳（GB 30）·······································57

风市（GB 31）·······································57

阳陵泉（GB 34）·····································57

光明（GB 37）·······································57

悬钟（GB 39）·······································58

丘墟（GB 40）·······································58

足临泣（GB 41）·····································58

足窍阴（GB 44）·····································59

委阳（BL 39）··59

委中（BL 40）··59

承山（BL 57）··59

飞扬（BL 58）··60

昆仑（BL 60）··60

申脉（BL 62）··60

束骨（BL 65）··61

至阴（BL 67）··61

鹤顶（EX-LE2）·····································61

百虫窝（EX-LE3）·······························61

膝眼（EX-LE5）·································62

胆囊（EX-LE6）·································62

阑尾（EX-LE7）·································62

八风（EX-LE10）································62

第二章　针灸治疗原则·······························63

第一节　补虚与泻实·······························63

第二节　清热与温寒·······························66

第三节　治标与治本·······························67

第四节　三因制宜·······························68

第五节　局部与整体·······························70

第六节　同病异治与异病同治·······························71

第三章　针灸处方原则·······························73

第一节　选穴原则·······························73

第二节　配穴方法·······························74

第四章　针灸注意事项·······························76

第一节　针刺宜忌·······························76

第二节　针刺异常情况预防与处理·······························77

第三节　灸法操作注意事项及异常情况处理·······························79

第五章　常用针灸方法·······························80

第一节　毫针·······························80

第二节　电针疗法·······························83

第三节　灸法·······························84

第四节　拔罐·······························87

第五节　腹针 …………………………………………………89

第六节　放血疗法 ………………………………………91

第七节　火针 …………………………………………………92

第八节　小针刀 ………………………………………………93

第九节　浮针 …………………………………………………94

第十节　韧针 …………………………………………………95

第十一节　穴位挑治 ………………………………………96

第十二节　穴位注射 ………………………………………97

第十三节　穴位离子导入法 ………………………………98

第十四节　头针 ……………………………………………98

第十五节　耳针 ……………………………………………99

第十六节　穴位埋线 ……………………………………101

第十七节　皮肤针 ………………………………………102

第十八节　壮医药线点灸疗法 …………………………103

第十九节　朱琏针灸 ……………………………………105

第六章　内科病针灸治疗 ………………………… **109**

第一节　中风 ……………………………………………109

第二节　头痛 ……………………………………………114

第三节　面瘫 ……………………………………………118

第四节　面肌痉挛 ………………………………………122

第五节　动眼神经麻痹 …………………………………125

第六节　三叉神经痛 ……………………………………128

第七节　周围神经损伤 …………………………………131

第八节　失眠 ……………………………………………135

第九节　抑郁症 …………………………………………138

第十节　眩晕 ……………………………………………142

第十一节　癫痫 ······················· 145

第十二节　狂病 ······················· 149

第十三节　痴呆 ······················· 152

第十四节　痿证 ······················· 156

第十五节　震颤麻痹 ····················· 159

第十六节　慢性疲劳综合征 ·················· 163

第十七节　哮喘 ······················· 167

第十八节　感冒 ······················· 170

第十九节　咳嗽 ······················· 174

第二十节　心律失常 ····················· 177

第二十一节　冠心病 ····················· 181

第二十二节　高血压 ····················· 186

第二十三节　胃炎 ······················ 189

第二十四节　呃逆 ······················ 193

第二十五节　呕吐 ······················ 196

第二十六节　便秘 ······················ 200

第二十七节　肠炎 ······················ 203

第二十八节　糖尿病 ····················· 207

第二十九节　甲状腺功能亢进症 ··············· 211

第三十节　甲状腺功能减退症 ················ 214

第三十一节　肥胖症 ····················· 218

第三十二节　衰老 ······················ 221

第三十三节　痛风 ······················ 224

第三十四节　风湿性关节炎 ·················· 228

第三十五节　类风湿性关节炎 ················ 232

第三十六节　遗精 ······················ 237

第三十七节　阳痿 ······················ 239

第三十八节　早泄 ……………………………………… 242

第三十九节　淋证 ……………………………………… 245

第四十节　黄疸 ………………………………………… 248

第七章　外科病针灸治疗 ……………………… 251

第一节　乳腺炎 ………………………………………… 251

第二节　乳腺增生 ……………………………………… 254

第三节　阑尾炎 ………………………………………… 256

第四节　胆囊炎 ………………………………………… 259

第五节　肋间神经痛 …………………………………… 262

第六节　尿潴留 ………………………………………… 265

第七节　肠梗阻 ………………………………………… 268

第八节　尿失禁 ………………………………………… 270

第九节　慢性前列腺炎 ………………………………… 273

第十节　男性不育症 …………………………………… 276

第十一节　脱肛 ………………………………………… 278

第八章　皮肤病针灸治疗 ……………………… 282

第一节　荨麻疹 ………………………………………… 282

第二节　湿疹 …………………………………………… 285

第三节　皮肤瘙痒症 …………………………………… 288

第四节　带状疱疹 ……………………………………… 291

第五节　斑秃 …………………………………………… 294

第六节　白癜风 ………………………………………… 297

第七节　痤疮 …………………………………………… 299

第八节　黄褐斑 ………………………………………… 303

第九节　丹毒 …………………………………………… 305

第九章　脊柱、骨关节病针灸治疗 ················· 308

第一节　颈椎病 ··························· 308

第二节　落枕 ··························· 312

第三节　颈肩综合征 ····················· 316

第四节　肱骨外上髁炎 ··················· 320

第五节　腰椎间盘突出症 ················· 323

第六节　急性腰扭伤 ····················· 327

第七节　梨状肌综合征 ··················· 330

第八节　膝关节炎 ······················· 334

第九节　腓肠肌损伤 ····················· 338

第十节　踝关节扭伤 ····················· 341

第十一节　肩周炎 ······················· 345

第十二节　腱鞘炎 ······················· 348

第十三节　腱鞘囊肿 ····················· 352

第十四节　臂丛神经痛 ··················· 355

第十五节　坐骨神经痛 ··················· 358

第十六节　外伤性截瘫 ··················· 361

第十章　妇儿病针灸治疗 ··················· 365

第一节　月经不调 ······················· 365

第二节　月经前后诸症 ··················· 368

第三节　绝经前后诸症 ··················· 370

第四节　闭经 ··························· 373

第五节　不孕 ··························· 375

第六节　产后乳少 ······················· 378

第七节　痛经 ··························· 380

第八节　崩漏 ··························· 383

第九节 带下病 …………………………………………… 386

第十节 恶露不绝 ………………………………………… 388

第十一节 胎位不正 ……………………………………… 391

第十二节 阴挺 …………………………………………… 393

第十三节 小儿遗尿 ……………………………………… 395

第十四节 小儿脑瘫 ……………………………………… 398

第十五节 疳证 …………………………………………… 401

第十六节 小儿积滞 ……………………………………… 404

第十一章 五官病针灸治疗 …………………………… 407

第一节 眼睑下垂 ………………………………………… 407

第二节 近视 ……………………………………………… 410

第三节 麦粒肿 …………………………………………… 413

第四节 青盲 ……………………………………………… 416

第五节 耳鸣、耳聋 ……………………………………… 419

第六节 鼻渊 ……………………………………………… 422

第七节 鼻衄 ……………………………………………… 425

第八节 牙痛 ……………………………………………… 428

第九节 眼睑瞤动 ………………………………………… 430

第十节 斜视 ……………………………………………… 433

第十一节 咽喉肿痛 ……………………………………… 436

第十二节 喉喑 …………………………………………… 439

第十三节 口腔溃疡 ……………………………………… 442

第十二章 急症针灸治疗 ……………………………… 445

第一节 抽搐 ……………………………………………… 445

第二节 胆绞痛 …………………………………………… 448

第三节 高热 ……………………………………………… 451

第四节 肾绞痛 …………………………………………………… 454

第五节 呕血 ……………………………………………………… 457

第六节 心绞痛 …………………………………………………… 459

第七节 晕厥 ……………………………………………………… 462

第八节 昏迷 ……………………………………………………… 466

参考文献 ………………………………………………………… 469

全身经络腧穴图 ………………………………………………… 470

第一章 常用腧穴

第一节 头面部常用腧穴

口禾髎（LI 19）

归经：手阳明大肠经。

定位：在上唇部，水沟穴旁0.5寸，当鼻孔外缘之下。（图1）

主治：鼻塞、衄衊、口歪、口噤等局部病证。现多用于鼻炎、面瘫等。

刺灸：直刺或斜刺0.3～0.5寸。

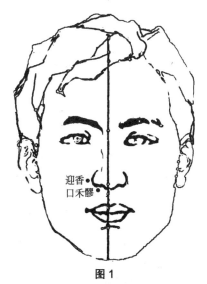

图1

迎香（LI 20）

归经：手阳明大肠经。

定位：在鼻翼外缘中点旁，当鼻唇沟中。（图1）

主治：鼻塞、鼽衄、口歪、面痒、胆道蛔虫症。现多用于鼻炎、面瘫等。

刺灸：斜刺或平刺0.3～0.5寸。

耳门（SJ 21）

归经：手少阳三焦经。

定位：耳屏上切迹前，下颌骨髁状突后缘，张口有凹陷处。

主治：①耳鸣、耳聋等耳疾；②齿痛、颈颌痛。现多用于神经性耳聋、颞颌关节炎等。

刺灸：微张口，直刺0.5～1寸。

丝竹空（SJ 23）

归经：手少阳三焦经。

定位：眉梢的凹陷处。

主治：①癫痫；②头痛、目眩、目赤肿痛等头目病证；③齿痛。现多用于神经性头痛、麦粒肿、牙周炎等。

刺灸：平刺0.3～0.5寸。

颧髎（SI 18）

归经：手太阳小肠经。

定位：目外眦直下，颧骨下缘凹陷处。（图2）

主治：口眼歪斜、眼睑眴动、齿痛、面痛等面部病证。现多用于面瘫、三叉神经痛等。

刺灸：直刺0.3～0.5寸，斜刺或平刺0.5～1寸。

听宫（SI 19）

归经：手太阳小肠经。

定位：耳屏前，下颌骨髁状突的后方，张口时呈凹陷处。（图2）

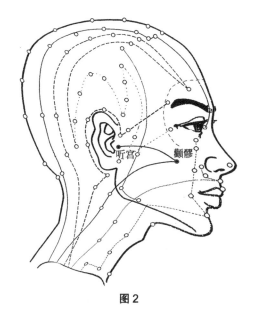

听宫   颧髎

图2

主治：①耳鸣、耳聋、聤耳等耳疾；②齿痛。现多用于神经性耳聋、牙周炎等。

刺灸：张口，直刺1～1.5寸。留针时应保持一定的张口姿势。

承泣（ST 1）

归经：足阳明胃经。

定位：目直视，瞳孔直下，当眼球与眶下缘之间。

主治：①眼睑𥆧动、迎风流泪、夜盲、近视等目疾；②口眼歪斜，面肌痉挛。现多用于沙眼、结膜炎、面瘫等。

刺灸：以左手拇指向上轻推眼球，紧靠眶缘缓慢直刺0.5～1.5寸。不宜提插，以防刺破血管引起血肿。出针时稍加按压，以防出血。

四白（ST 2）

归经：足阳明胃经。

定位：目正视，瞳孔直下，当眶下孔凹处。（图3）

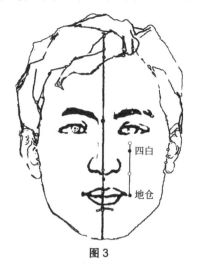

图 3

主治：①目赤痒痛、眼睑眴动、目翳等目疾；②口眼歪斜、面痛等面部病证；③头痛、眩晕。现多用于麦粒肿、面瘫、眩晕综合征、三叉神经痛、面肌痉挛等。

刺灸：直刺或微向上斜刺 0.3～0.5 寸。不可深刺，以免伤及眼球；不可过度提插捻转。

巨髎（ST 3）

归经：足阳明胃经。

定位：目正视，瞳孔直下，平鼻翼下缘处，当鼻唇沟外侧。

主治：口角歪斜、鼻衄、齿痛、唇颊肿等五官病证。现多用于鼻炎、面瘫、牙周炎等。

刺灸：斜刺或直刺 0.5～1 寸。

地仓（ST 4）

归经：足阳明胃经。

定位：口角旁约 0.4 寸，上直对瞳孔。（图3）

主治：口角歪斜、流涎、面痛等面局部病证。现多用于三叉神经痛、面瘫等。

刺灸：斜刺或平刺 0.5～0.8 寸。可向颊车穴透刺。

大迎（ST 5）

归经：足阳明胃经。

定位：在下颌角前下方约 1.3 寸，咬肌附着部前缘。当闭口鼓气时，下颌角前下方出现一沟形的凹陷中取穴。

主治：口角歪斜、颊肿、齿痛等局部病证。现多用于面瘫、牙周炎等。

刺灸：避开动脉，斜刺或平刺 0.3～0.5 寸。

颊车（ST 6）

归经：足阳明胃经。

定位：在下颌角前下方约 1 横指，按之凹陷处，当咀嚼时咬肌隆起最高点处。（图 4）

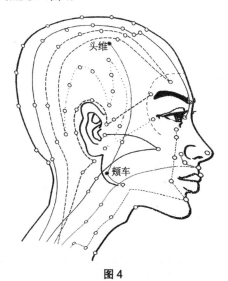

图 4

主治：齿痛、牙关不利、颊肿、口齿歪斜等局部病证。现多用于牙周炎、面瘫、颞颌关节功能紊乱等。

刺灸：直刺 0.3～0.5 寸，或平刺 0.5～1 寸。可向地仓穴透刺。

下关（ST 7）

归经：足阳明胃经。

定位：在耳屏前，下颌骨髁状突前方，当颧弓与下颌切迹所形成的凹陷处。合口有孔，张口即闭，宜闭口取穴。

主治：①牙关不利、三叉神经痛、齿痛、口眼歪斜等面口病证；②耳聋、耳鸣、聤耳等耳疾。现多用于面瘫、牙周炎、神经性耳鸣、颞颌关节功能紊乱等。

刺灸：直刺 0.5～1 寸。留针时不可做张口动作，以免折针。

头维（ST 8）

归经：足阳明胃经。

定位：当额角发际上 0.5 寸，头正中线旁 4.5 寸。（图4）

主治：头痛、目眩、目痛等头目病证。现多用于神经性头痛、眩晕综合征等。

刺灸：平刺 0.5～1 寸。

瞳子髎（GB 1）

归经：足少阳胆经。

定位：目外眦外侧约 0.5 寸，眶骨外缘凹陷中。

主治：①头痛；②目赤肿痛、内障等目疾。现多用于神经性头痛、麦粒肿、白内障等。

刺灸：平刺 0.3～0.5 寸，或三棱针点刺出血。

听会（GB 2）

归经：足少阳胆经。

定位：耳屏间切迹前，下颌骨髁状突后缘，张口凹陷处。（图5）

主治：①耳鸣、耳聋等耳疾；②齿痛、口眼歪斜。现多用于

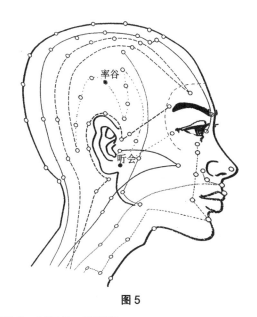

率谷

听会

图 5

神经性耳聋、牙周炎、面瘫等。

刺灸：微张口，直刺 0.5～0.8 寸。

率谷（GB 8）

归经：足少阳胆经。

定位：耳尖直上，入发际 1.5 寸。（图 5）

主治：①头痛，眩晕；②小儿急、慢惊风。现多用于神经性头痛、神经衰弱、小儿惊厥等。

刺灸：平刺 0.5～0.8 寸。

阳白（GB 14）

归经：足少阳胆经。

定位：目正视，瞳孔直上，眉上 1 寸。

主治：①前头痛；②目痛、视物模糊等目疾。现多用于神经性头痛、近视、面瘫等。

刺灸：平刺 0.5～0.8 寸。

头临泣（GB 15）

归经：足少阳胆经。

定位：目正视，瞳孔直上入前发际 0.5 寸，神庭穴与头维穴连线的中点。

主治：①头痛；②目痛、目眩、流泪、目翳等目疾；③鼻塞。现多用于神经性头痛、沙眼、急性结膜炎、鼻炎等。

刺灸：平刺 0.5～0.8 寸。

睛明（BL 1）

归经：足太阳膀胱经。

定位：目内眦角稍内上方凹陷处。（图 6）

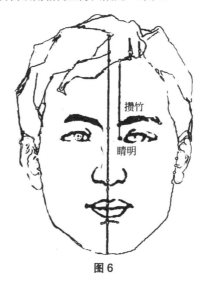

图 6

主治：①目赤肿痛、流泪、视物不明、目眩、近视、夜盲、色盲等目疾；②急性腰扭伤，坐骨神经痛。现多用于麦粒肿、结膜炎、急性腰扭伤等。

刺灸：嘱患者闭目，医者左手轻推眼球向外侧固定，右手缓慢进针，紧靠眶缘直刺0.5～1寸。遇到阻力时不宜强行进针，应改变进针方向或退针。不捻转，不提插。出针后按压针孔片刻，以防出血。禁灸。

天柱（BL 10）

归经：足太阳膀胱经。

定位：后发际正中直上0.5寸（哑门穴），旁开1.3寸，当斜方肌外缘凹陷中。

主治：①后头痛、项强、肩背腰痛等痹证；②鼻塞；③癫狂痫证；④热病。现多用于颈椎病、鼻炎、高热等。

刺灸：直刺或斜刺0.5～0.8寸。不可向内上方深刺，以免伤及延髓。

百会（DU 20）

归经：督脉。

定位：后发际正中直上7寸，或当头部正中线与两耳尖连线的交点处。（图7）

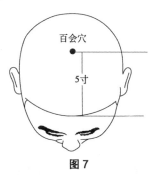

百会穴

5寸

图7

主治：①痴呆、中风、失语、失眠等神志病证；②头风、头痛、眩晕、耳鸣等头面部病证；③脱肛、阴挺、胃下垂等气失固摄而致的下陷性病证。现多用于脑血管意外、神经性头痛、神经衰弱等。

刺灸：平刺 0.5～0.8 寸。升阳举陷可用灸法。

上星（DU 23）

归经：督脉。

定位：囟会穴前 1 寸或前发际正中直上 1 寸。

主治：①头痛、目痛、鼻渊等头面部病证；②热病、疟疾；③癫狂。现多用于神经性头痛，鼻炎，抑郁症等。

刺灸：平刺 0.5～0.8 寸。

素髎（DU 25）

归经：督脉。

定位：鼻尖正中。

主治：①昏迷、惊厥、新生儿窒息、休克等危急重证；②鼻渊、鼻衄等鼻病。现多用于休克、鼻炎等。

刺灸：向上斜刺 0.3～0.5 寸；或点刺出血。

水沟（DU 26）

归经：督脉。

定位：在人中沟的上 1/3 与下 2/3 交点处。（图 8）

主治：①昏迷、晕厥、中风、中暑、休克等危急重证，为急救要穴之一；②癔症、癫狂痫证，急、慢惊风等神志病证；③鼻塞、鼻衄、面肿、口歪、齿痛等面鼻口部病证；④闪挫腰痛。现多用于脑血管意外、鼻炎、面瘫、急性腰扭伤等。

刺灸：向上斜刺 0.3～0.5 寸，强刺激；或拇指指甲重力掐按。

廉泉（RN 23）

归经：任脉。

定位：微仰头，在喉结上方，当舌骨体上缘的中点处。

主治：暴喑、吞咽困难、舌缓流涎、舌下肿痛、口舌生疮、喉痹等咽喉口舌病证。现多用于中风失语，口腔溃疡，扁桃体炎，急、慢性咽炎等。

刺灸：向舌根斜刺 0.5～0.8 寸。

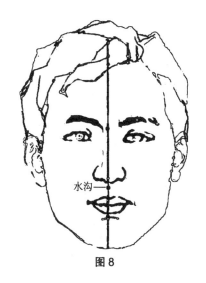

水沟

图8

承浆（RN 24）

归经：任脉。

定位：颏唇沟的正中凹陷处。

主治：①口歪、齿龈肿痛、流涎等口部病证；②暴喑、癫狂。现多用于面瘫，牙周炎，急、慢性咽炎等。

刺灸：斜刺 0.3～0.5 寸。

四神聪（EX-HN1）

归经：经外奇穴。

定位：在头顶部，当百会穴前后左右各 1 寸，共四穴。

主治：①头痛、眩晕、失眠、健忘、癫痫等神志病证；②目疾。现多用于神经性头痛、眩晕症、神经衰弱、近视等。

刺灸：平刺 0.5～0.8 寸。可灸。

印堂（EX-HN3）

归经：经外奇穴。

定位：在额部，当两眉头的中间。（图9）

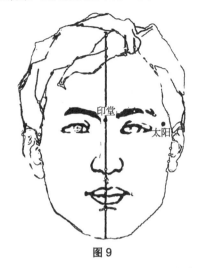

图9

主治：①痴呆、痫证、失眠、健忘等神志病变；②头痛、头晕；③鼻衄、鼻渊；④小儿惊风、产后血晕、子痫。现多用于神经衰弱、神经性头痛、鼻炎、眩晕症等。

刺灸：提捏局部皮肤，平刺0.3～0.5寸，或用三棱针点刺出血。

太阳（EX-HN5）

归经：经外奇穴。

定位：在颞部，当眉梢与目外眦之间，向后约1横指的凹陷处。（图9）

主治：①头痛；②目疾；③口眼歪斜。现多用于神经性头痛、近视、面痛、面瘫等。

刺灸：直刺或斜刺0.3～0.5寸，或点刺出血。

球后（EX-HN7）

归经：经外奇穴。

定位：在面部，当眶下缘外1/4与内3/4交界处。

主治：目疾。现多用于近视、青光眼、外展神经麻痹等。

刺灸：轻压眼球向上，向眶下缘缓慢直刺0.5～1寸，不提插。

金津、玉液（EX-HN12、EX-HN13）

归经：经外奇穴。

定位：在口腔内，当舌系带两侧静脉上，左为金津，右为玉液。

主治：①言语不利；②口疮、舌强、舌肿；③呕吐、消渴。现多用于中风失语、口腔溃疡、糖尿病等。

刺灸：点刺出血。

牵正

归经：经外奇穴。

定位：在面颊部，耳垂前0.5～1寸处。

主治：口㖞、口疮。现多用于面瘫、口腔溃疡等。

刺灸：向前斜刺0.5～0.8寸。

第二节　颈部常用腧穴

扶突（LI 18）

归经：手阳明大肠经。

定位：在喉结旁约3寸，当胸锁乳突肌的胸骨头与锁骨头之间。

主治：①咽喉肿痛、暴喑等咽喉病证；②瘿气、瘰疬；③咳嗽、气喘；④颈部手术针麻用穴。现多用于急、慢性咽炎，颈部淋巴结核，上呼吸道感染等。

刺灸：直刺0.5～0.8寸。注意避开颈动脉，不可过深。一般不使用电针，以免引起迷走神经反应。

翳风（SJ 17）

归经：手少阳三焦经。

定位：乳突前下方与下颌角之间的凹陷中。

主治：①耳鸣、耳聋等耳疾；②口眼歪斜、面风、牙关紧闭、颊肿等面口病证；③瘰疬。现多用于神经性耳聋、面瘫、颈部淋巴结结核等。

刺灸：直刺 0.5～1 寸。

人迎（ST 9）

归经：足阳明胃经。

定位：喉结旁 1.5 寸，在胸锁乳突肌的前缘，颈总动脉之后。

主治：①瘿气、瘰疬；②咽喉肿痛；③高血压；④气喘。现多用于颈部淋巴结结核，急、慢性咽炎，哮喘等。

刺灸：避开颈总动脉，直刺 0.3～0.8 寸。

风池（GB 20）

归经：足少阳胆经。

定位：在项部，当枕骨之下，与风府穴相平，胸锁乳突肌与斜方肌上端之间的凹陷中。（图 10）

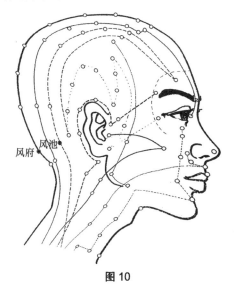

图 10

主治：①中风、癫痫、头痛、头晕；②耳鸣、耳聋、感冒、鼻塞、衄血；③目赤肿痛、口眼歪斜；④颈项强痛。现多用于脑血管意外、神经性头痛、神经性耳聋、鼻炎、面瘫、眩晕症、颈椎病等。

刺灸：针尖微下，向鼻尖斜刺 0.8～1.2 寸，或平刺透风府穴。深部中间为延髓，必须严格掌握针刺的角度与深度。

哑门（DU 15）

归经：督脉。
定位：第 1 颈椎下，后发际正中直上 0.5 寸。
主治：①爆喑、舌缓不语；②癫狂痫、癔病等神志病证；③头痛、颈项强痛。现多用于失语，急、慢性咽炎，神经性头痛，颈椎病等。

刺灸：正坐位，头微前倾，项部放松，向下颌方向缓慢刺入 0.5～1 寸。不可向上深刺，以免刺入枕骨大孔，伤及延髓。

风府（DU 16）

归经：督脉。
定位：正坐，头微前倾，后正中线上，入后发际上 1 寸。（图10）
主治：①中风、癫狂痫、癔病等；②头晕、眩晕、颈项强痛、咽喉肿痛、失音、目痛、鼻衄。现多用于精神分裂，神经衰弱，颈椎病，急、慢性咽喉炎等。

刺灸：正坐位，头微前倾，项部放松，向下颌方向缓慢刺入 0.5～1 寸。不可向上深刺，以免刺入枕骨大孔，伤及延髓。

天突（RN 22）

归经：任脉。
定位：胸骨上窝正中。
主治：①咳嗽、哮喘、胸痛、咽喉肿痛、爆喑等肺系病证；②瘿气、梅核气、噎膈等气机不畅病证。现多用于急、慢性咽炎，上呼吸道感染等。

刺灸：先直刺 0.2～0.3 寸，然后将针尖向下，紧靠胸骨柄后方刺入 1～1.5 寸。严格掌握针刺的角度和深度，以防刺伤肺和有关动、静脉。

翳明（EX-HN14）

归经：经外奇穴。
定位：在项部，当翳风穴后 1 寸。
主治：①头痛、眩晕、失眠；②目疾、耳鸣。现多用于神经衰弱、神经性耳聋等。
刺灸：直刺 0.5～1 寸。可灸。

安眠

归经：经外奇穴。
定位：在项部，当翳风穴与风池穴连线的中点。
主治：①失眠、头痛、眩晕；②心悸；③癫狂。现多用于神经衰弱、心动过速等。
刺灸：直刺 0.8～1.2 寸。

第三节　胸腹部常用腧穴

中府（LU 1）

归经：手太阴肺经。
定位：在胸前壁外上方，前正中线旁开 6 寸，平第 1 肋间隙处。
主治：①咳嗽、气喘、胸满痛等肺部病证；②肩背痛。现多用于上呼吸道感染、肩背肌筋膜炎等。
刺灸：向外斜刺或平刺 0.5～0.8 寸。不可向内深刺，以免伤及肺脏，引起气胸。
附注：肺之募穴。

大横（SP 15）

归经：足太阴脾经。

定位：脐中旁开 4 寸。

主治：腹痛、腹泻、便秘等脾胃病证。现多用于急、慢性胃肠炎等。

刺灸：直刺 1～2 寸。

大包（SP 21）

归经：足太阴脾经。

定位：在侧胸部腋中线上，当第 6 肋间隙处。

主治：①气喘；②胸胁痛；③全身疼痛；④岔气；⑤四肢无力。现多用于慢性阻塞性肺疾病、肋间神经痛等。

刺灸：斜刺或向后平刺 0.5～0.8 寸。

附注：脾之大络。

章门（LR 13）

归经：足厥阴肝经。

定位：第 11 肋游离端下际。

主治：①腹痛、腹胀、肠鸣、腹泻、呕吐等肠胃病证；②胁痛、黄疸、痞块（肝脾肿大）等肝脾病证。现多用于急、慢性胃肠炎，肋间神经痛等。

刺灸：直刺 0.5～0.8 寸。

附注：脾之募穴；八会穴之脏会。

期门（LR 14）

归经：足厥阴肝经。

定位：乳头直下，第 6 肋间隙，前正中线旁开 4 寸。（图 11）

主治：①胸胁胀痛、呕吐、吞酸、呃逆、腹胀、腹泻等肝胃病证；②奔豚气；③乳痈。现多用于急、慢性胃肠炎，乳腺炎，乳腺增生等。

刺灸：斜刺或平刺 0.5～0.8 寸。不可深刺，以免伤及内脏。

附注：肝之募穴。

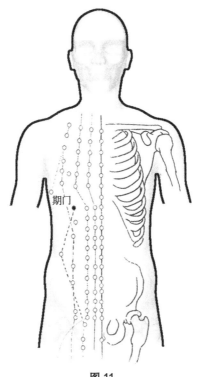

图 11

俞府（KI 27）

归经：足少阴肾经。

定位：锁骨下缘，前正中线旁开2寸。

主治：咳嗽、气喘、胸痛等胸肺疾患。现多用于上呼吸道感染、肺炎、肋间神经痛等。

刺灸：斜刺或平刺0.5～0.8寸。不可深刺，以免伤及心、肺。

梁门（ST 21）

归经：足阳明胃经。

定位：脐中上4寸，前正中线旁开2寸。

主治：食欲不振、纳少、胃痛、呕吐等胃疾。现多用于慢性胃炎等。

刺灸：直刺0.8～1.2寸。过饱者禁针；肝大者慎针或禁针；不宜做大幅度提插。

天枢（ST 25）

归经：足阳明胃经。

定位：脐中旁开2寸。（图12）

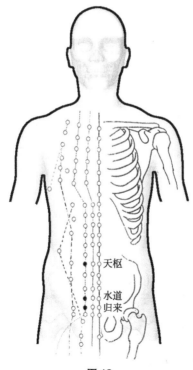

天枢

水道
归来

图12

主治：①腹痛、腹胀、便秘、腹泻、痢疾等肠胃病证；②月经不调、痛经等妇科疾患。现多用于急、慢性胃肠炎，子宫腺肌病等。

刺灸：直刺 1～1.5 寸。

附注：大肠之募穴。

水道（ST 28）

归经：足阳明胃经。

定位：脐中下 3 寸，前正中线旁开 2 寸。（图 12）

主治：①小腹胀满；②小便不利等水液输布失常性疾患；③疝气；④痛经、不孕等妇科疾患。现多用于急、慢性胃肠炎，子宫腺肌病，月经不调等。

刺灸：直刺 1～1.5 寸。

归来（ST 29）

归经：足阳明胃经。

定位：脐中下 4 寸，前正中线旁开 2 寸。（图 12）

主治：①小腹痛、疝气；②月经不调、带下、阴挺等妇科疾患。现多用于子宫腺肌病、月经先后不定期、痛经、盆腔炎等。

刺灸：直刺 1～1.2 寸。

日月（GB 24）

归经：足少阳胆经。

定位：乳头直下，第 7 肋间隙。

主治：①黄疸、胁肋疼痛等肝胆病证；②呕吐、吞酸、呃逆等肝胆犯胃病证。现多用于肋间神经痛、反流性食管炎、胆囊炎等。

刺灸：斜刺或平刺 0.5～0.8 寸。不可深刺，以免伤及脏器。

附注：胆之募穴。

带脉（GB 26）

归经：足少阳胆经。

定位：侧腹部，第11肋骨游离端直下平脐处。

主治：①月经不调、闭经、赤白带下等妇科经带病证；②疝气；③腰痛、胁痛。现多用于月经先后不定期、盆腔炎、肋间神经痛、腰椎间盘突出症等。

刺灸：直刺0.8～1寸。

中极（RN 3）

归经：任脉。

定位：前正中线上，脐下4寸。（图13）

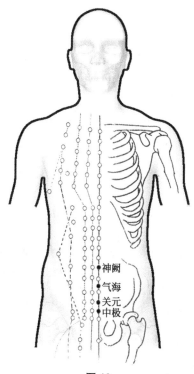

神阙
气海
关元
中极

图13

主治：①遗尿、小便不利、癃闭等泌尿系病证；②遗精、阳痿、不育等男科病证；③月经不调、崩漏、阴挺、阴痒、不孕、产后恶露不净、带下等妇科病证。现多用于尿道结石、早泄、月经先后不定期、盆腔炎等。

刺灸：直刺 0.5～1.2 寸。孕妇慎用。

附注：膀胱之募穴。

关元（RN 4）

归经：任脉

定位：前正中线上，脐下 3 寸。（图 13）

主治：①中风脱证、虚劳冷惫、羸瘦无力等元气虚损病证；②小腹疼痛、疝气；③腹泻、痢疾、脱肛、便血等肠腑病证；④五淋、尿血、尿闭、尿频等泌尿系病证；⑤遗精、阳痿、早泄、白浊等男科病；⑥月经不调、痛经、经闭、崩漏、带下、阴挺、恶露不净、胞衣不下等妇科病证。现多用于贫血、尿道结石、不孕不育、月经病、盆腔炎等。

刺灸：直刺 0.5～1.2 寸。多用灸法。孕妇慎用。

附注：小肠之募穴。

气海（RN 6）

归经：任脉

定位：前正中线上，脐下 1.5 寸。（图 13）

主治：①虚脱、体形羸弱、脏气衰惫、乏力等气虚病证；②水谷不化、绕脐疼痛、腹泻、痢疾、便秘等肠腑病证；③小便不利、遗尿；④遗精、阳痿、疝气；⑤月经不调，痛经，经闭，崩漏，带下，阴挺，产后恶露不止，胞衣不下等妇科病证。现多用于贫血、慢性胃肠炎、不孕不育、月经先后不定期等。

刺灸：直刺 1～1.5 寸。多用灸法。孕妇慎用。

附注：肓之原穴。

神阙（RN 8）

归经：任脉。

定位：脐窝中央。（图 13）

主治：①虚脱、中风脱证等元阳暴脱病证；②腹痛、腹胀、腹泻、痢疾、便秘、脱肛等肠腑病证；③水肿、小便不利。现多用于贫血、慢性胃肠炎等。

刺灸：一般不针，多用艾条灸或艾炷隔物灸法。

下脘（RN 10）

归经：任脉。

定位：前正中线上，脐上 2 寸。

主治：①腹痛、腹胀、腹泻、呕吐、完谷不化、厌食等脾胃病证；②痞块。现多用于慢性胃肠炎、肠梗阻、小儿疳积等。

刺灸：直刺 1～1.5 寸。

中脘（RN 12）

归经：任脉。

定位：前正中线上，脐上 4 寸，或脐与胸剑联合连线的中点处。（图 14）

主治：①胃痛、腹胀、纳呆、呕吐、吞酸、呃逆、厌食等脾胃病证；②黄疸；③癫狂、脏躁。现多用于慢性胃肠炎、胆道梗阻、肠梗阻、小儿疳积等。

刺灸：直刺 1～1.5 寸。

附注：胃之募穴；八会穴之腑会。

膻中（RN 17）

归经：任脉。

定位：前正中线上，平第 4 肋间隙；或两乳头连线与前正中线的交点处。（图 14）

主治：①咳嗽、气喘、胸闷、心痛、噎膈、呃逆等胸中气机不畅的病证；②产后乳少、乳痈、乳癖等胸乳病证。现多用于慢性阻塞性肺疾病、肺炎、哮喘、乳腺增生、急性乳腺炎等。

刺灸：平刺 0.3～0.5 寸。

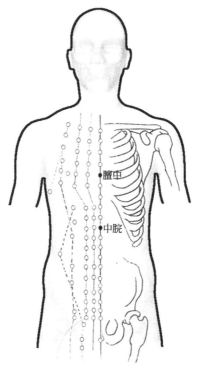

图 14

附注：心包之募穴；八会穴之气会。

子宫（EX-CA1）

归经：经外奇穴。

定位：在下腹部，当脐中下4寸，中极穴旁开3寸。

主治：阴挺、月经不调、痛经、崩漏、不孕等妇科病证。现多用于子宫脱垂、月经先后不定期、子宫腺肌病等。

刺灸：直刺0.8～1.2寸。

第四节　背部常用腧穴

天宗（SI 11）

归经：手太阳小肠经。

定位：在肩胛骨冈下窝中央凹陷处，约当肩胛冈下缘与肩胛下角之间的上 1/3 折点处取穴。（图 15）

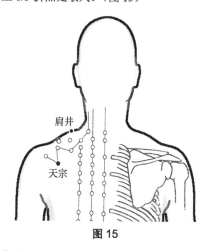

图 15

主治：①肩胛疼痛、肩背部损伤等局部病证；②气喘。现多用于肩周炎、哮喘等。

刺灸：直刺或斜刺 0.5～1 寸。遇到阻力时不可强行进针。

肩井（GB 21）

归经：足少阳胆经。

定位：肩上，大椎穴与肩峰连线的中点。（图 15）

主治：①项颈强痛、肩背疼痛、上肢不遂；②难产、乳痈、乳汁不下、乳癖等妇产科及乳房疾患；③瘰疬。现多用于颈椎病、肩周炎、急性化脓性乳腺炎、乳腺增生等。

刺灸：直刺 0.5～0.8 寸。内有肺尖，慎不可深刺；孕妇禁针。

大杼（BL 11）

归经：足太阳膀胱经。

定位：第 1 胸椎棘突下，旁开 1.5 寸。

主治：①咳嗽；②项强、肩背痛。现多用于肺炎、颈椎病等。

刺灸：斜刺 0.5～0.8 寸。本经背部诸穴，不宜深刺，以免伤及内部脏器。

附注：八会穴之骨会。

风门（BL 12）

归经：足太阳膀胱经。

定位：第 2 胸椎棘突下，旁开 1.5 寸。

主治：①感冒、咳嗽、发热、头痛等外感病证；②项强、胸背痛。现多用于上呼吸道感染、肺炎、神经性头痛、颈椎病等。

刺灸：斜刺 0.5～0.8 寸。

肺俞（BL 13）

归经：足太阳膀胱经。

定位：第 3 胸椎棘突下，旁开 1.5 寸。（图 16）

主治：①咳嗽、气喘、咯血等肺疾；②骨蒸潮热、盗汗等阴虚病证。现多用于肺炎、肺结核等。

刺灸：斜刺 0.5～0.8 寸。

附注：肺之背俞穴。

心俞（BL 15）

归经：足太阳膀胱经。

定位：第 5 胸椎棘突下，旁开 1.5 寸。（图 16）

主治：①心痛、惊悸、失眠、健忘、癫痫等心与神志病证；②咳嗽、吐血；③盗汗、遗精。现多用于神经性头痛、神经衰弱、冠心病、肺炎等。

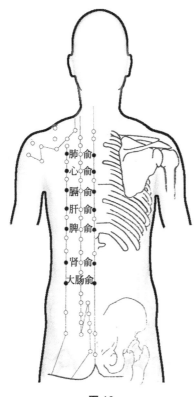

图 16

刺灸：斜刺 0.5～0.8 寸。

附注：心之背俞穴。

膈俞（BL 17）

归经：足太阳膀胱经。

定位：第 7 胸椎棘突下，旁开 1.5 寸。（图 16）

主治：①呕吐、呃逆、气喘、吐血等上逆之证；②贫血；③瘾疹、皮肤瘙痒；④潮热、盗汗。现多用于慢性阻塞性肺疾病、慢性胃炎、荨麻疹、湿疹等。

刺灸：斜刺 0.5～0.8 寸。

附注：八会穴之血会。

肝俞（BL 18）

归经：足太阳膀胱经。

定位：第 9 胸椎棘突下，旁开 1.5 寸。（图 16）

主治：①胁痛、黄疸等肝胆病证；②目赤、目视不明、夜盲、迎风流泪等目疾；③癫狂痫证；④脊背痛。现多用于肝炎、胆囊炎、青光眼、背肌筋膜炎等。

刺灸：斜刺 0.5～0.8 寸。

附注：肝之背俞穴。

胆俞（BL 19）

归经：足太阳膀胱经。

定位：第 10 胸椎棘突下，旁开 1.5 寸。

主治：①黄疸、口苦、胁痛等肝胆病证；②肺痨、潮热。现多用于肝炎、胆囊炎、肺结核等。

刺灸：斜刺 0.5～0.8 寸。

附注：胆之背俞穴。

脾俞（BL 20）

归经：足太阳膀胱经。

定位：第 11 胸椎棘突下，旁开 1.5 寸。（图 16）

主治：①胃脘痛、呕吐、腹胀、消化不良、肠鸣等胃肠疾病；②背痛。现多用于急、慢性胃肠炎，厌食症等。

刺灸：斜刺 0.5～0.8 寸。

附注：脾之背俞穴。

胃俞（BL 21）

归经：足太阳膀胱经。

定位：第 12 胸椎棘突下，旁开 1.5 寸。

主治：胃脘痛、呕吐、腹胀、消化不良、肠鸣等胃肠疾病。现多用于急、慢性胃肠炎，厌食症等。

刺灸：斜刺 0.5～0.8 寸。

附注：胃之背俞穴。

肾俞（BL 23）

归经：足太阳膀胱经。

定位：第 2 腰椎棘突下，旁开 1.5 寸。（图 16）

主治：①头晕、耳鸣、耳聋、腰酸痛等肾虚病证；②遗尿、遗精、阳痿、早泄、不育等泌尿生殖系疾患；③月经不调、带下、不孕等妇科病证。现多用于神经性耳聋、腰肌劳损、痛经、月经先后不定期等。

刺灸：直刺 0.5～1 寸。

附注：肾之背俞穴。

大肠俞（BL 25）

归经：足太阳膀胱经。

定位：第 4 腰椎棘突下，旁开 1.5 寸。

主治：①腰腿痛；②腹胀、腹泻、便秘等胃肠病证。现多用于腰椎间盘突出症、慢性胃肠炎等。

刺灸：直刺 0.8～1.2 寸。

附注：大肠之背俞穴。

膀胱俞（BL 28）

归经：足太阳膀胱经。

定位：第 2 骶椎棘突下，旁开 1.5 寸，约平第 2 骶后孔。

主治：①小便不利、遗尿等膀胱气化功能失调病证；②腰骶痛；③腹泻、便秘。现多用于尿路结石、腰椎间盘突出症、慢性胃肠炎等。

刺灸：直刺或斜刺 0.8～1.2 寸。

附注：膀胱之背俞穴。

次髎（BL 32）

归经：足太阳膀胱经。

定位：在骶部，当骶后上棘内下方，适对第 2 骶后孔处。（图 17）

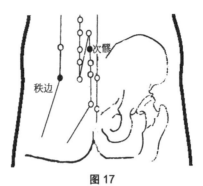

图 17

主治：①月经不调、痛经、带下等妇科病证；②小便不利；③遗精；④疝气；⑤腰骶痛、下肢痿痹。现多用于月经先后不定期、子宫腺肌病、尿路结石、腰椎间盘突出症伴下肢病变等。

刺灸：直刺 1～1.5 寸。

膏肓（BL 43）

归经：足太阳膀胱经。

定位：第 4 胸椎棘突下，旁开 3 寸。

主治：①咳嗽、气喘、肺痨等肺之虚损证；②肩胛痛；③健忘、遗精、盗汗等虚劳诸疾。现多用于慢性阻塞性肺疾病、肩周炎、背肌筋膜炎等。

刺灸：斜刺 0.5～0.8 寸。

秩边（BL 54）

归经：足太阳膀胱经。

定位：平第 4 骶后孔，骶正中嵴旁开 3 寸。（图 17）

主治：①腰骶痛、下肢痿痹等腰及下肢病证；②小便不利；③便秘、痔疾；④阴痛。现多用于腰椎间盘突出症伴下肢病变、痔疮等。

刺灸：直刺 1.5～2 寸。

长强（DU 1）

归经：督脉。

定位：跪伏或胸膝位，当尾骨尖端与肛门连线的中点处。

主治：①腹泻、痢疾、便血、便秘、痔疮、脱肛等肠腑病证；②癫狂痫证；③腰脊和尾骶部疼痛。现多用于急、慢性胃肠炎，腰椎间盘突出症等。

刺灸：靠尾骨前面斜刺 0.8～1 寸；不宜直刺，以免伤及直肠。

附注：督脉之络穴。

腰阳关（DU 3）

归经：督脉。

定位：后正中线上，第 4 腰椎棘突下凹陷中，约与髂嵴相平。（图 18）

主治：①腰骶疼痛，下肢痿痹；②月经不调、赤白带下等妇科病证；③遗精、阳痿等男科病证。现多用于腰椎间盘突出症伴下肢病变、月经先后不定期、不孕不育等。

刺灸：向上斜刺 0.5～1 寸。多用灸法。

命门（DU 4）

归经：督脉。

定位：后正中线上，第 2 腰椎棘突下凹陷中。（图 18）

主治：①腰脊强痛、下肢痿痹；②月经不调、赤白带下、痛经、经闭、不孕等妇科病证；③遗精、阳痿、精冷不育、小便频数等男性肾阳不足性病证；④小腹冷痛、腹泻。现多用于腰椎间盘突出症伴下肢病变、月经先后不定期、盆腔炎、早泄、急性胃肠炎等。

刺灸：向上斜刺 0.5～1 寸。多用灸法。

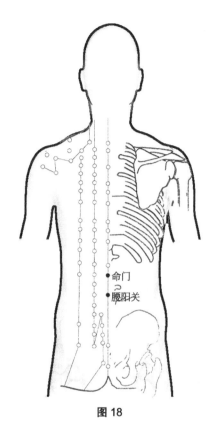

图 18

至阳（DU 9）

归经：督脉。

定位：后正中线上，第 7 胸椎棘突下凹陷中。（图 19）

主治：①黄疸、胸胁胀满等肝胆病证；②咳嗽、气喘；③腰背疼痛、脊强。

刺灸：向上斜刺 0.5～1 寸。现多用于阻塞性黄疸、慢性阻塞性肺疾病、腰背肌劳损等。

大椎（DU 14）

归经：督脉。

定位：后正中线上，第7颈椎棘突下凹陷中。（图19）

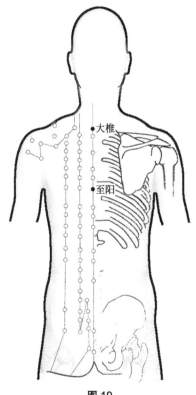

图 19

主治：①热病、疟疾、恶寒发热、咳嗽、气喘等外感病证；②骨蒸潮热；③癫狂痫证、小儿惊风等神志病证；④项强、脊痛；⑤风疹、痤疮。现多用于上呼吸道感染、小儿惊厥、颈椎病、皮肤病等。

刺灸：向上斜刺 0.5～1 寸。

定喘（EX-B1）

归经：经外奇穴。

定位：在背上部，当第 7 颈椎棘突下，旁开 0.5 寸。

主治：①哮喘、咳嗽；②肩背痛、落枕。现多用于急、慢性支气管炎，颈椎病等。

刺灸：直刺 0.5～0.8 寸。

夹脊（EX-B2）

归经：经外奇穴。

定位：在背腰部，当第 1 胸椎至第 5 腰椎棘突下两侧，后正中线旁开 0.5 寸，一侧 17 穴，左、右共 34 穴。

主治：适应范围较广，其中上胸部的穴位治疗心肺、上肢疾病；下胸部的穴位治疗肝胆胃肠疾病；腰部的穴位治疗腰腹及下肢疾病。现多用于与相对应各神经节段支配的相关疾病。

刺灸：直刺 0.3～0.5 寸，或用梅花针叩刺。

腰眼（EX-B7）

归经：经外奇穴。

定位：在腰部，当第 4 腰椎棘突下，旁开约 3.5 寸凹陷中。

主治：①腰痛；②月经不调、带下；③虚劳。现多用于腰椎间盘突出症、月经先后不定期等。

刺灸：直刺 1～1.5 寸。

第五节　上肢常用腧穴

尺泽（LU 5）

归经：手太阴肺经。

定位：在肘横纹中，肱二头肌腱桡侧凹陷处。

主治：①咳嗽、气喘、咯血、咽喉肿痛等肺系实热性病证；②肘臂挛痛；③急性吐泻、中暑、小儿惊风等急证。现多用于肺炎、急性咽喉炎、肱骨外上髁炎、急性胃肠炎等。

刺灸：直刺0.8~1.2寸，或点刺出血。

附注：肺经之合穴。

孔最（LU 6）

归经：手太阴肺经。

定位：尺泽穴与太渊穴连线上，腕横纹上7寸。

主治：①咳嗽、气喘、咯血、咽喉肿痛等肺系疾病；②肘臂挛痛。现多用于肺炎、急性咽喉炎、肱骨外上髁炎等。

刺灸：直刺0.5~1寸。

附注：肺经之郄穴。

列缺（LU 7）

归经：手太阴肺经。

定位：桡骨茎突上方，腕横纹上1.5寸，当肱桡肌与拇长展肌腱之间。简便取穴法：两手虎口自然平直交叉，一手食指按在另一手桡骨茎突上，指尖下凹陷中是穴。（如图20）

主治：①咳嗽、气喘、咯血、咽喉肿痛等肺系病证；②头痛、齿痛、项痛、口眼歪斜等头项部疾患。现多用于肺炎、急性咽喉炎、神经性头痛、颈椎病、面瘫等。

刺灸：向上斜刺0.5~0.8寸。

附注：肺经之络穴；八脉交会穴，通任脉。

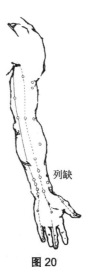

列缺

图20

太渊（LU 9）

归经：手太阴肺经。

定位：在腕掌侧横纹桡侧，桡动脉的桡侧凹陷中。

主治：①咳嗽、气喘等肺系疾患；②无脉病；③腕臂痛。现多用于慢性阻塞性肺疾病、腕管综合征等。

刺灸：避开桡动脉，直刺0.3~0.5寸。

附注：肺经之输穴、原穴；八会穴之脉会。

鱼际（LU 10）

归经：手太阴肺经。

定位：第1掌骨中点桡侧，赤白肉际处。

主治：①咳嗽、咯血、咽喉肿痛、失音等肺系热性病证；②小儿疳积。现多用于肺炎、急性咽喉炎、营养不良性贫血等。

刺灸：直刺0.5～0.8寸。治小儿疳积可用割治法。

附注：肺经之荥穴。

少商（LU 11）

归经：手太阴肺经。

定位：拇指桡侧指甲根角旁0.1寸。

主治：①咽喉肿痛、鼻衄、高热、昏迷等肺系实热证；②癫狂。现多用于急性咽喉炎、休克、焦虑等。

刺灸：浅刺0.1寸，或点刺出血。

附注：肺经之井穴。

天池（PC 1）

归经：手厥阴心包经。

定位：乳头外侧1寸，当第4肋间隙中。

主治：①咳嗽、痰多、胸闷、气喘、胸痛等肺心病证；②乳痛；③瘰疬。现多用于慢性阻塞性肺疾病、肺炎、急性化脓性乳腺炎等。

刺灸：斜刺或平刺0.3～0.5寸。不可深刺，以免伤及心、肺。

曲泽（PC 3）

归经：手厥阴心包经。

定位：肘微屈，肘横纹中，肱二头肌腱尺侧缘。

主治：①心痛、心悸、善惊等心系病证；②胃痛、呕血、呕吐等热性胃疾；③暑热病；④肘臂挛痛。现多用于心动过速、慢性胃肠炎、肱骨外上髁炎等。

刺灸：直刺 1～1.5 寸，或点刺出血。

附注：心包经之合穴。

内关（PC 6）

归经：手厥阴心包经。

定位：腕横纹上 2 寸，掌长肌腱与桡侧腕屈肌腱之间。（如图 21）

主治：①心痛、胸闷、心动过速或过缓等心疾；②胃痛、呕吐、呃逆等胃腑病证；③中风；④失眠、郁证、癫狂痫证等神志病证；⑤眩晕，如晕车、晕船、耳源性眩晕；⑥肘臂挛痛。现多用于冠心病，急、慢性胃肠炎，神经衰弱等。

刺灸：直刺 0.5～1 寸。

附注：心包经之络穴；八脉交会穴，通阴维脉。

大陵（PC 7）

归经：手厥阴心包经。

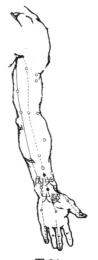

图 21

定位：腕横纹中央，掌长肌腱与桡侧腕屈肌腱之间。（图 21）

主治：①心痛、心悸、胸胁满痛；②胃痛、呕吐、口臭等胃腑病证；③喜笑悲恐、癫狂痫证等神志疾患；④臂、手挛痛。现多用于心肌梗死，心动过速，急、慢性胃肠炎，精神分裂症等。

刺灸：直刺 0.3～0.5 寸。

附注：心包经之输穴、原穴。

劳宫（PC 8）

归经：手厥阴心包经。

定位：掌心横纹中，第 2、3 掌骨中间。简便取穴法：握拳，中指尖下是穴。

主治：①中风昏迷、中暑等急证；②心痛、烦闷、癫狂痫证等神志疾患；③口疮、口臭；④鹅掌风。现多用于脑血管意外、心肌梗死、精神分裂症、皮肤病等。

刺灸：直刺 0.3～0.5 寸。

附注：心包经之荥穴。

中冲（PC 9）

归经：手厥阴心包经。

定位：中指尖端的中央。

主治：①中风昏迷、舌强不语、中暑、昏厥；②小儿惊风等急证。现多用于脑血管意外、小儿惊厥、休克等。

刺灸：浅刺 0.1 寸；或点刺出血。

附注：心包经之井穴。

极泉（HT 1）

归经：手少阴心经。

定位：腋窝正中，腋动脉搏动处。

主治：①心痛、心悸等心疾；②肩臂疼痛、胁肋疼痛、臂丛神经损伤等痛证；③瘰疬；④腋臭；⑤上肢针麻用穴。现多用于心肌梗死、肩周炎、肋间神经痛等。

刺灸：避开腋动脉，直刺或斜刺 0.3～0.5 寸。

少海（HT 3）

归经：手少阴心经。

定位：屈肘，当肘横纹内侧端与肱骨内上髁连线的中点处。

主治：①心痛、癫病等心病与神志病；②肘臂挛痛、臂麻手颤；③头项痛、腋胁部痛；④瘰疬。现多用于神经官能症、肱骨内上髁炎、颈椎病等。

刺灸：直刺 0.5～0.8 寸。

附注：心经之合穴。

通里（HT 5）

归经：手少阴心经。

定位：腕横纹上1寸，尺侧腕屈肌腱的桡侧缘。

主治：①心悸、怔忡等心病；②舌强不语、暴喑；③腕臂痛。现多用于心动过速、急性喉炎、腕管综合征等。

刺灸：直刺0.3～0.5寸。不可深刺，以免伤及血管和神经。留针时，不可做屈腕动作。

附注：心经之络穴。

阴郄（HT 6）

归经：手少阴心经。

定位：腕横纹上0.5寸，尺侧腕屈肌腱的桡侧缘。

主治：①心悸、怔忡等心病；②骨蒸盗汗；③吐血、衄血。现多用于心动过速、心肌梗死等。

刺灸：直刺0.3～0.5寸。不可深刺，以免伤及血管和神经。留针时，不可做屈腕动作。

附注：心经之郄穴。

神门（HT 7）

归经：手少阴心经。

定位：腕横纹尺侧端，尺侧腕屈肌腱的桡侧凹陷处。

主治：①心痛、心烦、惊悸、怔忡、健忘、失眠、痴呆、癫狂痫证等心与神志病证；②高血压；③胸胁痛。现多用于心肌梗死，心动过速、神经衰弱、肋间神经痛等。

刺灸：直刺0.3～0.5寸。

附注：心经之输穴、原穴。

少冲（HT 9）

归经：手少阴心经。

定位：小指桡侧指甲根角旁0.1寸。

主治：①心悸、心痛、癫狂、昏迷等心及神志病证；②热病；③胸胁痛。现多用于心肌梗死、心动过速、休克、肋间神经痛等。

刺灸：浅刺0.1寸，或点刺出血。

附注：心经之井穴。

商阳（LI 1）

归经：手阳明大肠经。

定位：食指末节桡侧，指甲根角旁 0.1 寸。

主治：①齿痛、咽喉肿痛等五官疾患；②热病、昏迷等热证、急证。现多用于急性咽喉炎、中暑、休克等。

刺灸：浅刺 0.1 寸，或点刺出血。

附注：大肠经之井穴。

三间（LI 3）

归经：手阳明大肠经。

定位：微握拳，在食指桡侧，第 2 掌指关节后凹陷处。

主治：①齿痛、咽喉肿痛等五官疾患；②腹胀、肠鸣等肠腑病证；③嗜睡。现多用于急性咽喉炎、慢性胃肠炎等。

刺灸：直刺 0.3～0.5 寸。

附注：大肠经之输穴。

合谷（LI 4）

归经：手阳明大肠经。

定位：在手背，第 1、第 2 掌骨间，当第 2 掌骨桡侧的中点处。简便取穴法：一手的拇指间关节横纹，放在另一手拇、食指之间的指蹼缘上，当拇指尖下是穴。（图 22）

主治：①头痛、目赤肿痛、齿痛、鼻衄、口眼歪斜、耳聋等头面五官病证；②热病、昏迷等热证、急证。现多用于神经性头痛、牙周炎、面瘫、休克等。

刺灸：直刺 0.5～1 寸。孕妇不宜针。

附注：大肠经之原穴。

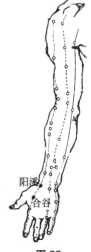

阳溪

合谷

图 22

阳溪（LI 5）

归经：手阳明大肠经。

定位：腕背横纹桡侧，当拇短伸肌腱与拇长伸肌腱之间的凹陷中。（图22）

主治：①手腕痛；②头痛、目赤肿痛、耳聋等头面五官疾患。现多用于腕管综合征、神经性头痛、神经性耳聋等。

刺灸：直刺 0.5~0.8 寸。

附注：大肠经之经穴。

偏历（LI 6）

归经：手阳明大肠经。

定位：屈肘，在阳溪穴与曲池穴连线上，腕横纹上 3 寸处。

主治：①耳鸣，鼻衄等五官疾患；②手臂酸痛；③腹部胀满；④水肿。现多用于神经性耳聋、前臂筋膜炎、慢性胃肠炎等。

刺灸：直刺或斜刺 0.5~0.8 寸。

附注：大肠经之络穴。

手三里（LI 10）

归经：手阳明大肠经。

定位：在阳溪穴与曲池穴连线上，肘横纹下 2 寸处。

主治：①手臂无力、上肢不遂等上肢病证；②腹痛、腹泻；③齿痛、颊肿。现多用于脑血管意外后遗症，颈椎病，急、慢性胃肠炎，牙周炎等。

刺灸：直刺 0.8~1.2 寸。

曲池（LI 11）

归经：手阳明大肠经。

定位：屈肘成直角，在肘横纹外侧端与肱骨外上髁连线中点。

主治：①手臂痹痛、上肢不遂等上肢病证；②热病；③高血压；④癫狂；⑤腹痛、吐泻等肠胃病证；⑥咽喉肿痛、齿痛、目赤肿痛等五官热性病证；⑦瘾疹、湿疹、瘰疬等皮肤与外科疾患。现多用于肱骨外上髁炎、感染性疾病、急性胃肠炎、急性咽喉炎、皮肤病等。

刺灸：直刺 1～1.5 寸。

附注：大肠经之合穴。

臂臑（LI 14）

归经：手阳明大肠经。

定位：在曲池穴与肩髃穴连线上，曲池穴上 7 寸，三角肌止点处。

主治：①肩臂疼痛不遂、颈项拘挛等肩与颈项病证；②瘰疬；③目疾。现多用于肩周炎、颈椎病、淋巴结结核等。

刺灸：直刺或向上斜刺 0.8～1.5 寸。

肩髃（LI 15）

归经：手阳明大肠经。

定位：在肩峰端下缘，当肩峰与肱骨大结节之间，三角肌上部中央。臂外展或平举时，肩部出现两个凹陷，当肩峰前下方凹陷处。

主治：①肩臂挛痛、上肢不遂等肩与上肢病证；②瘾疹。现多用于肩周炎、颈椎病、湿疹等。

刺灸：直刺或向下斜刺 0.8～1.5 寸。肩周炎宜向肩关节方向直刺；上肢不遂宜向三角肌方向斜刺。

关冲（SJ 1）

归经：手少阳三焦经。

定位：无名指尺侧指甲根角旁 0.1 寸。

主治：①头痛、目赤、耳鸣、耳聋、喉痹、舌强等头面五官病证；②热病、中暑。现多用于神经性头痛、神经性耳聋、休克等。

刺灸：浅刺 0.1 寸，或点刺出血。

附注：三焦经之井穴。

中渚（SJ 3）

归经：手少阳三焦经。

定位：手背，第4、第5掌骨小头后缘之间凹陷中，当液门穴后1寸。

主治：①头痛、目赤、耳鸣、耳聋、喉痹等头面五官病证；②热病；③肩背肘臂酸痛、手指不能屈伸。现多用于神经性头痛、神经性耳聋、神经性耳鸣、腱鞘炎等。

刺灸：直刺0.3～0.5寸。

附注：三焦经之输穴。

阳池（SJ 4）

归经：手少阳三焦经。

定位：腕背横纹中，指总伸肌腱尺侧缘凹陷中。

主治：①目赤肿痛、耳聋、喉痹等五官病证；②消渴、口干；③腕痛、肩臂痛。现多用于神经性耳聋、急性喉炎、糖尿病、腕管综合征等。

刺灸：直刺0.3～0.5寸。

附注：三焦经之原穴。

外关（SJ 5）

归经：手少阳三焦经。

定位：腕背横纹上2寸，尺骨与桡骨正中间。（图23）

主治：①热病；②头痛、目赤肿痛、耳鸣、耳聋等头面五官病证；③瘰疬；④胁肋痛；⑤上肢痿痹不遂。现多用于上呼吸道感染、神经性耳聋、肋间神经痛等。

刺灸：直刺0.5～1寸。

附注：三焦经之络穴；八脉交会穴，通阳维脉。

支沟（SJ 6）

归经：手少阳三焦经。

定位：腕背横纹上3寸，尺骨与桡骨正

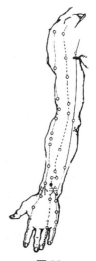

图23

中间。

主治：①便秘；②耳鸣、耳聋；③暴喑；④瘰疬；⑤胁肋疼痛；⑥热病。

刺灸：直刺 0.5～1 寸。现多用于便秘、神经性耳聋、急性喉炎、肋间神经痛等。

附注：三焦经之经穴。

肩髎（SJ 14）

归经：手少阳三焦经。

定位：肩峰后下方，上臂外展时，当肩髃穴后寸许凹陷中。

主治：肩臂挛痛不遂。现多用于肩周炎等。

刺灸：直刺 1～1.5 寸。

少泽（SI 1）

归经：手太阳小肠经。

定位：小指尺侧指甲根角旁 0.1 寸。

主治：①乳痈、乳汁少等乳疾；②昏迷、热病等急证、热病；③头痛、目翳、咽喉肿痛等头面五官病证。现多用于急性化脓性乳腺炎、休克、神经性头痛、急性咽喉炎等。

刺灸：浅刺 0.1 寸，或点刺出血。孕妇慎用。

附注：小肠经之井穴。

后溪（SI 3）

归经：手太阳小肠经。

定位：微握拳，第 5 指掌关节后尺侧，横纹头赤白肉际处。

主治：①头项强痛、腰背痛、手指及肘臂挛痛等痛证；②癫狂痫证；③疟疾。现多用于颈椎病、急性腰扭伤、精神分裂症等。

刺灸：直刺 0.5～1 寸。治手指挛痛可透刺合谷穴。

附注：小肠经之输穴；八脉交会穴，通督脉。

腕骨（SI 4）

归经：手太阳小肠经。

定位：第5掌骨基底与钩骨之间的凹陷处，赤白肉际。

主治：①指挛腕痛、头项强痛；②目翳；③黄疸；④热病、疟疾。现多用于腕管综合征、颈椎病、阻塞性黄疸等。

刺灸：直刺 0.3～0.5 寸。

附注：小肠经之原穴。

养老（SI 6）

归经：手太阳小肠经。

定位：以手掌面向胸，当尺骨茎突桡侧骨缝凹陷中。

主治：①目视不明；②肩、背、肘、臂酸痛。现多用于白内障、肩背部筋膜炎等。

刺灸：直刺或斜刺 0.5～0.8 寸。强身保健可用温和灸。

附注：小肠经之郄穴。

支正（SI 7）

归经：手太阳小肠经。

定位：掌心对胸，阳谷穴与小海穴的连线上，腕背横纹上5寸。

主治：①头痛、项强、肘臂酸痛；②热病；③癫狂；④疣。现多用于神经性头痛、颈椎病、焦虑、皮肤病等。

刺灸：直刺或斜刺 0.5～0.8 寸。

附注：小肠经之络穴。

小海（SI 8）

归经：手太阳小肠经。

定位：屈肘，当尺骨鹰嘴与肱骨内上髁之间凹陷处。

主治：①肘臂疼痛、麻木；②癫痫。现多用于肱骨内上髁炎、焦虑等。

刺灸：直刺 0.5～1 寸。

附注：小肠经之合穴。

二白（EX-UE 2）

归经：经外奇穴。

定位：在前臂掌侧，腕横纹上4寸，桡侧腕屈肌腱的两侧，一臂2穴，左右两臂共4穴。（图24）

主治：①痔疮、脱肛；②前臂痛。现多用于便血、前臂筋膜炎等。

刺灸：直刺0.5～0.8寸。

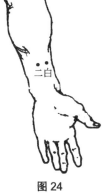

二白

图24

腰痛点（EX-UE 7）

归经：经外奇穴。

定位：在手背侧，当第2、第3掌骨及第4、第5掌骨之间，当腕横纹与掌指关节中点处，一侧2穴，左右共4穴。

主治：急性腰扭伤。现多用于腰椎间盘突出症、急性腰肌损伤等。

刺灸：由两侧向掌中斜刺0.5～0.8寸。

外劳宫（EX-UE 8）

归经：经外奇穴。

定位：手掌背侧，当第2、第3掌骨间，指掌关节后约0.5寸处。

主治：①落枕、手臂肿痛；②脐风。现多用于颈椎病、手臂筋膜炎等。

刺灸：直刺0.5～0.8寸。

八邪（EX-UE9）

归经：经外奇穴。

定位：在手背侧，微握拳，第1至第5指间，指蹼缘后方赤白肉际处，左右共8穴。

主治：①手背肿痛手指麻木；②烦热、目痛；③毒蛇咬伤。现多用于颈椎病伴上肢神经病变、中风上肢不遂、结膜炎等。

刺灸：斜刺0.5～0.8寸，或点刺出血。

四缝（EX-UE10）

归经：经外奇穴。

定位：在第2至第5指掌侧，近端指关节的中央，一手4穴，左右共8穴。（图25）

主治：①小儿疳积；②百日咳。现多用于小儿营养不良性贫血、支气管肺炎等。

刺灸：点刺出血或挤出少许黄色透明黏液。

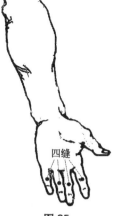

四缝

图25

十宣（EX-UE11）

归经：经外奇穴。

定位：在手十指尖端，距指甲游离缘0.1寸（指寸），左右共10穴。

主治：①昏迷；②癫痫；③高热、咽喉肿痛；④手指麻木。现多用于休克，上呼吸道感染、急性咽喉炎、颈椎病伴上肢神经等。

刺灸：浅刺0.1～0.2寸，或点刺出血。

第六节 下肢常用腧穴

隐白（SP 1）

归经：足太阴脾经。

定位：足大趾内侧趾甲根角旁0.1寸。

主治：①月经过多、崩漏等妇科病；②便血、尿血等慢性出血证；③癫狂、多梦；④惊风；⑤腹满、暴泻。现多用于功能性子宫出血、痔疮、惊厥、急性胃肠炎等。

刺灸：浅刺0.1寸。

附注：脾经之井穴。

太白（SP 3）

归经：足太阴脾经。

定位：第 1 跖骨小头后缘，赤白肉际凹陷处。

主治：①肠鸣、腹胀、腹泻、胃痛、便秘等脾胃病证；②体重节痛。现多用于急、慢性肠胃炎，劳损性骨关节病等。

刺灸：直刺 0.5～0.8 寸。

附注：脾经之输穴、原穴。

公孙（SP 4）

归经：足太阴脾经。

定位：第 1 跖骨基底部的前下方，赤白肉际处。（图 26）

主治：①胃痛、呕吐、腹痛、腹泻、痢疾等脾胃肠腑病证；②心烦失眠、狂证等神志病证；③逆气里急、气上冲心（奔豚气）等冲脉病证。现多用于急、慢性胃肠炎，神经衰弱，反流性食管炎等。

刺灸：直刺 0.6～1.2 寸。

附注：脾经之络穴；八脉交会穴，通冲脉。

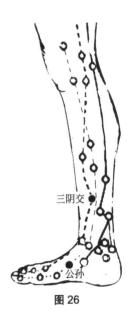

图 26

三阴交（SP 6）

归经：足太阴脾经。

定位：内踝尖上 3 寸，胫骨内侧面后缘。（图 26）

主治：①肠鸣腹胀、腹泻等脾胃虚弱诸证；②月经不调、带下、阴挺、不孕、滞产等妇产科病证；③遗精、阳痿、遗尿等泌尿生殖系统疾患；④心悸、失眠、高血压；⑤下肢痿痹；⑥阴虚诸证。现多用于慢性胃肠炎、月经先后不定期、不育、神经衰弱、腰椎间盘突出症伴下肢病变、糖尿病等。

刺灸：直刺 1～1.5 寸。孕妇禁针。

地机（SP 8）

归经：足太阴脾经。

定位：在内踝尖与阴陵泉穴的连线上，阴陵泉穴下3寸。（图27）

主治：①痛经、崩漏、月经不调等妇科疾病；②腹痛、腹泻等脾胃病证；③小便不利、水肿等脾不运化水湿病证。现多用于子宫腺肌病、急性胃肠炎、慢性肾小球肾炎等。

刺灸：直刺1～1.5寸。

附注：脾经之郄穴。

阴陵泉（SP 9）

归经：足太阴脾经。

定位：胫骨内侧髁下方凹陷处。（图27）

主治：①腹胀、腹泻、水肿、黄疸、小便不利等脾不运化水湿病证；②膝痛。现多用于慢性胃肠炎、慢性胆囊炎、膝关节炎等。

刺灸：直刺1～2寸。

附注：脾经之合穴。

血海（SP 10）

归经：足太阴脾经。

定位：屈膝，在髌骨内上缘上2寸，当股四头肌内侧头的隆起处。简便取穴法：患者屈膝，医者以左掌心按于患者右膝髌骨上缘，第2至第5指向上伸直，拇指约呈45°斜置，拇指尖下是穴。对侧取法仿此。（图27）

主治：①月经不调、痛经、经闭等月经病；②瘾疹、湿疹、丹毒等血热型皮肤病。现多用于月经先后不定期、子宫腺肌病、荨麻疹等。

刺灸：直刺1～1.5寸。

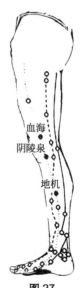

血海
阴陵泉
地机

图27

大敦（LR 1）

归经：足厥阴肝经。

定位：足大趾外侧趾甲根角旁0.1寸。

主治：①疝气、少腹痛；②遗尿、癃闭、五淋、尿血等泌尿系病证；③月经不调、崩漏、阴挺、阴中痛、阴缩等月经病及前阴病证；④癫痫、善寐。现多用于腹股沟斜疝、前列腺炎、尿路结石、月经先后不定期、子宫脱垂等。

刺灸：浅刺0.1～0.2寸，或点刺出血。

附注：肝经之井穴。

行间（LR 2）

归经：足厥阴肝经。

定位：足背，当第1、第2趾间的趾蹼缘上方纹头处。（图28）

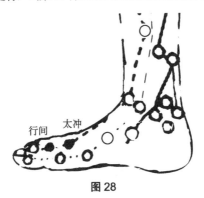

行间　太冲

图28

主治：①中风、癫痫、头痛、目眩、目赤肿痛、青盲、口歪等肝经风热病证；②月经不调、痛经、闭经、崩漏、带下等妇科经带病证；③阴中痛、疝气；④遗尿、癃闭、五淋等泌尿系病证。现多用于脑血管意外、神经性头痛、面瘫、月经先后不定期、腹股沟斜疝、尿路结石等。

刺灸：直刺0.5～0.8寸。

附注：肝经之荥穴。

太冲（LR 3）

归经：足厥阴肝经。

定位：足背，第1、第2跖骨结合部之前凹陷中。（如图28）

主治：①中风、癫狂痫、小儿惊风；②头痛、眩晕、耳鸣、目赤肿痛、口歪、咽痛等肝经风热病证；③月经不调、痛经、经闭、崩漏、带下等妇科经带病证；④黄疸、胁痛、腹胀、呕逆等肝胃病证；⑤癃闭、遗尿、下肢痿痹、足跗肿痛。现多用于脑血管意外、神经性头痛、面瘫、月经先后不定期、胆囊炎、前列腺炎等。

刺灸：直刺0.5～0.8寸。

附注：肝经之输穴、原穴。

蠡沟（LR 5）

归经：足厥阴肝经。

定位：内踝尖上5寸，胫骨内侧面的中央。

主治：①月经不调、带下、阴痒等妇科经带病证；②小便不利；③疝气、睾丸肿痛。现多用于月经先后不定期、胆囊炎、腹股沟斜疝、前列腺炎等。

刺灸：直刺0.5～0.8寸。

附注：肝经之络穴。

曲泉（LR 8）

归经：足厥阴肝经。

定位：屈膝，当膝内侧横纹头上方，半腱肌、半膜肌止端前缘凹陷处。

主治：①月经不调、痛经、带下、阴挺、阴痒、产后腹痛等妇科病证；②遗精、阳痿、疝气；③小便不利；④膝髌肿痛、下肢痿痹。现多用于月经先后不定期、子宫腺肌病、腹股沟斜疝、膝关节炎等。

刺灸：直刺0.8～1.5寸。

附注：肝经之合穴。

涌泉（KI 1）

归经：足少阴肾经。

定位：足趾跖屈时，约当足底（去趾）前1/3凹陷处。（图29）

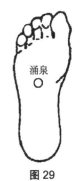

涌泉

图29

主治：①昏厥、中暑、小儿惊风、癫狂痫证等急证及神志病证；②头痛，头晕，目眩，失眠；③咯血、咽喉肿痛、喉痹等肺系病证；④大便难，小便不利；⑤奔豚气；⑥足心热。现多用于休克、惊厥、神经衰弱、急性咽喉炎等。

刺灸：直刺 0.5～0.8 寸。临床常用灸法或药物贴敷。

附注：肾经之井穴。

然谷（KI 2）

归经：足少阴肾经。

定位：内踝前下方，足舟骨粗隆下缘凹陷中。

主治：①月经不调、阴挺、阴痒、白浊等妇科病证；②遗精、阳痿、小便不利等泌尿生殖系统疾病；③咯血，咽喉肿痛；④消渴；⑤腹泻；⑥小儿脐风、口噤。现多用于月经先后不定期、不孕不育、急性咽喉炎、糖尿病等。

刺灸：直刺 0.5～0.8 寸。

附注：肾经之荥穴。

太溪（KI 3）

归经：足少阴肾经。

定位：内踝高点与跟腱后缘连线的中点凹陷处。（如图30）

主治：①头痛、目眩、失眠、健忘、遗精、阳痿等肾虚证；②咽喉肿痛、齿痛、耳鸣、耳聋等阴虚性五官病证；③咳嗽、气喘、咯血、胸痛等肺部疾患；④消渴、小便频数、便秘；⑤月经不调；⑥腰脊痛、下肢厥冷。现多用于神经衰弱、不孕不育、神经性耳聋、肺炎、腰肌劳损、腰椎间盘突出症等。

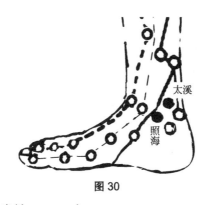

图 30

刺灸：直刺 0.5～0.8 寸。

附注：肾经之输穴、原穴。

大钟（KI 4）

归经：足少阴肾经。

定位：太溪穴下 0.5 寸稍后，当跟腱内缘处。

主治：①痴呆；②癃闭、遗尿、便秘；③月经不调；④咯血、气喘、腰脊强痛、足跟痛。现多用于阿尔茨海默病、月经先后不定期、腰椎间盘突出症等。

刺灸：直刺 0.3～0.5 寸。

附注：肾经之络穴。

照海（KI 6）

归经：足少阴肾经。

定位：内踝高点正下缘凹陷处。（图 30）

主治：①失眠、癫痫等精神、神志疾患；②咽喉干痛、目赤肿痛等五官热性疾患；③月经不调、带下、阴挺等妇科病证；④小便频数、癃闭。现多用于神经衰弱、急性咽喉炎、月经先后不定期、盆腔炎、前列腺炎等。

刺灸：直刺 0.5～0.8 寸。

附注：八脉交会穴，通阴跷脉。

复溜（KI 7）

归经：足少阴肾经。

定位：太溪穴上 2 寸，当跟腱的前缘。

主治：①水肿、汗证（无汗或多汗）等津液输布失调疾患；②腹胀、腹泻等胃肠疾患；③腰脊强痛、下肢痿痹。现多用于慢性肾小球肾炎、慢性胃肠炎、腰椎间盘突出症伴下肢病变等。

刺灸：直刺 0.5～1 寸。

附注：肾经之经穴。

伏兔（ST 32）

归经：足阳明胃经。

定位：在髂前上棘与髌骨底外缘连线上，髌骨外上缘上 6 寸。

主治：①下肢痿痹、腰痛、膝冷等腰及下肢病证；②疝气；③脚气。现多用于腰椎间盘突出症伴下肢病变、腹股沟斜疝、足癣等。

刺灸：直刺 1～2 寸。

梁丘（ST 34）

归经：足阳明胃经。

定位：屈膝，在髂前上棘与髌骨底外缘连线上，髌骨外上缘上 2 寸。（图 31）

主治：①急性胃病；②膝肿痛、下肢不遂等下肢病证；③乳痈、乳痛等乳疾。现多用于急性胃炎、膝关节炎、急性乳腺炎等。

刺灸：直刺 1～2 寸。

附注：胃经之郄穴。

足三里（ST 36）

归经：足阳明胃经。

定位：犊鼻穴下 3 寸，胫骨前嵴外 1 横指处。（图 31）

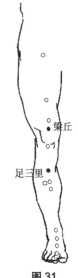

图 31

主治：①胃痛、呕吐、噎膈、腹胀、腹泻、痢疾、便秘等胃肠病证；②下肢痿痹；③癫狂等神志病；④乳痈、肠痈等外科疾患；⑤劳虚诸证，为强壮保健要穴。现多用于急、慢性胃肠炎，腰椎间盘突出症伴下肢病变，焦虑症，急性乳腺炎，贫血等。

刺灸：直刺1～2寸。强壮保健常用温灸法。

附注：胃经之合穴；胃之下合穴。

上巨虚（ST 37）

归经：足阳明胃经。

定位：在犊鼻穴下6寸，足三里穴下3寸。

主治：①肠鸣、腹痛、腹泻、便秘、肠痈、痢疾等肠胃病证；②下肢痿痹。现多用于急、慢性胃肠炎，胃肠功能紊乱，腰椎间盘突出症伴下肢病变等。

刺灸：直刺1～2寸。

附注：大肠之下合穴。

下巨虚（ST 39）

归经：足阳明胃经。

定位：上巨虚穴下3寸。

主治：①腹泻、痢疾、小腹痛等肠胃病证；②下肢痿痹；③乳痈。现多用于急、慢性胃肠炎，胃肠功能紊乱，腰椎间盘突出症伴下肢病变，急性乳腺炎等。

刺灸：直刺1～1.5寸。

附注：小肠之下合穴。

丰隆（ST 40）

归经：足阳明胃经。

定位：外踝尖上8寸，条口穴外侧1寸，胫骨前嵴外2横指。

主治：①头痛、眩晕；②癫狂；③咳嗽痰多等痰饮病证；④下肢痿痹；⑤腹胀、便秘。现多用于神经性头痛、支气管炎、腰椎间盘突出症伴下肢病变、胃肠功能紊乱等。

刺灸：直刺 1～1.5 寸。

附注：胃经之络穴。

解溪（ST 41）

归经：足阳明胃经。

定位：足背踝关节横纹中央凹陷处，当拇长伸肌腱与趾长伸肌腱之间。（图 32）

主治：①下肢痿痹、踝关节病、足下垂等下肢、踝关节疾患；②头痛、眩晕；③癫狂；④腹胀、便秘。现多用于腰椎间盘突出症伴下肢病变，踝关节损伤、颈椎病、胃肠功能紊乱等。

刺灸：直刺 0.5～1 寸。

附注：胃经之经穴。

内庭（ST 44）

归经：足阳明胃经。

定位：足背第 2、第 3 趾间缝纹端。（图 32）

主治：①齿痛、咽喉肿痛、鼻衄等五官热性病证；②热病；③吐酸、腹泻、痢疾、便秘等肠胃病证；④足背肿痛、跖趾关节痛。现多用于牙周炎，急性咽喉炎，急、慢性胃肠炎等。

刺灸：直刺或斜刺 0.5～0.8 寸。

附注：胃经之荥穴。

厉兑（ST 45）

归经：足阳明胃经。

定位：第 2 趾外侧趾甲根角旁约 0.1 寸。

主治：①鼻衄、齿痛、咽喉肿痛等实热性五官病证；②热病；③多梦、癫狂等神志疾患。现多用于牙周炎、急性咽喉炎、焦虑症等。

刺灸：浅刺 0.1 寸。

附注：胃经之井穴。

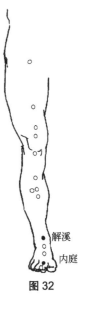

• 解溪

内庭

图 32

环跳（GB 30）

归经：足少阳胆经。

定位：侧卧屈股，当股骨大转子高点与骶管裂孔连线的外 1/3 与内 2/3 交点处。（图 33）

主治：①腰胯疼痛、下肢痿痹、半身不遂等腰腿疾患；②风疹。现多用于腰椎间盘突出症、梨状肌综合征、荨麻疹等。

刺灸：直刺 2～3 寸。

风市（GB 31）

归经：足少阳胆经。

定位：大腿外侧正中，腘横纹上 7 寸。简便取穴法：垂手直立时，中指尖下是穴。

主治：①下肢痿痹、麻木及半身不遂等下肢疾患；②遍身瘙痒。现多用于腰椎间盘突出症伴下肢病变、脑血管意外后遗症、湿疹等。

刺灸：直刺 1～1.5 寸。

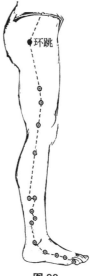

图 33

阳陵泉（GB 34）

归经：足少阳胆经。

定位：腓骨小头前下方凹陷中。

主治：①黄疸、胁痛、口苦、呕吐、吞酸等肝胆犯胃病证；②膝肿痛、下肢痿痹及麻木等下肢、膝关节疾患；③小儿惊风。现多用于急、慢性胆囊炎，膝关节炎，小儿惊厥等。

刺灸：直刺 1～1.5 寸。

附注：胆经之合穴；胆之下合穴；八会穴之筋会。

光明（GB 37）

归经：足少阳胆经。

定位：外踝高点上 5 寸，腓骨前缘。

主治：①目痛、夜盲、近视、目花等目疾；②胸乳胀痛；③下肢痿痹。现多用于飞蚊症、结膜炎、乳腺炎、腰椎间盘突出症伴下肢病变等。

刺灸：直刺 0.5～0.8 寸。

附注：胆经之络穴。

悬钟（GB 39）

归经：足少阳胆经。

定位：外踝高点上 3 寸，腓骨前缘。

主治：①痴呆、中风等髓海不足疾患；②颈项强痛、胸胁满痛、下肢痿痹。现多用于阿尔茨海默病、脑血管意外、颈椎病、腰椎间盘突出症伴下肢病变等。

刺灸：直刺 0.5～0.8 寸。

附注：八会穴之髓会。

丘墟（GB 40）

归经：足少阳胆经。

定位：外踝前下方，趾长伸肌腱的外侧凹陷处。

主治：①目赤肿痛、目翳等目疾；②颈项痛、腋下肿、胸胁痛、外踝肿痛等痛证；③足内翻、足下垂。现多用于麦粒肿、颈椎病、肋间神经痛、痛风等。

刺灸：直刺 0.5～0.8 寸。

附注：胆经之原穴。

足临泣（GB 41）

归经：足少阳胆经。

定位：第 4 跖趾关节的后方，足小趾伸肌腱的外侧。

主治：①偏头疼、目赤肿痛、胁肋疼痛、足跗疼痛等痛证；②月经不调、乳痈；③瘰疬。现多用于神经性头痛、麦粒肿、月经先后不定期、颈部淋巴结核等。

刺灸：直刺 0.5～0.8 寸。

附注：胆经之输穴；八脉交会穴，通带脉。

足窍阴（GB 44）

归经：足少阳胆经。

定位：第 4 趾外侧趾甲根角旁 0.1 寸。

主治：①头痛、目赤肿痛、耳鸣、耳聋、咽喉肿痛等头面五官实热病证；②胸胁痛、足跗肿痛。现多用于神经性头痛、麦粒肿、神经性耳聋、痛风等。

刺灸：浅刺 0.1 寸，或点刺出血。

附注：胆经之井穴。

委阳（BL 39）

归经：足太阳膀胱经。

定位：腘横纹外侧端，当股二头肌腱的内侧。

主治：①腹满、小便不利；②腰脊强痛、腿足挛痛。现多用于慢性胃炎、腰椎间盘突出症、膝关节炎等。

刺灸：直刺 1～1.5 寸。

附注：三焦之下合穴。

委中（BL 40）

归经：足太阳膀胱经。

定位：腘横纹中点，当股二头肌肌腱与半腱肌肌腱的中间。（图 34）

主治：①腰背痛、下肢痿痹等腰及下肢病证；②腹痛、急性吐泻；③小便不利、遗尿；④丹毒。现多用于腰椎间盘突出症、膝关节炎、急性胃肠炎、网状淋巴管炎等。

刺灸：直刺 1～1.5 寸，或用三棱针点刺腘动脉出血。

附注：膀胱经之合穴；膀胱之下合穴。

承山（BL 57）

归经：足太阳膀胱经。

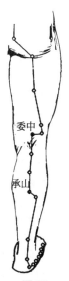

图 34

59

定位：腓肠肌两肌腹之间凹陷的顶端处，约在委中穴与昆仑穴连线之中点处。（图 34）

主治：①腰腿拘急、疼痛；②痔疾、便秘。现多用于腰椎间盘突出症、痔疮等。

刺灸：直刺 1～2 寸。不宜做过强的刺激，以免引起腓肠肌痉挛。

飞扬（BL 58）

归经：足太阳膀胱经。

定位：昆仑穴直上 7 寸，承山穴外下方 1 寸处。

主治：①头痛、目眩；②腰腿疼痛；③痔疾。现多用于神经性头痛、腰椎间盘突出症伴下肢神经病变、痔疮等。

刺灸：直刺 1～1.5 寸。

附注：膀胱经之络穴。

昆仑（BL 60）

归经：足太阳膀胱经。

定位：外踝尖与跟腱之间的凹陷处。（图 35）

主治：①后头痛、项痛、腰骶疼痛、足踝肿痛等痛证；②癫痫；③滞产。现多用于颈椎病、腰椎间盘突出症、难产等。

刺灸：直刺 0.5～0.8 寸。孕妇禁用；经期慎用。

附注：膀胱经之经穴。

申脉（BL 62）

归经：足太阳膀胱经。

定位：外踝直下方凹陷中。（图 35）

主治：①头痛、眩晕；②癫狂痫证、失眠等神志疾患；③腰腿酸痛。现多用于神经性头痛、神经衰弱、腰椎间盘突出症伴下肢病变等。

刺灸：直刺 0.3～0.5 寸。

附注：八脉交会穴，通阳跷脉。

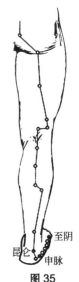

至阴
昆仑
申脉

图 35

束骨（BL 65）

归经：足太阳膀胱经。

定位：第 5 跖骨小头的后缘，赤白肉际处。

主治：①头痛、项强、目眩等头部疾患；②腰腿痛；③癫狂。现多用于神经性头痛、颈椎病、腰椎间盘突出症伴下肢病变等。

刺灸：直刺 0.3～0.5 寸。

附注：膀胱经之输穴。

至阴（BL 67）

归经：足太阳膀胱经

定位：足小趾外侧趾甲根角旁 0.1 寸。（如图 35）

主治：①胎位不正、滞产；②头痛、目痛；③鼻塞、鼻衄。现多用于难产、神经性头痛、过敏性鼻炎等。

刺灸：浅刺 0.1 寸。胎位不正用灸法。

附注：膀胱经之井穴。

鹤顶（EX-LE2）

归经：经外奇穴。

定位：在膝上部，髌底的中点上方凹陷处。

主治：膝痛、足胫无力、瘫痪。现多用于膝关节炎、脑血管病变后遗症等。

刺灸：直刺 0.8～1 寸。

百虫窝（EX-LE3）

归经：经外奇穴。

定位：屈膝，在大腿内侧，髌底内侧端上 3 寸，即血海穴上 1 寸。

主治：①虫积；②风湿痒疹、下部生疮。现多用于肝吸虫病、湿疹等。

刺灸：直刺 1.5～2 寸。

膝眼（EX-LE5）

归经：经外奇穴。

定位：屈膝，在髌韧带两侧凹陷处。在内侧的称内膝眼，在外侧的称外膝眼。（即犊鼻）

主治：①膝痛、腿痛；②脚气。现多用于膝关节炎、足癣等。

刺灸：向膝中斜刺0.5～1寸，或透刺对侧膝眼。

胆囊（EX-LE6）

归经：经外奇穴。

定位：在小腿外侧上部，当腓骨小头前下方凹陷处（阳陵泉）直下2寸。

主治：①急、慢性胆囊炎，胆石症，胆道蛔虫病等胆腑病证；②下肢痿痹。现多用于急、慢性胆囊炎，胆结石，腰椎间盘突出症伴下肢病变等。

刺灸：直刺1～2寸。

阑尾（EX-LE7）

归经：经外奇穴。

定位：在小腿前侧上部，当犊鼻下5寸，胫骨前缘，旁开1横指。

主治：①急、慢性阑尾炎；②消化不良；③下肢痿痹。现多用于急、慢性阑尾炎，胃肠功能紊乱，腰椎间盘突出症伴下肢病变等。

刺灸：直刺1.5～2寸。

八风（EX-LE10）

归经：经外奇穴。

定位：在足背侧，第1至第5趾间，趾蹼缘后方赤白肉际处，一足4穴，左右共8穴。

主治：①足跗肿痛、趾痛；②毒蛇咬伤；③脚气。现多用于痛风、足癣等。

刺灸：斜刺0.5～0.8寸，或点刺出血。

第二章　针灸治疗原则

针灸治疗原则是根据脏腑、经络学说，运用"四诊""八纲"的辨证方法，结合疾病的病位、病性，确定的治疗大法。即用针法，还是用灸法，或是针灸并用；用补法，还是用泻法，或是补泻兼施法。针刺和艾灸虽然同属于外治法，但毕竟是两种不同形式的施治方法。不同的施治方法，对机体产生的作用和效果也就不尽相同。例如，天枢穴用针刺的方法可以起到活血化瘀的作用，适用于治疗胃肠瘀血、痛经、闭经；用艾灸的方法则能够发挥益气止血的作用，适用于治疗胃肠出血、月经过多、崩漏。再如，关元、肾俞、带脉、三阴交四穴，针刺有清下焦、利湿热的功能，用于治疗赤带；艾灸有温下焦、祛寒湿的作用，用于治疗白带。补泻手法的不同，治疗效果也不相同。例如，补合谷、泻复溜可以发汗；反之，泻合谷、补复溜则可以止汗。补照海、泻申脉治疗失眠；反之，泻照海、补申脉却治疗嗜睡。常用的治疗原则可概括为补虚泻实、清热温寒、治病求本、三因制宜、整体与局部、同病异治与异病同治。

第一节　补虚与泻实

补虚泻实即扶正祛邪。补虚就是扶助正气，泻实就是祛除病邪。《素问·通评虚实论》篇说："邪气盛则实，精气夺则虚。"可见，"虚"指正气不足，"实"指邪气有余。虚者宜补，实者宜泻。《灵枢·经脉》篇说："盛则泻之，虚则补之……陷下则灸之，不盛不虚以经取之。"《灵枢·九针十二原》篇说："虚则实之，满则泄之，宛陈则除之，邪盛则虚之。"都是针对虚证、实证制定的补虚泻实的治疗原则。

一、虚则补之

"虚则补之""虚则实之",是指虚证的治疗原则是用补法,适用于治疗各种慢性虚弱性病证。对于各种气血虚弱者,诸如精神疲乏、肢软无力、气短、泄泻、遗尿、乳少以及身体素虚、大病久病后气血亏损、肌肉萎缩、肢体瘫痪失用等,常取关元、气海、命门、膏肓、足三里等穴和有关脏腑经脉的背俞穴、原穴,施行补法,以达到振奋脏腑的功能、促进气血的化生、益气养血、强身健体的目的。

二、陷下则灸之

"陷下则灸之",属于虚则补之的范畴。"陷下"即气虚下陷,也就是说气虚下陷的治疗原则是以灸治为主。针灸临床对于因脏腑、经络之气虚弱,中气不足,使气血和内脏失去其固摄能力而出现的一系列气虚病证,如久泻、久痢、遗尿、崩漏、脱肛、子宫脱垂及其他内脏下垂等,常灸百会、神阙、气海、关元、中脘、脾俞、胃俞、肾俞、足三里等穴,以补中益气、升阳举陷。对于失血过多、大汗不止、四肢厥冷、阳气暴脱、血压下降、脉微欲绝的虚脱危象,更应重灸上述诸穴,以升阳固脱、回阳救逆。

三、实则泻之

"盛则泻之""满则泻之""邪盛则虚之",都是泻损邪气的意思。可统称为"实则泻之"。实证治疗原则是用泻法,或点刺出血。例如,对高热、中暑、昏迷、惊厥、痉挛以及各种原因引起的剧痛等实热病证,在正气未衰的情况下,取大椎、合谷、太冲、委中、水沟、十宣、十二井等穴,针用泻法,或点刺出血,即能达到清泻实热的目的。

若病属本虚而标实,正气已衰退,则应泻实与补虚兼顾,或者先行补虚,而后泻实。例如,对邪实正虚的臌胀病,一味泻实或单纯补虚都是片面的,唯有虚实同治、攻补兼施才是理想之策。

四、宛陈则除之

"宛"同"瘀"，有瘀结、瘀滞之义；"陈"即"陈旧"，引申为时间长久；"宛陈"泛指络脉瘀阻之类的病证；"除"即"清除"。指清除瘀血的刺血疗法。《素问·针解》篇说："宛陈则除之，是出恶血也。"王冰注云："宛，积也；陈，久也；除，去也。言络脉之中血积而久者，针刺而除去之也。"指出由络脉瘀阻而引起的病证，应以三棱针点刺出血，属于"实者泻之"的范畴。例如，由于闪挫扭伤、毒虫咬伤、丹毒等引起的肌肤红肿热痛、青紫肿胀，即可选用局部络脉或瘀血部位施行三棱针点刺出血法，以活血化瘀、消肿止痛。如病情较重者，可以施行点刺出血后加拔火罐，这样可以排出更多的恶血，促使病愈。其他如腱鞘囊肿、小儿疳积的点刺放血治疗也属此类。

五、不盛不虚以经取之

"不盛不虚以经取之"，并非病证本身无虚实可言，而是脏腑、经络的虚实表现不甚明显或虚实兼而有之。主要是由于病变脏腑、经脉本身一时性的气血紊乱，而不涉及其他脏腑、经脉，属本经自病。《灵枢·禁服》篇说："不盛不虚，以经取之，名曰经刺。"《难经·六十九难》说："不虚不实，以经取之者，是正经自生病，不中他邪也。当自取其经，故言以经取之。"治疗应按本经循经取穴，以原穴和五输穴最为适宜。当针下得气后，再行均匀地提插捻转（即"平补平泻"）手法，使本经气血调和、脏腑功能恢复正常。

补虚泻实既是针灸治疗原则，又是针灸治病的重要方法。《灵枢·九针十二原》篇说："无实无虚，损不足而益有余，是谓甚病，病益甚。"《类经》也说："凡用针者，但可泻其多，不可泻其少，当详察血气，而为之补泻也。"都明确指出补泻不可误用，不可犯"虚虚实实"之戒。否则，就会造成"补泻反则病益笃"的不良后果。

第二节　清热与温寒

热性病证用"清"法，即以寒治热；寒性病证用"温"法，即以热治寒，均属于正治法。《灵枢·经脉》篇常说："热则疾之，寒则留之。"这是针对热性病证和寒性病证制定的清热、温寒的治疗原则。

一、热则疾之

《灵枢·经脉》篇说："热则疾之。"《灵枢·九针十二原》篇进一步解释说："刺诸热者，如以手探汤。""疾"与"急"通，有快速针刺之义；"以手探汤"形象地描述了针刺手法的轻巧快速。指出了热性病证的治疗原则是浅刺疾出或点刺出血，手法宜轻而快，可以不留针；且针用泻法，以清泻热毒。例如，风热感冒者，常取大椎、曲池、合谷、外关等穴浅刺疾出，即可达到清热解表的目的；若伴有咽喉肿痛者，可用三棱针在少商穴点刺出血，以加强泻热、消肿、止痛的作用。

二、寒则留之

《灵枢·经脉》篇说："寒则留之。"《灵枢·九针十二原》篇进一步解释说："刺寒清者，如人不欲行。""留"即留针之义；"人不欲行"形象地描述了针刺手法应深而久留。指出了寒性病患的治疗原则是深刺而久留针，以达温经散寒的目的。因阳虚寒盛，针刺不易得气，故应留针候气。加艾施灸，更是助阳散寒的直接措施，使阳气得复，寒邪乃散，主要适用于风寒湿痹为患的肌肉、关节疼痛，以及寒邪入里之证。若寒邪在表，留于经络者，艾灸施治最为相宜；若寒邪在里，凝滞脏腑，则针刺应深而久留，或配合施行"烧山火"复式针刺手法，或加用温灸，以温针法最为适宜。

第三节 治标与治本

针灸治病要分标本主次、轻重缓急。治病分标本缓急，就是要抓主要矛盾。标本是一个相对的概念，表示事物的现象与本质、原因与结果以及病变过程中正邪矛盾双方的主次关系。以机体组织和部位而言，脏腑为本，头面、躯干为标。以机体和疾病而言，机体为本，疾病为标；正气为本，邪气为标。以疾病本身而言，病因为本，症状为标；先病为本，后病为标；旧病为本，新病为标；缓证为本，急证为标。《素问·至真要大论》篇说："病有盛衰，治有缓急。"对于任何一种病证，是先治标，还是先治本，还是标本同治，要根据病证的轻重缓急而定。一般情况下，本是主要矛盾，治病当先治本；若标急于本，当先治标。《素问·标本病传论》篇说："病有标本，刺有逆从，奈何？……知标本者，万举万当，不知标本，是谓妄行。"说明如能灵活运用标本的理论指导针灸临床，就不会贻误病情。概而言之，治标治本的基本原则是：急则治标、缓则治本、标本同治。

一、急则治标

在紧急情况下，标病急于本病时，应先治标病，后治本病。治标是在紧急情况下的一种权宜之计，可以为治本创造有利的条件。例如，无论什么原因引起的高热抽搐者，均应先以大椎、水沟、四关等穴退热止痉，然后再从本论治。肺结核咯血者，应取鱼际、孔最、中府、膈俞等穴以止血为先，血止后再以各法治其本。

二、缓则治本

《素问·阴阳应象大论》篇说："治病必求于本。"在一般病势不急的情况下，病在内者治其内，病在外者治其外，正气虚者固其本，邪气盛者祛其邪。治其病因，症状可解；治其先病，后病可除。这就是"伏其所主，先其所因"治病求本的指导思想。例如，肾阳虚引起的五更泄泻，宜灸气海、关元、命门、肾俞等穴温补肾阳治其本，肾阳温煦则五更泄泻可愈。女性脾胃虚弱者，伴月经量少、色淡（但月经周期正常），这种情况脾胃虚弱为本，月经症状为标，应取中脘、足三里、脾俞、胃俞、公孙等穴以补益脾胃，当脾胃功能恢复，气血生化之源旺盛，月经症状可不治而愈。

三、标本同治

当标病与本病俱急或俱缓时，均宜标本同治。标本俱急如本应标实的臌胀病，单纯扶正或一味祛邪都于病情不利，唯取水分、水道、阴陵泉穴以利水消肿，取三阴交、足三里、脾俞、肾俞穴以健脾补肾，如此标本同治，攻补兼施，才是理想之策。肾虚水肿又感受风寒之邪而致咳喘者，应取太溪、肾俞、复溜、膻中、天突、肺俞等穴标本同治，既温补肾阳、利水消肿，又宣通肺气、止咳平喘。急性吐泻引起的四肢逆冷者，针刺中脘、内关、天枢等穴以和胃治本，灸神阙、关元、大椎等穴以温阳治标。阳明腑实证，由于里热不解，阴液大伤，表现为腹满硬痛、大便燥结、身热烦躁、口唇干裂、苔焦黄等正虚邪实、标本俱急的证候，若仅用攻下之法，则恐进一步耗损阴液；若单纯滋阴增液，又不足以清泻肠胃之实热。而取天枢、内庭、二间、足三里穴以清泻实热治本，取廉泉、太溪、照海、三阴交、金津、玉液穴滋阴以增液治标，则可存阴润燥、"增水行舟"。标本俱缓如肝病引起的脾胃不和，可以在疏肝理气的同时，理脾和胃，取章门、期门、太冲、阳陵泉、中脘、足三里穴，以达标本同治之目的。贫血又兼阴虚发热者，取脾俞、肝俞、膈俞、足三里、三阴交、劳宫、涌泉、照海穴标本同治，既益气养血，又滋阴清热，可提高疗效、缩短疗程。

第四节　三因制宜

"三因制宜"是指因人、因地、因时制宜，即根据治疗对象、季节（包括时辰）、地理环境等具体情况选择相应的治疗方法。

一、因人制宜

根据患者的性别、年龄、体质等不同特点而选择适宜的治疗方法，是三因制宜方案的决定性因素。不同的患者有其不同的个体特点，人的年龄大小、性别不同、体质差异等因素，常影响着疾病的发生与发展变化，甚至决定着疾病的预后转归。因此，在临证治病时，须注重患者年龄、性别、体质差异对疾病的影响，根据致病因素特点制定出最适宜的针灸治则处方。正如《医学源流论》所言："天下有同此一病，而治此则效，治彼不效，且不惟无效，而及有大害者，何也？则以病同人异也。"

二、因地制宜

由于地理环境、气候条件不同，人体的生理机能、病理特点也有所区别，治疗应有差异。如在寒冷的地区，治疗多用温灸，而且应用壮数较多；在温热地区，应用灸法较少。正如《素问·异法方宜论》篇指出："北方者……其地高陵居，风寒冰冽，其民乐野处而乳食，脏寒而生满病，其治宜灸焫，南方者……其地下，水土弱，雾露之所聚也，其民嗜酸而食胕，故其民皆致理而赤色，其病挛痹，其治宜微针。"

三、因时制宜

根据时令气候节律特点来制定适宜的治疗原则，称为"因时制宜"。"时"一是指自然界的时令气候特点；二是指年、月、日的时间变化规律。《难经·七十难》篇认为："春夏者，阳气在上，人气亦在上，故当浅取之；秋冬者，阳气在下，人气亦在下，故当深取之。"春夏之季，阳气升发，人体气血趋向体表，病邪伤人多在体表，多宜浅刺；秋冬之季，人体气血潜藏于内，病邪伤人多在深部，多宜深刺。人体气血也出现与时辰变化相应的规律，因此针灸治疗注重取穴与时辰的关系。如子午流注法、灵龟八法等均是按时选穴治疗疾病的方法，也是"因时制宜"治疗原则的具体运用。此外，因时制宜还应把握针灸的有效时机，如治疗痛经一般宜在月经来临前开始治疗，治疗疟疾多在发作前2～3小时针治等。

第五节　局部与整体

针灸治病，要善于处理局部与整体的关系。因为机体某一部分出现的局部病证，往往又是整体疾病的一部分。例如，头痛和目赤肿痛多与肝火上炎有关；口舌生疮、小便短赤多因心和小肠有火造成；脱肛、子宫脱垂皆由中气不足引起。故《标幽赋》云："观部分而知经络之虚实。"针灸治病，只有从整体观念出发，辨证施治，才不会出现头痛仅医头、脚痛仅医脚的片面倾向。

一、局部治疗

针灸治病，在病变的局部、邻近，或是脏腑在体表的投影处施治，是常用的方法之一。如牙痛面瘫取地仓、颊车穴；胃痛、腹泻取中脘、天枢穴；腰酸背痛取身柱、肾俞穴；手足疾病取手三里、阳陵泉穴等。穴位的近治作用是所有腧穴共同具有的治疗作用，体现了"腧穴所在，主治所在"的治疗特点。局部症状的解除，有助于全身性疾病的治疗。

二、整体治疗

针灸治病，除了在局部施治外，还应施以整体性治疗。四肢肘膝关节以下的五输穴、下合穴除可治疗局部和邻近病变外，还能治疗头面、躯干、脏腑等全身的病变。部分腧穴如太冲、合谷、足三里、三阴交、大椎、百会、气海、关元等，还可防治全身性疾病。

整体治疗还包括针对某一病证的病因治疗，如对肝阳上亢引起的头痛、眩晕，取太溪、照海、太冲穴，以滋水涵木、育阴潜阳；外感发热、咳嗽，取合谷、外关、列缺穴，以发汗解表、宣肺止咳。

三、局部与整体同治

在多数情况下，需要局部与整体同时调治。如脾虚泄泻，局部取大横、天枢穴以理肠止泄，整体取脾俞、足三里穴以健运脾胃；风火牙痛，局部取颊车、下关以疏调经络之气，远端取合谷、内庭以清降胃肠之火。如此将局部与整体有机地结合起来，既着眼于症状治疗，又注重病因病机治疗，能够明显提高治疗效果。

第六节　同病异治与异病同治

中医临证治病，不是着眼于"病"的异同，而是注重"证"的区别，这就产生了同病异治、异病同治的法则。

一、同病异治

同一种疾病，因人、因时、因地的不同，或由于病情的发展、病机的变化，正邪的盛衰消长，涉及的脏腑、经络各异而采取不同的治法，谓之"同病异治"。例如，同是胃病，有属肝气犯胃者，治宜疏肝理气、和胃止痛，取期门、章门、太冲、中脘、足三里诸穴，针用泻法；有属脾胃虚寒者，治宜补脾益胃、温中散寒，取中脘、三阴交、足三里、脾俞、胃俞诸穴，针灸并用，针用补法；还有属饮食积滞者，治宜消食导滞、通调腑气，取中脘、天枢、建里、足三里、内关、公孙诸穴，针用泻法。感冒，由于发病季节和致病因素之不同，有风寒感冒、风热感冒和时疫感冒、感冒挟暑湿等不同证型，风寒者祛风、散寒、解表，取风门、风池、大椎、列缺等穴，针灸并用，针用泻法；风热者治宜疏风、清热、解表，取合谷、曲池、外关、大椎等穴，针用泻法；时行感冒在风热感冒配穴处方基础上加足三里穴；暑湿感冒在风热感冒配穴处方基础上加阴陵泉、三阴交穴。其他如失眠、遗尿等多种疾病的分型论治，牙痛、头痛的分经论治，无不体现同病异治的道理。

二、异病同治

不同的疾病，病因相同或在病程发展的某一阶段，出现了相同的病机变化，则采取相同的治法，谓之"异病同治"。例如，肝气犯胃引起的胃痛和肝胆气机郁滞引起的胁痛，都可取期门、章门、支沟、阳陵泉、太冲、中脘穴，以疏肝理气而止痛；久泄、久痢、脱肛、遗尿、崩漏、子宫脱垂、内脏下垂等，皆因中气不足、气虚下陷引起，均可取百会、中脘、脾俞、胃俞、气海、足三里等穴，针灸并用，重用灸法，以补益中气、升阳举陷。

第三章　针灸处方原则

第一节　选穴原则

穴位是针灸处方的第一组成要素，穴位选择是否精当直接关系着针灸的治疗效果。在确定处方穴位时，我们应该遵循基本的选穴原则和配穴方法。

临证选取穴位应该遵循的基本法则，包括近部选穴、远部选穴、辨证选穴及对症选穴。近部选穴和远部选穴是主要针对病变部位而确定腧穴的选穴原则；辨证、对症选穴是针对疾病表现出的证候或症状而选取穴位的原则。

一、近部选穴

就是在病变局部或距离比较接近的范围选取穴位的方法，是腧穴局部治疗作用的体现。如巅顶痛取百会穴；胃痛选中脘穴；面瘫局部选颊车、地仓、颧髎穴，近部选风池穴。

二、远部选穴

就是在病变部位所属和相关的经络上，距病位较远的部位选取穴位的方法，是"经络所过，主治所病"治疗规律的体现。如胃痛选足阳明胃经的足三里穴；上牙痛选足阳明胃经的内庭穴；下牙痛选手阳明大肠经的合谷穴等。

三、辨证选穴

辨证选穴就是根据疾病的证候特点，分析病因病机而辨证选取穴位的方法。临床上有些病证，如发热、多汗、盗汗、虚脱、抽风、昏迷等均无明显局限的病变部位，而呈现全身症状，这时我们采用辨证选穴。如肾阴不足导致的虚热选肾俞、太溪穴；肝阳化风导致的抽风选太冲、行间穴等。另外，对于病变部位明显的疾病，根据其病因病机而选取穴位也是治病求本原则的体现。如牙痛根据病因病机可分为风火牙痛、胃火牙痛和肾虚牙痛，风火牙痛选风池、外关穴；胃火牙痛选内庭、二间穴；肾虚牙痛选太溪、行间穴。

四、对症选穴

是根据疾病的特殊症状而选取穴位的原则，是腧穴特殊治疗作用及临床经验在针灸处方中的具体运用。如哮喘选定喘穴；虫证选百虫窝；腰痛选腰痛点；落枕选外劳宫；崩漏选断红穴等。这是大部分经外奇穴的主治特点。

第二节　配穴方法

针灸配穴的目的在于增强腧穴之间的治疗协同作用，相辅相成，增强疗效。具体配穴方法，主要包括按部配穴和按经配穴两大类。

一、按部配穴

1. 上下配穴法

是指将腰部以上腧穴和腰部以下腧穴配合应用的方法。上下配穴法在临床上应用广泛，如治疗胃病取内关、足三里穴；治疗咽喉痛、牙痛取合谷、内庭穴；治疗脱肛、子宫下垂取百会、长强穴。此外，八脉交会穴配合应用等，也是属于本法的具体应用。

2. 前后配穴法

前指胸腹，后指背腰。选取前后部位腧穴配合应用的方法称为前后配穴法，亦名腹背阴阳配穴法。《灵枢·官针》篇所指"偶刺"法和俞募配穴法，均属本范畴。凡治疗脏腑疾病，均可采取此法。例如，胃痛前取中脘、梁门穴，后取胃俞、胃仓穴。

3. 左右配穴法

本法是指选取肢体左右两侧腧穴配合应用的方法。临床应用时，一般左右穴同时取用，以加强协同作用，如心病取双侧心俞、内关穴；胃病取双侧胃俞、足三里穴等。风中经络出现面瘫、偏瘫、偏头痛、痹证等，左右不同名腧穴也可同时并用，如左侧面瘫，取左下颊车、地仓穴，并配合右侧合谷穴等；左侧偏头痛，取左侧头维、曲鬓穴，并配合右侧阳陵泉、侠溪穴等。

二、按经配穴

1. 本经配穴法

某一脏腑、经脉发生病变时，即选某一脏腑经脉的腧穴，配成处方。如肺病咳嗽，可取局部腧穴肺之募穴中府，同时远取本经之尺泽、太渊穴。《灵枢·厥病》篇载："厥头痛，项先痛，腰脊为应，先取天柱，后取足太阳"等，均属于本法的具体运用。

2. 表里经配穴法

本法是以脏腑、经脉的阴阳表里配合关系作为配穴依据，即某一脏腑经脉有病，取其表里经腧穴组成处方治疗。在临床上常取相表里经的腧穴配合应用，如治肺热咳嗽可选鱼际穴配合谷穴。《灵枢·五邪》篇载："邪在肾，则病骨痛，阴痹……取之涌泉、昆仑"，即是表里经配合应用。特定穴中的原络配穴法，如大陵穴配外关穴，主治胸肋疼痛、心烦吐血；合谷穴配列缺穴，主治外感咳嗽、偏正头痛等也是本法在临床上的具体运用。

3. 同名经配穴法

是指手足经脉名称相同的经穴相配。这种选穴是根据手足经脉名称相同，均可交会灌注，以"同气相通"的理论为依据，如手足阳明经交会于鼻旁，手足少阳经交会于外眼角，手足太阳经交会于内眼角，手足太阴经交会于胸部，手足厥阴经交会于胸中，手足太阴经心中。以手足同名经腧穴相配，例如，牙痛可取手阳明经的合谷穴配足阳明的内庭穴；头痛取手太阳经的后溪穴配足太阳的昆仑穴等。

在临床中，往往一个针灸处方常包含数种配穴方法，需根据具体情况灵活配穴应用，提高疗效。

第四章 针灸注意事项

第一节 针刺宜忌

一、施术部位

① 小儿囟门未合时头顶部的腧穴不宜针刺。

② 皮肤有感染、溃疡、瘢痕的部位，不宜针刺。

③ 对胸、胁、腰、背脏腑所居之处的腧穴，不宜直刺、深刺。肝、脾肿大、肺气肿患者更应注意。如刺胸、背、腋、胁、缺盆等部位的腧穴，若直刺过深，都有伤及肺脏的可能。

④ 针刺眼区穴和项部的风府、哑门等穴以及脊椎部的腧穴，要注意掌握一定的角度，不宜大幅度地提插、捻转和长时间留针，以免伤及重要组织器官，产生严重的不良后果。

⑤ 妇女怀孕三个月者，不宜针刺小腹部的腧穴，若怀孕三个月以上者，腹部、腰骶部腧穴也不宜针刺。至于三阴交、合谷、昆仑、至阴等一些通经活血的腧穴，在怀孕期亦应予禁刺。

二、患者体质

① 患者在过于饥饿、疲劳，精神过度紧张时，不宜立即进行针刺。对身体瘦弱、气虚血亏的患者，进行针刺时手法不宜过强，并应尽量选用卧位。

② 对于强壮者，可适度深刺；对于瘦弱者，宜浅刺。

③ 自发性出血或损伤后出血不止的患者，不宜针刺。

④ 孕妇有习惯性流产者，不宜针刺。

三、病情性质

① 凡大饥、大渴、饭后困倦时皆不宜针灸。

② 表证宜浅刺；里证宜深刺。虚证用补法；实证用泻法。寒证可深刺久留针，用灸法；虚证宜浅刺疾出。

③ 元气耗伤、气血大亏的病证不可泻；脉证不符的危重病证不宜针刺。

四、针灸时间

① 饭前针灸，饥饿时血糖较低，容易出现晕针的现象；饭后1小时内，血液多汇集于胃肠道，也不利于针灸；其他时间针灸都没有特殊限定。针灸时请保持心平气和。

② 根据十二经脉循行流注时间，候时辰而针刺；根据疾病变化与季节关系，候时令而针刺。

③ 表证和热证宜短时间留针，里证和寒证留针时间宜长。

第二节 针刺异常情况预防与处理

一、晕针、滞针、折针

晕针多见于初次接受针刺的患者，由于精神紧张、体位不适、针刺刺激太强等，患者会突然出现头晕目眩、面色苍白、心慌汗出、晕厥等。应立即停止针刺，将针全部起出，让患者仰卧，头部放低，可指掐或针刺水沟、素髎、内关、合谷、太冲、足三里、涌泉等急救穴，并采取其他必要的处理措施。

滞针多由于患者精神紧张，或针刺后患者因疼痛局部肌肉强烈收缩，或进针后患者体位变动，使肌肉纤维缠绕针体导致行针时或留针后针下滞涩，行针或出针困难，使患者感觉疼痛。应嘱患者放松，或在滞针腧穴附近，进行循按或扣弹针柄，或在附近再刺一针。

折针多由于手法不熟练，或针下碰到坚硬的组织，或留针时患者体位变动，或因滞针处理不当，使针柄改变了进针或留针时的方向，行针及出针困难，患者感到疼痛。应停止行针，将针顺着弯曲的方向缓慢退出。

二、针后异常感

临床有部分患者会因不少疾病引起感觉神经发生异常，即对痛感上升，即使轻微刺激，都反应较正常人敏感，有疼痛的感觉，这些患者针灸刺后，会略有明显的所谓"痛"。针刺后特别是四肢穴位，在数天内仍有不同程度的酸胀、沉重等感觉，是针刺的后遗效果。出现针后酸、麻、胀、痛都是针感，不必紧张，可让患者继续接受针刺治疗。如果穴位酸、麻、胀、痛感比较明显，可局部按揉及热敷，同时换取其他穴位继续治疗。

三、针刺导致血管、神经损伤

毫针由于刺破血管导致微量的皮下出血，出现局部青紫或包块，一般不必处理，可自行消退。若局部肿胀疼痛剧烈，可采用先冷敷后热敷之法。毫针刺伤神经的可能性不大，因为针尖面积极小，即使直接刺中神经干也会因为患者剧烈的放电样抽搐或抖动而避免持续损伤。如果确实是提插捻转的幅度过大，引起肢体功能障碍，避免损伤后过度活动，一般经过静养休息数小时或数天后，患者能自行缓解。医者可采用局部热敷疗法，配合营养神经药物、B族维生素口服，必要时行肌电图检查明确神经损伤情况；严重者如有感觉缺失或痛觉减退等情况，应请神经内科及神经外科会诊综合接受治疗。

四、针刺引起其他内脏损伤

针刺损伤肺脏多见，针刺胸部、背部和锁骨附近的穴位过深，刺穿了胸腔和肺组织，气体积聚于胸腔而导致气胸，患者会出现胸痛、胸闷、呼吸困难等。一旦发生气胸，应立即起针，并让患者采取半卧位休息，切勿因恐惧而翻转体位。一般漏气量少者，可自然吸收；对于严重病例，需及时组织抢救，如胸腔排气、少量慢速输氧等。刺伤心、肝、脾、肾等脏腑时，患者有相应体表心前区、肝区、脾区、肾区发生疼痛，可伴有腹痛、腹肌紧张、腹部压痛及反跳痛、小便血色改变等症状；内脏出血严重者，可出现血压下降，以致休克等症状。轻者绝对卧床休息，一般能自愈；如有出血征象时则应加强观察，并注意病情及血压的变化，同时加用止血药物，或局部先冷敷止血，后热敷散血；必要时请相关科室会诊综合治疗。

第三节　灸法操作注意事项及异常情况处理

（1）操作前检查器具是否齐备。

（2）点灸部位，宜先上后下，先灸头顶、胸背，后灸腹部、四肢。严格掌握手法，切实做到轻病用轻手法，重病用重手法，常规用中手法。

（3）点灸时动作要稳、准、快，严格掌握火候，要随时注意勿使燃烧的炭火掉下，以免烧伤患者皮肤。一旦操作时发生烧伤出现水疱，应用消毒注射器将疱内水液抽出，局部盖上消毒纱布；如烧破皮肤者，应外敷湿润烫伤膏，覆盖消毒纱布，以防感染。

第五章　常用针灸方法

第一节　毫针

毫针是用金属制成的，其中以不锈钢为制针材料者最常见。不锈钢毫针，具有较高的强度和韧性，针体挺直滑利，能耐高热、防锈、不易被化学物品等腐蚀，故目前被临床广泛采用。

一、适应证

适用于内、外、妇、儿各科疾病。

二、操作方法

1. 进针

将毫针刺入皮肤的方法。进针时，一般用左右双手配合。右手持针，靠拇、食、中指夹持针柄，掌握进针时的力量和针刺角度、深度，称为刺手；左手按压针刺部位或扶定针体，以固定腧穴皮肤，防止针体弯曲，并可避免疼痛，促使针刺感应的获得，称为押手。

（1）进针的具体方法　包括指切进针法、夹持进针法、舒张进针法、提捏进针法等。指切进针法适用于短针，夹持进针法适用于长针，舒张进针法适用于皮肤松弛处（如腹部），提捏进针法适用于皮肤浅薄处（如头面部）。

（2）进针角度　指针体与皮肤表面所形成的夹角。临床上，针体与腧穴皮肤呈直角（90°），垂直进针，称为直刺，适用于肌肉丰厚处，如四肢、腹、腰部；针体与腧穴皮肤呈45°角左右，倾斜进针，称为斜刺，适用于肌肉浅薄处，或内有重要脏器及不宜直刺、深刺的腧穴；针体与腧穴皮肤呈15～25°角，沿皮刺入，适用于肌肉浅薄处（如头面部），一针透二穴也可用此，称为横刺或沿皮刺、平刺。

（3）针刺深度　针体进入皮下的深度。一般以取得针感而又不损伤重要脏器为准。除根据腧穴部位特点来决定之外，临床上还需灵活掌握。如形体瘦弱者宜浅刺，形体肥胖者宜深刺；年老、体弱、小儿宜浅刺，青壮年、体强壮者宜深刺；阳证、表证、初病宜浅刺，阴证、里证、久病宜深刺；头面、胸背及肌肉薄处宜浅刺，四肢、臀、腹及肌肉丰厚处宜深刺；手足指（趾）、掌跖部宜浅刺，肘臂、腿膝处宜深刺等。针刺的角度和深度有关，一般来说，深刺多用直刺，浅刺多用斜刺和横刺。对项后正中、大动脉附近、眼区、胸背部的腧穴，尤其要掌握斜刺深度、方向和角度，以免损伤。

2. 行针

又称针刺手法。毫针刺入后，为了获得、维持和加强针刺感应（又称"得气"）所施行的操作方法。包括基本手法、辅助手法、补泻手法。

（1）基本手法　主要有提插法和捻转法。

① 提插法：是将针刺入腧穴一定深度后，施以上提下插的操作手法。使针由浅层向下刺入深层的操作谓之"插"，从深层向上引退至浅层的操作谓之"提"，如此反复地做上下纵向运动就构成了提插法。

② 捻转法：是将针刺入腧穴一定深度后，施向前向后捻转动作使针在腧穴内反复前来后回旋转的行针手法。

（2）辅助手法

① 循法：循法是医者用手指顺着经脉的循行经路，在腧穴的上下部轻柔地循按的方法。此法能推动气血、激发经气、促使针后易于得气。

② 弹法：针刺后在留针过程中，以手指轻弹针尾或针柄，使针体微微振动的方法称为弹法。能加强针感、助气运行。

③ 刮法：毫针刺入一定深度后，经气未至，以拇指或食指的指腹抵住针尾，用拇指、食指或中指指甲，由下而上或由上而下频频刮动针柄的方法称为刮法。可以加强针刺感应的传导和扩散。

④ 摇法：毫针刺入一定深度后，手持针柄，将针轻轻摇动的方法。

⑤ 飞法：针后不得气者，用右手拇、食指执持针柄，细细捻搓数次，然后张开两指，一搓一放，反复数次，状如飞鸟展翅，故称飞法。

⑥ 震颤法：针刺入一定深度后，右手持针柄，用小幅度、快频率的提插、捻转手法，使针身轻微震颤的方法称震颤法。本法可使针下得气、增强针刺感应。

（3）补泻手法　一般包括单式补泻法、复式补泻法两类。

① 单式补泻法有以下几种：

捻转补泻：针下得气后，捻转角度小，用手轻，频率慢，操作时间短者为补；进针时疾速刺入、多捻转，徐徐出针为泻。

提插补泻：针下得气后，先浅后深，重插轻提、提插幅度小，频率慢，操作时间短为补法；先深后浅，轻插重提，提插幅度大，频率快，操作时间长为泻法。

迎随补泻：进针时针尖随经脉循行去的方向刺入为补法；进针时针尖逆经脉循行去的方向刺入为泻法。

呼吸补泻：患者呼气时进针，吸气时出针为补；吸气时进针，呼气时出针为泻。

开阖补泻：出针后迅速按揉针孔为补；出针时摇大针孔而不立即揉按为泻。

徐疾补泻：进针时徐徐刺入，少捻转，疾速出针者为补法；进针时疾速刺入，多捻转，徐徐出针者为泻法。

平补平泻：进针得气后均匀地提插旋转后，即可出针。

② 复式补泻法：主要有烧山火、透天凉等。

烧山火：将针刺入腧穴应刺深度的上1/3（天部），得气后行紧按慢提（或用捻转）法九数；然后再将针刺入中1/3（人部），同上法操作；再将针刺入下1/3（地部），仍上法操作；然后将针慢慢提至上1/3，继续行针，反复3次，即可将针按至地部留针。在操作过程中可使患者产生温热感。

透天凉：将针刺入腧穴深度的下1/3（地部），得气后行紧提慢按（或捻转）法六数；再将针紧提至中1/3（人部），同上法操作；然后再将针紧提至上 1/3（天部），仍同上法操作；再将针缓慢地按至下 1/3，如此反复操作 3 次，将针紧提至上 1/3，即可留针。操作过程中可产生凉感。

3. 留针

行针得气后，将针体留置于腧穴内一段时间的方法。在行针后仍不得气时，可通过留针静候气至，出现针感，称为候气；在行针已得气后，留针可保持针感，并增强针刺治疗作用。在留针过程中，还可再次行针，以加强针感，并使针感沿经脉循行方向传导。留针时间的长短依具体情况而定。如阴证、寒证、里证，病程长而邪气深入，身体强壮者，宜久留针；阳证、热证、表证，病程短而邪气浅在，身体虚弱者或小儿，宜少留针，甚至不留针。顽固性、疼痛性、痉挛性病症，和昏迷、休克等宜久留针。一般情况下，留针时间为 15～30 分钟。

4. 出针

在行针或留针后，针刺达到一定治疗要求时，将针体退出体外的方法。出针时，先以左手拇、食两指用消毒干棉球按于针孔周围，右手持针做轻微捻转，并慢慢提针至皮下，最后将针完全退出体外。在出针后，应迅速用消毒干棉球揉按针孔，以防出血，又称为扪法。出针后亦可不按揉针孔，使邪气外逸，这是针刺补泻的一种，属于开阖补泻的泻法。出针后要核对针数，以免遗漏，并嘱患者休息片刻，注意保持局部清洁。

第二节　电针疗法

电针是指在刺入人体穴位的毫针上，用电针机通以微量低频脉冲电流的一种治疗方法。

一、适应证

凡用针灸治疗有效的病证均可用电针治疗。其中对癫痫、神经官能症、神经痛、神经麻痹、脑血管意外后遗症、小儿麻痹后遗症、胃肠疾病、心绞痛、高血压等疗效较好。

二、操作方法

在使用电针机前，必须先把强度调节旋钮调至零位（无输出），再将电针机上每对输出的两个电极分别连接在两根毫针上。一般将同一对输出电极连接在身体的同侧，在胸、背部的穴位上使用电针时，不可将两个电极跨接在身体两侧，避免电流回路通过心脏。通电时调节电钮，使电量从无到有，由小到大。切忌由大到小，或忽有忽无，忽小忽大。电量的大小因人而异，一般以患者感到舒适为度。临床治疗，一般持续通电15分钟左右，从低频到中频，使患者出现酸、胀、热等感觉或局部肌肉节律性的收缩。治疗结束后，应先将电量降至零值，关闭电源，然后从针柄上除去电极夹，并将刺入组织的毫针拔出。最终还要注意清点针数，检查针刺部位，以免发生遗针或继发出血。

三、常用电针频率及适应范围

（1）连续波　包括密波和疏波。密波常用于止痛、镇静、缓解肌肉和血管痉挛，也用于针刺麻醉；疏波常用于治疗痿证，各种肌肉、关节、韧带及肌腱的损伤。

（2）疏密波　常用于各种痛证、软组织损伤、关节炎、面瘫、肌肉无力。

（3）断续波　常用于治疗痿证、瘫痪。

第三节　灸法

灸法古称"灸焫"，又称艾灸。指以艾绒为主要材料，点燃后直接或间接熏灼体表穴位的一种治疗方法。

一、适应证

常用于痹证、虚寒性胃肠病、遗精、阳痿、气喘、婴儿腹泻、中风脱证、虚脱、晕厥、胎位不正、慢性肿疡、神经性皮炎、湿疹、胃下垂、脱肛等，亦可用于防病保健。

二、操作方法

1. 艾炷灸

是将艾炷放在腧穴上施灸的方法。可分为直接灸和间接灸。

（1）直接灸　是将大小适宜的艾炷，直接放在皮肤上施灸。若施灸时需将皮肤烧伤化脓，愈后留有瘢痕者，称为瘢痕灸；若不使皮肤烧伤化脓，不留瘢痕者，称为无瘢痕灸。

① 瘢痕灸　又名化脓灸，施灸时先将所灸腧穴部位，涂以少量的大蒜汁，以增加粘附和刺激作用，然后将大小适宜的艾炷置于腧穴上，用火点燃艾炷施灸。每壮艾炷必须燃尽，除去灰烬后，方可继续易炷再灸，待规定壮数灸完为止。施灸时由于火烧灼皮肤，因此可产生剧痛，此时可用手在施灸腧穴周围轻轻拍打，借以缓解疼痛。正常情况下，灸后1周左右，施灸部位化脓形成灸疮，5～6周，灸疮自行痊愈，结痂脱落后留下瘢痕。临床上常用于治疗哮喘、肺结核、瘰疬、慢性胃肠病等慢性疾病。

② 无瘢痕灸又称非化脓灸，施灸时先在所灸腧穴部位涂少量的凡士林，以使艾炷便于粘附，然后将大小适宜的艾炷，置于腧穴上点燃施灸，当灸炷燃剩五分之二或四分之一而患者感到微灼痛时，即可易炷再灸。若用麦粒大的艾炷施灸，当患者感到有灼痛时，医者可用镊子柄将艾炷熄灭，然后继续易炷再灸，按规定壮数灸完为止。一般应灸至局部皮肤红晕而不起疱为度。因其皮肤无灼伤，故灸后不化脓，不留瘢痕。此法适用于慢性虚寒性疾患，如哮喘、风寒湿痹等。

（2）间接灸　又称间隔灸、隔物灸。是用某种物品将艾炷与施灸腧穴部位的皮肤隔开，进行施灸的方法。所隔的物品常用生姜、大蒜、盐、附子片等。

① 隔姜灸是用鲜姜切成直径2～3cm、厚0.2～0.3cm的薄片，中间以针刺数孔，然后将姜片置于应灸的腧穴部位或患处，再将艾炷放在姜片上点燃施灸。当艾炷燃尽，再易炷施灸，灸完所规定的壮数，以使皮肤红润而不起疱为度。常用于因寒而致的呕

85

吐、腹痛、腹泻及风寒痹痛等。

② 隔蒜灸是用鲜大蒜头，切成厚 0.2～0.3cm 的薄片，中间以针刺数孔，然后置于应灸腧穴或患处，然后将艾炷放在蒜片上，点燃施灸。待艾炷燃尽，易炷再灸，直至灸完规定的壮数。此法多用于治疗瘰疬、肺结核及初起的肿疡等病。

③ 隔盐灸是用纯净的食盐填敷于脐部，或于盐上再置一薄姜片，上置大艾炷施灸。多用于治疗急性、寒性腹痛或吐泻并作、中风脱证等。

④ 隔附子饼灸是将附子研成粉末，用酒调和做成直径约3cm、厚约 0.8cm 的附子饼，中间以针刺数孔，放在应灸腧穴或患处，上面再放艾炷施灸，直到灸完所规定壮数为止。多用治疗命门火衰而致的阳痿、早泄、宫寒不孕或疮疡久溃不敛等病。

2. 艾条灸

又称艾卷灸。是取纯净细软的艾绒 24g，平铺在长 26cm、宽20cm 的细草纸上，将其卷成直径约 1.5cm 圆柱形的艾卷，要求卷紧，外裹以质地柔软疏松而又坚韧的桑皮纸，用胶水或浆糊封口而成。也有每条艾绒中渗入肉桂、干姜、丁香、独活、细辛、白芷、雄黄各等份的细末 6g，则成为药条。常用的施灸方法有温和灸和雀啄灸。

(1) 温和灸　施灸时将艾条的一端点燃，对准应灸的腧穴部位或患处，距皮肤 2～3cm，进行熏烤。熏烤以使患者局部有温热感而无灼痛为宜，一般每处灸 5～7 分钟，以皮肤红晕为度。对于昏厥、局部知觉迟钝的患者，医者可将中、食二指分开，置于施灸部位的两侧，这样可以通过医者手指的感觉来测知患者局部的受热程度，以便随时调节施灸的距离和防止烫伤。

(2) 雀啄灸　施灸时，艾条点燃的一端与施灸部位的皮肤并不固定在一定距离，而是像鸟雀啄食一样，一上一下活动地施灸。另外，也可均匀地上、下或向左右方向移动或做反复地旋转施灸。

(3) 回旋灸　又称熨热灸法。是指将燃着的艾条在穴区上方做往复回旋的移动的一种艾条悬起灸法。回旋灸的操作法有平面回旋灸、螺旋式回旋灸。

① 平面回旋灸是将艾条点燃端先在选定的穴区或患部熏灸测试，至局部有灼热感时，即在此距离做平行往复回旋施灸，每次灸 20～30 分钟。视病灶范围，尚可延长灸治时间。以局部潮红为度。此法灸疗面积较大之病灶。

② 螺旋式回旋灸即将灸条燃着端反复从离穴区或病灶最近处，由近及远呈螺旋式施灸。本法适用于病灶较小的痛点以及治疗急性病证。其热力较强，以局部出现深色红晕为宜。

（4）温针灸　针刺与艾灸相结合的一种方法，又称针柄灸，即在留针过程中，将艾绒搓团捻裹于针柄上点燃，通过针体将热力传入穴位。每次燃烧枣核大艾团 1～3 团。先取长度在 1.5 寸以上的毫针，刺入穴位得气后，在留针过程中，于针柄上或裹以纯艾绒的艾团，或取 1～1.5cm 长之艾条一段，套在针柄之上，无论艾团、艾条段，均应距皮肤 2～3cm，再从其下端点燃施灸。在过程中，如患者觉灼烫难忍，可在该穴区置一硬纸片，以稍减火力。每次如用艾团可灸 3～4 壮，艾条段则只需 1～2 壮。

（5）温灸器灸　是用金属特制的一种圆筒灸具，故又称温灸筒灸。其筒底有尖有平，筒内套有小筒，小筒四周有孔。施灸时，将艾绒或加掺药物，装入温灸器的小筒，点燃后，将温灸器之盖扣好，即可置于腧穴或应灸部位，进行熨灸，以所灸部位的皮肤红润为度。

第四节　拔罐

拔罐是以罐为工具，利用燃火、抽气等方法产生负压，使之吸附于体表，造成局部淤血，以达到通经活络、行气活血、消肿止痛、祛风散寒等作用的疗法。

一、适应证

适用于感冒咳嗽、肺炎、哮喘、头痛、胸胁痛、风湿痹痛、腰腿痛、扭伤、胃痛、疮疖肿痛、毒蛇咬伤（排除毒液）等病证。

二、操作方法

1. 火罐法

利用燃烧时的火焰的热力，排去空气，使罐内形成负压，将罐吸着在皮肤上。有下列几种方法：

（1）投火法　将薄纸卷成纸卷，或裁成薄纸条，燃着到1/3时，投入罐里，将火罐迅速扣在选定的部位上。投火时，不论使用纸卷和纸条，都必须高出罐口一寸多，等到燃烧一寸左右后，纸卷和纸条，都能斜立罐里一边，火焰不会烧着皮肤。初学投火法，还可在被拔地方，放一层湿纸，或涂点水，让其吸收热力，可以保护皮肤。

（2）闪火法　用7～8号粗铁丝，一头缠绕石棉绳或线带，做成酒精棒。使用前，将酒精棒稍蘸95%乙醇，用酒精灯或蜡烛燃着，将带有火焰的酒精棒一头，往罐底一闪，迅速撤出，马上将火罐扣在应拔的部位上，此时罐内已成负压即可吸住。此为目前最常用且较安全的拔罐方法。

（3）贴棉法　取拇指大小的脱脂棉一小块，薄蘸酒精，紧贴在罐壁中段，用火柴燃着，马上将罐子扣在选定的部位上。

（4）架火法　准备一个不易燃烧及传热的块状物，直径2～3cm，放在应拔的部位上，上置小块酒精棉球，将棉球燃着，马上将罐子扣上，立刻吸住，可产生较强的吸力。

2. 水罐法

一般应用竹罐。先将罐子放在锅内加水煮沸，使用时将罐子倾倒用镊子夹出，甩去水液，或用折叠的毛巾紧扪罐口，乘热按在皮肤上，即能吸住。

3. 抽气法

先将塑料抽气罐紧扣在需要拔罐的体表部位上，用抽气筒套在塑料杯罐活塞上，将空气抽出，即能吸着。注意负压吸力适中。抽气罐易于掌握，操作方便安全，可避免烫伤。

4. 走罐法

是以杯罐作工具，在杯罐口及病变部位涂以适量润滑剂，借热力排去其中空气，产生负压，使之吸于皮肤，然后，用手推动杯罐在病变部位来回滑动，从而使皮肤产生潮红或瘀血现象，以防治疾病的一种方法。

5. 闪罐法

即将棉花棒蘸 95% 乙醇点燃，在罐内绕一周后抽出，立即将罐按在拔罐的部位上，再马上拔下，再吸再拔，反复多次，直到局部皮肤充血为止。

6. 留罐法

又称坐罐法，是中医拔罐疗法的一种，指罐吸拔在应拔部位后留置一段时间的拔罐法。留置时间一般为 5～10 分钟。它可用于拔罐治疗的大部分病证，是最常用的拔罐法。

第五节　腹针

腹针疗法是在中医理论指导下，通过针刺腹部特定的穴位以调整气机阴阳，实现人体阴阳动态平衡，从而治疗全身性疾病的一种全新的针灸疗法。

一、适应证

适用于过敏性鼻炎、痛风、哮喘、椎管狭窄、强直性脊柱炎、高血压、糖尿病、失眠、抑郁症、耳鸣、耳聋、胆囊炎、胰腺炎、中风后遗症、黄褐斑、痤疮、面神经麻痹、面肌痉挛、帕金森、肥胖症、阳痿、胃肠疾患、肠易激综合征、长期便秘、反复口腔溃疡、儿童假性近视、痛经、闭经、月经不调、子宫肌瘤、乳腺增生等多科疾患，对大多数疼痛病证如颈腰椎病、膝踝关节痛、坐骨神经痛、肩周炎、网球肘、偏头痛、带状疱疹后遗痛等有良好疗效。

二、操作方法

1. 消毒

在针刺部位用 75% 乙醇消毒。

2. 腹针的取穴方法及腹部全息影像特点

（1）取穴法　包括循经取穴法、定位取穴法、八廓辨证取穴法。

（2）腹部全息影像特点　腹针学说认为人体在腹部的全息影像酷似一个伏在前腹壁上的神龟，有一个很特殊的外形——龟形（图36）。其颈部从两个商曲穴处伸出，其头部伏于中脘穴上下，尾部从两个气旁穴（气海旁开5寸）处向下延伸，终于关元穴附近，其前肢分别由滑肉门穴引出，在上风湿点穴屈曲，止于上风湿外点穴（上风湿点穴位于滑肉门穴外5寸上5寸，上风湿点穴

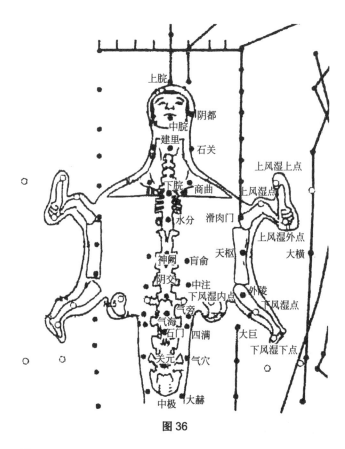

图36

外位于滑肉门穴外 1 寸），其后肢由外陵穴向外伸展，止于下风湿下点穴（外陵穴下 1 寸外 1 寸）。

（3）腹部分寸的标定　骨分寸取穴法。

① 上腹部分寸的标定：中庭穴至神阙穴确定为 8 寸。

② 下腹部分寸的标定：神阙穴至曲骨穴确定为 5 寸。

③ 侧腹部分寸的标定：从神阙穴、经天枢穴至侧腹部腋中线确定为 6 寸。

（4）腹部分寸的测量　水平线法。

① 中庭穴至神阙穴两个穴位点之间的水平线上的直线距离为 8 寸。

② 神阙穴至曲骨穴两个穴位点之间的水平线上的直线距离为 5 寸。

③ 侧腹部的腋中线至神阙穴两个穴位点之间的水平线上的直线距离为 6 寸。

3. 腹针的针刺手法

腹部进针时首先应避开毛孔、血管，施术要轻缓。根据疾病发生的部位来决定针刺的深浅。采用只捻转不提插或轻捻转慢提插手法，要求"刺至病所"即可。

4. 腹针进针的深度

（1）浅刺　病程较短或邪在表的疾病，针刺天部。

（2）中刺　病程虽然，未及脏腑或邪在膜里的疾病，针刺人部。

（3）深刺　病程较长，累及脏腑或邪在里的疾病，针刺地部。

第六节　放血疗法

放血疗法是以针刺某些穴位或体表小静脉而放出少量血液的治疗方法。

一、适应证

适用于中暑、头痛、咽喉肿痛、疔疮、腰痛等。

二、操作方法

1. 直接点刺法

先在针刺部位揉捏推按，使局部充血，然后右手持针，以拇、食二指捏住针柄，中指端紧靠针身下端，留出针尖 0.1～0.2 寸，对准已消毒过的部位迅速刺入。刺入后立即出针，轻轻挤压针孔周围，使出血数滴，然后以消毒棉球按压针孔即可。此法适用于末梢部位。

2. 挟持点刺法

将左手拇、食指捏起被针穴处的皮肤和肌肉，右手持针刺入 0.5～0.1 寸深。退针后捏挤局部，使之出血。

3. 结扎点刺法

此法先以橡皮带一根结扎被针部位上端，局部消毒后，左手拇指压在被针部位下端，右手持针对准被刺部位的脉管刺，然后立即退针，使其流出少量血液。待出血停止后，再将带子松开，用消毒棉球按压针孔。

第七节　火针

火针是火针疗法，古称"焠刺""烧针"等，是将针在火上烧红后，快速刺入人体，以治疗疾病的方法。常用的有单头火针、多头火针。

一、适应证

单头火针适用于风寒筋脉急挛引起的痹痛，或瘫痪不能动者，或腹内肿块结积冷病者；多头火针适用于带状疱疹、银屑病、湿疹、皮肤瘙痒症等。

二、操作方法

1. 选穴与消毒

火针选穴与毫针选穴的基本规律相同，根据病证不同而辨证取穴。选定穴位后要采取适当体位以防止患者改变姿势而影响取穴的准确性。取穴应根据病情而定，一般宜少，实证和青壮年患者取穴可略多。选定穴位后进行严密消毒。消毒方法宜先用碘酒消毒，后用酒精棉球脱碘，以防感染。

2. 烧针

烧针是使用火针的关键步骤，在使用前必须把针烧红，才能使用。规范的方法是用酒精灯烧针。

3. 针刺与深度

针刺时，当针体烧红，即迅速刺入选定的穴位内，快速出针。火针针刺的深度要根据病情、体质、年龄和针刺部位的肌肉厚薄、血管深浅而定，避开神经干。一般四肢、腰腹针刺稍深，可刺 2～5 分深，胸背部穴位针刺宜浅，可刺 1～2 分深，夹脊穴可刺 3～5 分深。

第八节　小针刀

小针刀疗法是一种介于手术方法和非手术疗法之间的闭合性松解术，是在切开性手术方法的基础上结合针刺方法形成的。

一、适应证

适用于软组织损伤性病变和骨关节病变。

二、操作方法

选择以医生操作时方便、患者被治疗时自我感觉舒适的体位。在选好体位及选好治疗点后，局部无菌消毒，即先用酒精消毒，再用碘酒消毒、酒精脱碘。医生戴无菌手套，最后确认进针部位，并做标记。对于身体大关节部位或操作较复杂的部位可敷无菌洞巾，以防止操作过程中的污染。为减轻局部操作时引起的疼痛，可做局部麻醉，阻断神经痛觉传导，常用的注射药物有普鲁卡因、利多卡因等。常用的剥离方式有顺肌纤维或顺肌腱分布方向做铲剥——针刀尖端紧贴着欲剥的组织做进退推进动作（不是上下提插），使横向粘连的组织纤维断离、松解；做横向或扇形的针刀尖端的摆动动作，使纵向粘连的组织纤维断离、松解；做斜向或不定向的针刀尖端划摆动作，使无一定规律的粘连组织纤维断离、松解。剥离动作视病情有无粘连而采纳，注意各种剥离动作，切不可幅度过大，以免划伤重要组织如血管、神经等。每次每穴切割剥离2～5次即可出针，一般治疗1～5次即可治愈，两次相隔时间可视情况5～7天不等。

第九节　浮针

浮针疗法是一种侵入性的物理治疗方法，主要运用一次性使用浮针在非病痛区域的浅筋膜层（主要是皮下疏松结缔组织）进行扫散手法的针刺疗法。

一、适应证

适用于具有明显痛点的肩周炎、腰痛、颈椎病、网球肘等。

二、操作方法

1. 手消毒及针刺部位消毒

2. 进针

进针时局部皮肤要松紧适度。进针发力时针尖搁置于皮肤上，不要离开皮肤。进针时针体与皮肤呈15°～25°角刺入，用力要适中，透皮速度要快，不要刺入太深，略达肌层即可，然后松开左手，右手轻轻提拉，使针身离开肌层，退于皮下，再放倒针身，做好运针准备。

3. 运针

运针时单用右手，沿皮下向前推进。推进时稍稍提起，使针尖勿深入。运针时可见皮肤呈线状隆起。在整个运针过程中，右手感觉松软易进，患者没有酸胀麻等感觉，不然就是针刺太深或太浅。

4. 扫散

以进针点为支点，手握针座，使针尖做扇形运动。扫散动作是浮针疗法的核心，扫散时间一般为2分钟，次数为200次左右。

扫散结束后抽出针芯弃至利器盒，防止刺伤。然后把胶布贴附于针座，以固定留于皮下的软套管。在进针点处，用一个小干棉球盖住针孔，再用胶布贴附，以防感染。

第十节　韧针

韧针疗法是在小针刀的基础上派生出来的一种更加安全、有效的方法。结合解剖学结构和力学平衡结构确定其中最易损伤的肌肉，然后对该肌肉的起点、中点和止点进行治疗，以达到通过调整肌肉的痉挛状态来治疗疾病的一种方法。

一、适应证

适用于慢性软组织损伤、陈旧性软组织损伤急性发作以及部分急性软组织损伤。

二、操作方法

1. 操作时要以体表标志、体表投影为依据，确定治疗点，并准确标记出进针点和针刃方向。

2. 手消毒及针刺部位消毒，运用"撑开皮肤点刺法""指压法"等，快速刺进皮肤进入皮下组织层，将刺入的疼痛感降低至最轻。

3. 针刺方法

无论使用任何一种针法，穿过病变软组织层即可，不可过深以免伤及深层组织，一般3～5个口为宜，勿过多。操作过程中，针体1/2以上位于体表外方可摆动，以免断针。选择安全部位，注意避开神经、静动脉等重要部位，推距不超过1cm。

（1）纵向切割　与针刃方向一致，在皮下软组织间断切割开数个口，达到锐性松解痉挛或减压的目的。

（2）横向切割　与针刃垂直方向，穿过病变组织层即可，达到解痉挛或减压目的。

（3）纵向摆动　以针体与皮肤接触处为支点，与针刃一致方向摆动，在一层面软组织中切开一个弧形口，解除痉挛、粘连或减压。

（4）横向摆动　以针体与皮肤接触处为支点，与针刃垂直方向摆动，将软组织粘连分开，或将附在骨面上的变性软组织分离。

（5）纵向斜推　针体与针刃方向一致倾斜并推动，在一个层面软组织中切开一切口，以解除痉挛、粘连或减压。

（6）横向斜推　针体与针刃方向垂直倾斜并推动，可将附在骨面上的变性软组织掀起。

（7）边缘切割　针体紧贴骨缘切割，将附在骨边缘上的变性软组织分离，操作时针体要紧帖骨边缘移动，不得离开。

（8）扇形铲切　以一点为中心，向3～5个方向扇形做横行斜推。将软组织层面间的粘连分开，或变性软组织掀起。

（9）一点多向切割　以一点为中心，改变方向切割成类似"十""井"或"米"字形，将软组织硬结、硬块切开，改善循环促使吸收。

（10）特形针具操作　圆头针具撬拨，镰形针具勾拉等，目的是凿开骨闸、顶撬复位、横拨分离、勾切切开等。

第十一节　穴位挑治

穴位挑治是利用三棱针、圆利针或其他粗针刺入人体的一定部位、穴位内，挑破表皮，或挑断一定部位的皮下白色纤维组织，或挤出一些液体、血液，以加强刺激来治疗疾病的一种外治疗法。

一、适应证

可治疗胃脘痛、腹痛、胸胁痛、腰痛、肩周炎、落枕、坐骨神经痛、痔疮、疳积、急性结膜炎、痤疮、淋巴结结核、癫痫等疾病。

二、操作方法

（1）挑治部位确定后进行局部消毒。

（2）将经高压灭菌消毒之针（如需穿线者，将线穿在针尾上长约0.5寸）横向刺入穴点的皮肤，待针尖进入皮肤后，医生用左手食指轻轻将皮肤向针尖方向推压，持针的右手同时用力，使针穿过皮肤，然后提高针尖，慢慢摆动几下或微微捻转几下，使皮下组织纤维缠住在针尾上，拔出针身如缝衣之状；如穿线者，将线穿过皮肤，使皮下纤维随针线拉出，用刀割断，反复施术，挑断白色纤维样物数十根或至挑尽为止。

（3）也可先用 0.5% 普鲁卡因 1～2mL 进行局部麻醉，用手术刀切开皮肤约 0.5 寸，用针尖挑出皮下纤维组织割断之，直到挑尽为止。

（4）施术完毕后，盖上消毒纱布，用胶布固定，也可以在手术部位消毒后再加封固。

第十二节　穴位注射

穴位注射又称"水针"，是选用中西药物注入有关穴位以治疗疾病的一种方法。

一、适应证

穴位注射法的适用范围非常广泛，凡是针灸的适应证大部分都可用本法治疗，如痹证、中风、痿证、扭挫伤、面瘫、三叉神经痛、坐骨神经痛、头痛、失眠等。

二、操作方法

局部皮肤常规消毒后，用无痛快速进针法将针刺入皮下组织，然后缓慢推进或上下提插，探得酸胀等"得气"感应后，回抽一下，如无回血，即可将药物推入。

常用针剂有黄芪注射液，用于心气虚损、血脉瘀阻之病毒性心肌炎、心功能不全或脾虚湿困之肝炎；复方当归注射液，用于痛经、经闭、跌扑损伤、风湿痹痛等；维生素 B_1 注射液，用于维生素 B_1 缺乏所致的脚气病或维生素 B_1 缺乏引起的周围神经炎、消化不良等。

注射量：面部 0.3～0.5mL/穴，胸背 0.5～0.8mL/穴，四肢 0.5～1.0mL/穴，腰臀 1～2mL/穴。

注意：一次穴位注射的用药总量须小于该药一次的常规肌内注射量。

第十三节　穴位离子导入法

穴位离子导入法又称穴位药物离子导入法，是采用药物离子导入仪，通过直流电的作用，将某种药物的离子导入人体穴位内，从而达到治疗目的一种方法。

一、适应证

主要用于治疗风湿关节痛，骨质增生，急性扭挫伤，急性乳腺炎，急、慢性盆腔炎，神经衰弱等。

二、操作方法

（1）治疗前检查药物离子透入仪输出调节旋钮是否在零位，正确安置正、负极板。浸润中药液的极板衬垫必须洗净、消毒，除去寄生离子，然后将中药液均匀地洒布在衬垫上。冬季时衬垫最好保持温热，减少对患者的冷刺激。衬垫面积必须大于电极板，保证电极板不外露。

（2）患者体位应适宜，暴露治疗部位，并检查该部位皮肤有无破损，应避开溃疡等进行治疗。衬垫可采取对置法或平置法安置在有关的穴区。阳离子从阳极导入，阴离子从阴极导入。检查无误后，接通电源，缓慢调节电流量，并询问患者的感觉，以调节至能耐受的电刺激感。如有烧灼、疼痛等不适反应，应降低电流量。

第十四节　头针

头针是通过刺激头部发际区域的特定部位治疗疾病的一种疗法。

一、适应证

头针主要适应治疗脑源性疾患，如瘫痪、失语、眩晕、耳鸣、舞蹈病等。此外，也可治疗腰腿痛、三叉神经痛、肩周炎、各种神经痛等常见病和多发病。

二、操作方法

1. 体位

取坐位或卧位，依不同疾病选定刺激穴区，单侧肢体疾病，选用对侧刺激区；双侧肢体疾病，选用双侧刺激区；并可选用有关刺激区配合治疗。局部常规消毒。

2. 进针

一般选用 28~30 号 1.5~2 寸长的不锈钢毫针。针与头皮呈 30°左右夹角快速将针刺入头皮下，当针达到帽状腱膜下层时，指下感到阻力减小，然后使针与头皮平行继续捻转进针，根据不同穴区可刺入 0.5~1 寸，然后运针。

3. 运针

头针之运针只捻转不提插，为使针的深度固定不变及捻针方便起见，一般以拇指掌侧面与食指桡侧面夹持针柄，以食指的掌指关节快速连续屈伸，使针身左右旋转，捻转速度每分钟可达 200 次左右，进针后持续捻转 2~3 分钟，留针 5~10 分钟，反复操作 2~3 次即可起针。偏瘫患者留针期间嘱其活动肢体（重症患者可做被动运动），加强肢体的功能锻炼。起针时，如针下无沉紧感，可快速抽拔出针，也可缓缓出针。起针后用消毒干棉球按压针孔片刻，以防止出血。

4. 电针刺激

进针后亦可用电针治疗仪在主要穴区通电，以代替手法捻针，频率可用 200~300 次 / 分，亦可选用较高的频率，刺激波形选择可参考电针，刺激强度根据患者的反应而定。

第十五节　耳针

耳针疗法是用针刺或其他方法刺激耳廓穴位，进行保健和治疗的一种方法。

一、适应证

耳穴主要适应治疗疼痛性疾病，如各种扭挫伤、头痛、神经性疼痛等；炎症性疾病，如咽喉炎、扁桃腺炎等；功能紊乱和反应性疾病，如眩晕、高血压、神经衰弱、荨麻疹、哮喘、鼻炎等；内分泌代谢紊乱性疾病，如肥胖症、更年期综合征等。

二、操作方法

1. 耳针

（1）定穴与消毒　诊断明确后，用探棒或耳穴探测仪将所测得的敏感点或所选耳穴作为针刺点，确定穴位后严格消毒耳穴，再行针刺或压丸法。

（2）体位与进针　一般采用坐位，如年老体弱、病重或精神紧张者宜采用卧位。针具选用 28～30 号 0.3～0.5 寸长的不锈钢毫针。进针时左手拇、食二指固定耳廓，中指托着针刺部位的耳背，这样既可掌握针刺的深度，又可以减轻针刺疼痛。然后用右手拇、食二指持针，在刺激点针刺即可。用快速插入的速刺法或慢慢捻入的进针法均可。刺入深度应视患者耳廓局部的厚薄灵活掌握，一般刺入皮肤 2～3 分，以达软骨后毫针站立不摇晃为准。刺入耳穴后，如患部感应强烈，患者症状有即刻减轻感；如局部无针感，应调整针刺的方向、深度和角度。刺激强度和手法依病情、体质、证型、耐受程度等综合考虑。

（3）留针与出针　留针的时间一般为 15～30 分钟，慢性病、疼痛性病留针时间适当延长，儿童、年老者不宜多留。留针期间为提高疗效，可每隔 10 分钟运针 1 次。治疗结束出针时，医者左手托住耳部，右手迅速将毫针垂直拔出，再用消毒干棉球压迫针孔，以免出血。

2. 埋针法

是将皮内针埋入耳穴治疗疾病的方法，适用于慢性病和疼痛性疾病，起到持续刺激、巩固疗效和防止复发的目的。使用本法时，左手固定常规消毒后的耳廓，右手用镊子夹住皮内针的针柄，轻轻刺入所选穴位，再用胶布固定。一般埋患侧耳廓，必要时埋双耳。每天各穴按压 3～4 次。注意留针时间，不宜过长，防止感染。

3. 压丸法

即在耳穴表面贴敷压丸替代埋针的一种简易疗法。此法既能持续刺激穴位，又安全无痛，无副作用，目前广泛应用于临床。压丸所选用材料就地取材，如王不留行、油菜籽、绿豆、小米、白芥子等，临床现多用王不留行，因其表面光滑，大小和硬度适宜。应用前用沸水烫洗 2 分钟，晒干装瓶备用。应用时将王不留行贴附在 0.6cm×0.6cm 的胶布中央，用镊子夹住贴敷在选用的耳穴上，并予按压，使耳廓有发热、胀感，每天按压 4～6 次，每次每穴 1～2 分钟。两耳轮流，3 天 1 换。

第十六节　穴位埋线

穴位埋药线疗法是将医用羊肠线埋入穴位内，利用医用羊肠线对穴位的持续刺激作用以治疗疾病的方法。由于羊肠线在机体内吸收慢，延长了对穴位的有效刺激时间，这是其他针灸方法所不能比拟的，从而弥补了针灸留针时间短及就诊次数多的缺点，尤其适合当今生活、工作节奏快的人群，值得进一步推广应用。

一、适应证

穴位埋线疗法的适应范围非常广泛，目前主要用于各种慢性疾病，如慢性肠炎、胃炎、腰椎间盘突出症、坐骨神经痛等，也常用于美容、减肥、保健等项目。

二、操作方法

常规消毒局部皮肤，镊取一段长 1～3cm 已消毒的羊肠线，放置在针管的前端，后接针芯，左手拇、食指绷紧或提起进针部位皮肤，右手持针，刺入所需深度，当出现针感后，边推针芯，边退针管，将羊肠线埋填在穴位的皮下组织或肌层内，针孔处敷盖消毒纱布。10～15 天 1 次。

第十七节　皮肤针

皮肤针疗法指运用皮肤针叩刺人体一定部位或穴位，激发经络功能，调整脏腑气血，以达到防治疾病的目的的方法。目前常用的皮肤针为梅花针（5 枚针）、七星针（7 枚针）。

一、适应证

皮肤针对痛证、痿证、瘫痪、皮肤病、功能失调性疾病有较好疗效。

二、操作方法

1. 手消毒及针刺部位消毒

医者常规消毒手，针刺部位用酒精或皮肤消毒液消毒。

2. 叩刺方法

右手握针柄，用无名指和小指将针柄末端固定于手掌小鱼际处，拇指与无名指挟持针柄 1/3 处，食指压在针柄的上面。这样可以充分依靠腕力操作。叩刺时，要求针尖刺及皮肤表面时立即弹起。每分钟叩刺 100 次左右。

3. 叩刺的强度

分轻、中、重三种，可根据不同体质、部位或病证进行选择。

（1）轻刺激　用较轻的腕力叩刺，仅使皮肤略有潮红。适用于小儿或年老体弱者，头面部及虚证或病程较长的慢性病。

（2）中刺激　用略重的腕力叩刺，使局部皮肤潮红但不出血。适用于治疗一般常见病。

（3）重刺激　腕力重，针具高抬，节奏略慢进行叩刺，局部皮肤明显潮红并有微量出血。多用于体质壮实者，局部压痛明显，以及背、肩、臀部等肌肉丰厚的部位。

4. 叩刺部位

可分为循经叩刺、穴位叩刺和局部叩刺三种。

（1）循经叩刺　是沿经脉循行路线进行叩刺的一种方法，最常用的是项背、腰骶部的督脉及膀胱经。另外，上肢可按手三阴、手三阳经，下肢按足三阴、足三阳经进行循经叩刺。

（2）穴位叩刺　是根据穴位主治叩刺的一种方法，较常用的是各种特定穴、夹脊穴、阿是穴，如出现敏感点、条索状物、结节等，应做重点叩刺。

（3）局部叩刺　即是患部叩刺，如扭伤局部瘀血肿痛、顽癣、斑秃等，可在局部进行叩刺。

第十八节　壮医药线点灸疗法

壮医药线点灸疗法，是以壮医理论为指导，采用经过多种壮药制备液浸泡过的直径约 0.7mm 的苎麻线，取出后将一端在灯火上点燃，使之形成圆珠状炭火，然后将此炭火迅速直接灼灸在人体体表一定穴位或部位，线上的药物会通过温热的作用从皮肤上的穴位传到人身体的各个经络，从而达到治疗的目的。是治疗和预防疾病的一种独特的医疗保健方法。

一、适应证

适用于头痛、鼻炎、皮肤病、内科病等各科疾病。

二、主要功效

（1）消炎退热　如感冒发热的患者，可以用药线点灸退热；痔疮发炎肿胀，可通过点灸消炎消肿。

（2）祛风止痒　本法对皮肤瘙痒及荨麻疹有较好疗效。临床资料证明，点灸后确能起到祛风止痒的作用。

（3）通络止痛　本法对各种痛证如头痛、月经痛、肌肉扭伤痛等，有明显的疗效。

（4）消肿散结　本法可治疗各种肿块性疾病，如乳腺小叶增生、脂肪瘤、局部扭伤肿痛等。

（5）健脾消食　本法对小儿厌食有较好的疗效；对成人食欲不振者，亦能增强食欲。

（6）健脾止泻　对脾胃虚寒的泄泻有较好的疗效。

（7）温经通痹　对风寒湿毒引起的关节痹痛有较好的疗效。

（8）活血止血　可用于各种出血证，既能止血，又能活血。关键在于认真辨证，选好穴位。

（9）宁心安神　本法用于治疗一些心神不宁疾病，如失眠、紧张、焦虑、神经官能症、更年期综合征等均有一定疗效。

（10）强壮补益　各种虚弱患者，选择有强壮作用的穴位定期施灸，可以起到增强体质、防病保健的作用。

三、操作方法

1. 取穴原则

"寒手热背肿在梅，痿肌痛沿麻络央，唯有痒疾抓长子，各疾施灸不离乡。"具体包括：

① 凡畏寒发冷的疾患，选取手部穴位为主。

② 凡发热体温升高的疾患，选取背部穴位为主。

③ 凡肿块或皮损类疾病取局部梅花穴；癣及皮疹类疾患取局部莲花穴或葵花穴。

④ 凡痛证，选取痛处及邻近穴位为主。

⑤ 凡麻木不仁证，选取该部位经络中央点为主。

⑥ 凡瘙痒、皮疹类诸证，取先痒部位的穴位或最大的疹子为主要穴位。

⑦ 凡痿废瘫痪诸证，选取该痿废瘫痪之肌肉处的穴位为主。

⑧ 常用特定穴：梅花穴、莲花穴、葵花穴、结顶穴、长子穴等。

2. 具体操作

① 整线：把经浸泡后已松散的药线搓紧。

② 持线：以右手拇指、食指夹持药线的一端，露出线头1～2cm。

③ 点火：使用煤油灯、蜡烛、酒精灯等均可，将露出的线头点燃，如有火苗必须扑灭，只需线头有圆珠状炭火星即可。

④ 施灸：将线端炭火星对准穴位，顺应手腕和拇指屈曲动作，拇指（指腹）稳重而敏捷地将火星线头直接点于穴位上，一按火灭即起为一壮，一般一穴灸1～3壮。灸处可有蚁咬样灼

热感，有时上述感觉可沿经络传导。

3. 疗程

药线点灸疗法强调抓紧治疗时机，治早（及时治疗）、治小（小病、轻病早治）、治了（彻底治疗，不要中途而废）。至于疗程，需要根据不同疾病，灵活掌握。

① 疗程长短：急性病疗程宜短，慢性病疗程宜长。

② 疗程间隔时间：顽固性、慢性疾患间隔时间宜短一些，一般为2~3天。间隔期间病情继续好转，称为后效应，间隔时间可适当延长。

③ 注意巩固疗效：一些慢性病，如乳腺小叶增生症，肿块消失后，还需继续治疗一个疗程，以利于巩固疗效。

四、注意事项

（1）持线对着火端必须露出线头，以略长于拇指端即可，太长不便点火，太短易烧着指头。

（2）必须掌握火候，施灸时以线头火星最旺时为点按良机。不要平按，要使珠火着穴。

（3）施灸时，必须掌握"以轻应轻，以重对重"的原则。施灸时，火星接触穴位时间短者为轻，长者为重。因此，快速扣压，珠火接触穴位即灭为轻；缓慢扣压，珠火较长时间接触穴位为重。施灸手法的原则也可概括为"以快应轻，以慢对重"，轻即轻病，重则重病。

（4）灸后局部有灼热感或痒感，不要用手抓破，以免感染。

（5）灸前宜定好体位，一般以坐位或卧位为宜。

（6）灸时点1次火灸1壮，再点再灸。

（7）眼球及孕妇禁灸，寒热证慎用。

（8）嘱咐患者配合治疗，如胃肠病患者不能一边治疗，一边饮食毫无节制。

第十九节　朱琏针灸

朱琏是我国近代著名的针灸学家，朱琏在《新针灸学》中首先提出一套结合现代医学，用神经学的理论体系，解释针灸的作用原理，指导针灸操作，又结合了传统针灸理论和方法，形成具有现代特色神经学派的针灸疗法。朱琏针灸的理论依据是，针灸之所以能治病，不是直接以外因为对手，因而也不是着重对患部组织的直接治疗，而是通过激发和调整神经系统的功能，以达到治病的目的。

一、适应证

适用于神经、精神及运动系统疾病。常见病证如面神经炎、中风病、腰椎间盘突出症、颈椎病、三叉神经痛；疑难少见病证如多发性抽动秽语综合征、痉挛性斜颈、脊神经根炎、顽固性荨麻疹、顽固性呃逆、脊髓空洞症、脊髓侧索硬化症、小儿脑瘫、心因性精神病、反应性精神病、癔病等。

二、朱琏针灸治病的三个关键

1. 刺激的手法

朱琏针灸手法分为抑制法和兴奋法，是根据取穴的多少、刺激的强弱、刺激的时间长短及患者感觉的轻重等因素来确定的。抑制法分为抑制法一型、抑制法二型；兴奋法分为兴奋法一型、兴奋法二型。

2. 刺激的部位

根据神经学反射调节原理，治疗不同的疾病，要根据其所在部分，取相应的反射区域中的穴位。穴位分为局部性和全身性两类。局部性穴位，是指病灶部位或其附近的穴位，它有局部性的作用，也可有与远隔部位的穴同样的作用；全身性穴位，是指病灶远隔部位的穴位，它无局部性的作用，而是通过神经系统的高级部位产生治疗作用，可上病下取或下病上取。

3. 刺激的时机

一般来说，慢性疾病，每天针灸 1 次，连续针灸 10～15 天为一个疗程，休息 3～7 天再进行下一个疗程；急性病每天针灸 2～4 次，特别是剧烈疼痛。周期性发作疾病，发作前开始针灸，治到超过以往发病时期后才停止；或疾病发作当时即针灸，控制其症状发作，停止后仍需巩固治疗。有些定期发作的疾病，如疟疾，则需在其发作前 1～2 小时针灸才能控制其不发病。总之针灸的刺激手法、刺激的部位和刺激的时机三个关键因素是相互联系、相互配合的，需灵活掌握运用。

三、朱琏针灸的手法操作

1. 进针法

（1）缓慢捻进法的操作　先用拇指、食指、中指指实执针柄，将针尖轻轻地落在穴位皮肤上，然后将针在原地指虚速捻几下，停留一下，再指虚速捻几下，反复数次捻留，指实稍加压力、速捻，将针捻进皮下。

（2）快速刺入法的操作　用拇指、食指、中指指实执针柄，针尖对准穴位皮肤，敏捷而有力地快速刺入皮下。

（3）刺入捻进法的操作　用拇指、食指、中指指实执针柄，或拇指、食指、中指夹着消毒棉球指实执针体，针尖对准穴位皮肤，快速刺入皮下，稍停留，再缓慢捻进一定深度。

2. 行针法

行针法的基本手法有进、退、捻、留、捣五种。

3. 起针法

有轻捻提出法、平稳拔出法、迅速抖出法。

4. 针刺方法

（1）抑制法一型　特点是取穴少、留针时间长、刺激强。用缓慢捻进法进针后，先缓慢捻转而又快慢配合，指实捻针，捻转频率快（大于 3 次 / 秒）、角度大（180°～360°/ 次）、时间长（持续捻针 60 秒以上）。患者感觉有较重的酸麻胀感及线条牵扯样或触电样针感传至肢体远端或病位，但要以患者耐受为度，轻捻提出法或平稳拔出法出针。留针 30 分钟。艾灸可 10～20 分钟。

（2）抑制法二型　特点是较一型取穴稍多、留针时间稍短、刺激稍弱。缓慢捻进法进针后，先缓慢捻转而又快慢配合，指实指虚交替捻针，指虚为主，捻转频率较快（1～2 次 / 秒）、角度较大（小于 180°/ 次）、持续捻针稍长（40 秒左右），捻捻停停，保持平稳的捻针。患者感觉局部有较轻而舒适的酸麻胀的感觉，并有线条牵扯样或触电样针感传至肢体远端或病位。留针 20 分钟。轻捻提出法或平稳拔出法出针。艾灸 10 分钟以内。

（3）兴奋法一型　特点是取穴多、不留针、刺激时间短。快速刺入或刺入捻进法进针，进针后以捣针为主，迅速短促地浅刺，持续 5～30 秒。患者感觉有短暂的痛、胀或触电样针感，并传至穴位周围或病位。用迅速抖出法出针。艾灸用雀啄灸 30～50 下。

（4）兴奋法二型　特点是取穴较多、留针时间短、刺激时间短。用快速刺入法或刺入捻进法进针，进针后，捻法和捣法相结合，行平稳短促地浅刺，持续 5～30 秒。患者感觉局部有稍胀、麻或触电样感觉，并传至肢体远端或病位。留针 5 分钟左右，期间行针 1 次，行针 5～30 秒。用迅速抖出法出针。可温和灸 3～5 分钟；雀啄灸 50 下。

第六章 内科病针灸治疗

第一节 中风

一、诊断要点

1. 西医病名及诊断
又称脑卒中，分为缺血性脑血管病和出血性脑血管病。

（1）**缺血性脑血管病** 又称脑缺血性疾病，是不同程度的缺血性脑血管疾病的总称。分为短暂性的脑缺血发作、可逆性缺血性神经功能缺失、进展性卒中、完全性卒中、边缘区（分水岭区）梗死、腔隙梗死等。常见症状：偏瘫、偏身感觉障碍、失语、共济失调等，部分可有头痛、呕吐、昏迷等全脑症状。

（2）**出血性脑血管病** 是指引起脑实质内、脑室内或蛛网膜下腔的自发性出血性疾病，临床上又常称为自发性颅内出血。常见病因为颅内动脉瘤、动静脉畸形、高血压脑出血、烟雾病等。常见症状：意识障碍、头痛与呕吐、去大脑性强直与抽搐、呼吸血压与体温改变、脑膜刺激征等。头颅 CT 或 MRI 可确诊。

2. 中医病名及诊断
其名有"大厥""薄厥""偏枯""痱风"等。以神志恍惚、迷蒙，甚至昏迷，半身不遂，口舌歪斜，舌强言謇或不语，偏身麻木为主症。分为中经络和中脏腑两大类型。急性期是指发病后两周以内，中脏腑类最长病期可至 1 个月；恢复期是发病两周或 1 个月至半年以内；后遗症期系发病半年以上者。

二、中医病因病机

（1）**病因** 饮食不节、情志内伤、思虑过度、年老体衰等。
（2）**病机** 气血逆乱，上犯于脑，清窍闭塞。

（3）病位　在脑，与心、肾、肝、脾关系密切。

（4）病性　本虚标实，上盛下虚。

三、辨证

1. 中经络

（1）风痰阻络　半身不遂，口舌㖞斜，舌强言謇或不语，偏身麻木，头晕目眩，舌质暗淡，舌苔薄白或白腻，脉弦滑。

（2）肝阳暴亢　半身不遂，偏身麻木，舌强言謇或不语，或口舌㖞斜，眩晕头痛，面红目赤，口苦咽干，心烦易怒，尿赤便干，舌质红或红绛，脉弦有力。

（3）痰热腑实　半身不遂，口舌㖞斜，语言謇涩或不语，偏身麻木，腹胀便干便秘，头晕目眩，咳痰或痰多，舌质暗红或暗淡，苔黄或黄腻，脉弦滑或偏瘫侧脉弦滑而大。

（4）气虚血瘀　半身不遂，口舌㖞斜，口角流涎，语言謇涩或不语，偏身麻木，面色㿠白，气短乏力，心悸，自汗，便溏，手足肿胀，舌质暗淡，舌苔薄白或白腻，脉沉细、细缓或细弦。

2. 中脏腑

（1）阳闭　起病骤急，神昏或昏愦，半身不遂，鼻鼾痰鸣，肢体强痉拘急，项背身热，躁扰不宁，甚则手足厥冷，频繁抽搐，偶见呕血，舌质红绛，舌苔黄腻或干腻，脉弦滑数。

（2）阴闭　素体阳虚，突发神昏，半身不遂，肢体松懈，瘫软不温，甚则四肢逆冷，面白唇暗，痰涎壅盛，舌质暗淡，舌苔白腻，脉沉滑或沉缓。

（3）脱证　突然神昏或昏愦，肢体瘫软，手撒肢冷汗多，重则周身湿冷，二便失禁，舌痿，舌质紫暗，苔白腻，脉沉缓、沉微。

四、针灸治疗

1. 治法及取穴

分型	治法	取经	主穴	配穴
风痰阻络	利湿化痰，疏通经络	足阳明胃经、足太阴		加足三里、阴陵泉、丰隆、外关；胸满，不

分型	治法	取经	主穴	配穴
		脾经、手少阳三焦经		思饮食加中脘
肝阳暴亢	平肝潜阳，疏通经络	手少阳三焦经、足少阳胆经、足厥阴肝经		加外关、阳陵泉、太冲；语言不利加金津、玉液；复视加风池、天柱、睛明、球后
痰热腑实	通腑清热，疏通经络	足阳明胃经、足少阳胆经		加上巨虚、丰隆、环跳、阳陵泉；口角歪斜加颊车、地仓
气虚血瘀	补脾益肾，疏通经络	足阳明胃经、足少阴肾经	水沟、内关、三阴交、极泉、尺泽、委中	加足三里、太溪、肾俞；便溏纳呆加天枢、中脘；心烦失眠加神门、大陵
阳闭	清热化痰，醒神开窍	足少阳胆经、手厥阴心包经		加十宣、间使、风池、太冲；抽搐加合谷、阳陵泉
阴闭	温阳化痰，醒神开窍	任脉、足阳明胃经		加十宣、气海、足三里；痰多加天突
脱证	回阳固脱	任脉、足阳明胃经		加神阙、足三里、关元；尿失禁、尿潴留加中极、曲骨；烦躁不安加四神聪

2.方义

脑为元神之府，督脉入络脑，水沟为督脉穴，可醒脑开窍、调神导气；心主血脉，内关为心包经络穴，可调理心气、疏通气血；三阴交为足三阴经交会穴，既可疏通经络，又可滋补肝肾，为标本兼治之穴，为治中风主穴之一；极泉、尺泽、委中，分别位于腋窝、肘、膝处，针刺可疏通肢体关窍。

3. 针法

针用泻法。水沟用雀啄法，以眼球湿润为度；刺三阴交时，沿胫骨内侧缘与皮肤成45°角，使针尖刺到三阴交穴，用提插补法；刺极泉时，在原穴位置下2寸心经上取穴，避开腋毛，直刺进针，用提插泻法，以患者上肢有麻胀和抽动感为度；尺泽、委中均直刺，提插泻法使肢体有抽动感。

五、其他疗法

1. 电针

取合谷、内关、外关、肩髃、足三里、上巨虚、曲池、太冲、解溪、昆仑、阳陵泉、三阴交等穴，每次选1～2组，用连续波或疏密波，留针20～30分钟，每天1次。

2. 头针

取顶颞前斜线、顶中线、顶旁1线、顶旁2线，伴失语加颞前线，伴呃逆加额旁2线，从上而下三段接力刺。顶中线由前顶透百会；颞前线、额旁1线、额旁2线由上向下进针。快速捻转2～3分钟，间隔5～10分钟，再重复捻转，重复3次后出针，每天1次。

3. 眼针

主穴取双侧上焦区、下焦区；配穴取心、肝、肾区。选好穴区后快速刺入，针刺后不用提插、捻转、开阖任何手法。刺入以后患者感觉有麻酸胀重或温热、清凉等感觉直达病所，是得气现象。每天1次。

4. 穴位注射

适宜中风后偏瘫恢复期及后遗症期。取合谷、曲池、内关、外关、肩髃、足三里、上巨虚、太冲、解溪、昆仑、阳陵泉、三阴交等穴，选用丹参注射液、川芎嗪注射液、当归注射液及维生素 B_1 注射液、维生素 B_{12} 注射液等，每次取3～5个穴位，每个穴位的注入药量为0.1～1mL，2天1次。

5. 舌针

主治言语不利，取心穴、脾穴、肾穴。针刺前先给予1/5000

高锰酸钾液漱口，以清洁口腔。常规消毒舌面各穴，毫针快速进针，进针 1～2 分许，拇指向右大弧度捻转 12 次，最好出现舌体抽动，不留针，每天 1 次。

6. 刺络放血

中风初起，以急救为主要目的，十二井穴放血；中风后遗症，上肢取曲泽、尺泽、曲池、外关穴，下肢取委中、阳陵泉、委阳、八风为主穴。手指活动障碍者加阳池、八邪、中渚穴；语言不利者加金津、玉液穴。每次各取上、下肢 2～3 个主穴，配穴酌选，每天 1 次。

7. 艾灸

取百会、风池、大椎、三阴交、尺泽等穴，可用瘢痕灸、麦粒灸、隔物灸或间接灸，每天 1 次。

六、中药治疗

风痰阻络用半夏白术天麻汤合桃仁红花煎加减；肝阳暴亢用天麻钩藤饮；痰热腑实用大承气汤加味；气虚血瘀用补阳还五汤；阳闭用羚角钩藤汤配合灌服或鼻饲安宫牛黄丸；阴闭用涤痰汤配合灌服或鼻饲苏合香丸；脱证用参附汤合生脉饮加味。

七、西医治疗

（1）缺血性中风　主要有调控血压、控制血糖、降颅压治疗、并发症的防治、溶栓、抗血小板聚集、抗凝、神经保护治疗、手术治疗等。

（2）出血性中风　主要有卧床休息、对症治疗、预防感染、降颅压治疗、调控血压、亚低温治疗、并发症的防治、手术治疗等。

八、注意事项

① 中风急性期，出现高热、神昏、心肺衰竭及消化道大出血者，应进行综合治疗，及时抢救。

② 出现难以忍受的头痛，由间断性变为持续性，或伴有恶心

呕吐，应注意是否有脑出血。

③ 脑出血急性期内尽量不要搬动患者，不要进行非急需的检查。因为此时患者体位的改变可能促使脑内继续出血。在发病48小时以后，可逐渐给患者翻身，以防坠积性肺炎和褥疮的发生。

④ 对中风患者进行心理治疗与护理十分重要。在心理治疗中，要帮助患者学会主动进行心理调节和自我控制，正确对待疾病，树立战胜疾病的信心。

⑤ 只要病情许可，应积极鼓励中风患者下床活动，适当地进行锻炼，并力所能及地进行一些家务、学习、娱乐及社交活动，逐渐恢复对社会的适应，这对患者的心理调整有着积极的影响。

第二节　头痛

一、诊断要点

1. 西医病名及诊断

头痛主要指头颅上半部（眉弓、耳廓上部、枕外隆突连线以上）的疼痛。原发性头痛主要有偏头痛、紧张性头痛、丛集性头痛。

（1）偏头痛　是一种反复发作的、常为搏动性的头痛，多为单侧疼痛，常伴恶心和呕吐。少数典型者发作前有视觉、感觉、运动障碍等先兆。

（2）紧张性头痛　通常为双侧性，枕部、颞部或额部多见，也可累及整个头顶部。疼痛感觉多为压迫感、紧束感、胀痛、爆炸感、钝痛、酸痛等，可一阵阵地加重，无持续性搏动感，无恶心及呕吐，不会同时伴有畏光和畏声，日常体力活动并不加重疼痛，应激和精神紧张可加重病情。

（3）丛集性头痛　某段时间频繁出现短暂性、极剧烈的难以忍受的单侧头痛。此段发作时期多为2~12周，发作时，5~10

分钟内达疼痛高峰，多持续 15～180 分钟。症状可突然停止，也可缓慢缓解。频率少则隔天 1 次，多至每天 8 次。

头痛的诊断应遵循以下原则：①详细询问患者的头痛家族史、平素的心境和睡眠状况；②头痛发病的急缓，发作的时间、性质、部位、缓解及加重的因素；③先兆症状及伴发症状等；④详细进行体格检查，并根据个体情况选择合适的辅助检查，如颅脑 CT 或 MRI 检查、腰椎穿刺脑脊液检查等。

2. 中医病名及诊断

又称"头风"，头痛部位多在头部一侧额颞、前额、巅顶，或辗转发作，或呈全头痛，头痛性质多为跳痛、刺痛、胀痛、昏痛、隐痛，或头痛如裂等，头痛每次发作可持续数分钟、数小时、数天，也有持续数周者。

二、中医病因病机

（1）病因　外感风邪，以及与情志、饮食、体虚久病等因素有关。

（2）病机　气血失和、经络不通或脑脉失养。

（3）病位　在头，与手、足三阳经，肝经，督脉关系密切。

（4）病性　本虚标实。

三、辨证

1. 主症

头部疼痛。发病较急，痛无休止，外感表证明显，为外感头痛；反复发作，时轻时重，常伴头晕，遇劳或情志刺激而发作、加重，为内伤头痛。

2. 辨经分型

（1）阳明头痛　头痛部位在前额、眉棱、鼻根部。

（2）少阳头痛　头痛部位在侧头部。

（3）太阳头痛　头痛部位在后枕部，或下连于项。

（4）厥阴头痛　头痛部位在巅顶部，或连于目系。

四、针灸治疗

1. 治法及取穴

分型	治法	取经	主穴	配穴
阳明头痛	疏通阳明，通络止痛	足阳明胃经、足少阳胆经	风池、完骨、合谷、头维、阿是穴	加印堂、阳白、内庭；痰浊头痛加丰隆、中脘；血虚头痛加三阴交、足三里
少阳头痛	疏解少阳，通络止痛	手少阳三焦经、足少阳胆经		加太阳、丝竹空透率谷、外关；血瘀头痛加血海、膈俞
太阳头痛	疏通太阳，通络止痛	督脉、手太阳小肠经、足太阳膀胱经		加天柱、后顶、后溪、申脉；外感头痛加列缺、迎香、风府
厥阴头痛	疏通厥阴，通络止痛	督脉、手厥阴心包经、足厥阴肝经		加百会、太冲、中冲、四神聪；肝阳头痛加行间、太溪

2. 方义

风池属足少阳胆经，为足少阳经、阳维脉之会，完骨为足少阳胆经经穴，两穴相配，具有通经活络、清头开窍、调和气血之功；合谷为大肠经原穴，属阳主表，轻清走表，可宣泄气中之热、升清降浊、疏风散表、宣通气血；头维为足阳明胃经、足少阳胆经与阳维脉的交会穴，有升清降浊之功；阿是穴疏通局部经气。

3. 针法

实证用泻法，虚证用补法，或平补平泻法。风池穴应严格控制针刺的方向和深度。瘀血头痛可点刺出血。头痛急性发作时每天治疗 1～2 次，慢性头痛每天或隔天一次。

五、其他治疗

1. 电针

取风池、完骨、合谷、外关、率谷、头维、印堂、阳白、太阳、四神聪穴，每次选 1～2 组，用连续波或疏密波，留针 20～30 分钟，每天 1 次。

2. 耳针

取枕、额、脑、神门、肝、胆、肾、脾等穴。毫针刺法或埋针、压丸。

3. 皮肤针

取太阳、印堂穴，头部太阳经、少阳经循行部位，阿是穴。中重度叩刺。

4. 穴位注射

取风池、完骨、合谷、外关、率谷、太阳等穴，选 5% 利多卡因或维生素 B_{12} 注射液，每次选 2～3 穴，每穴 0.5～1.0mL，隔天 1 次。

5. 艾灸

适合虚寒证。取阳白、太阳、风池、合谷、太冲等穴，可隔姜、隔蒜、隔附子饼灸，每天 1 次。

六、中药治疗

风寒证用川芎茶调散；风热证用芎芷石膏汤；风湿证用羌活胜湿汤加减；肝阳证用天麻钩藤饮；肾虚证用大补元煎加减；痰浊证用半夏白术天麻汤；瘀血证用通窍活血汤。

七、西医治疗

可用非甾体抗炎止痛药布洛芬、吲哚美辛、双氯芬酸钠等，麦角生物碱类药物双氢麦角胺等。丛集性头痛发作期可用舒马曲坦。

八、注意事项

① 应及时诊断及治疗继发头痛的原发性疾病。

② 头痛的防治应减少可能引发头痛的病因，包括避免头、颈部的软组织损伤、感染；避免接触及摄入刺激性食物；避免情绪波动等。

③ 对乙酰氨基酚、布洛芬、阿司匹林只能缓解疼痛，但不

能解除病因，也不能防治疾病发展和预防并发症的发生，不宜长期服用。

④ 镇静药、抗癫痫药以及三环类抗抑郁药物对于预防偏头痛、紧张性头痛等原发性头痛的发作有一定效果。

⑤ 针灸治疗功能性头痛有较好的疗效。对于多次治疗无效或逐渐加重者，要查明原因，尤其要排除颅内占位性病变。

第三节　面瘫

一、诊断要点

1.西医病名及诊断

（1）周围性面神经麻痹　为下运动神经元损伤引起的面神经麻痹，以贝尔麻痹多见。急性起病周围性面瘫，伴舌前 2/3 味觉障碍、听觉过敏、患侧乳突部疼痛等。Hunt 综合征（耳带状疱疹）：除周围性面瘫外，可有耳廓和外耳道感觉减退、外耳道或鼓膜疱疹等。

（2）中枢性面神经麻痹　为上运动神经元损伤引起的面神经麻痹，额肌和眼轮匝肌不受累或较轻，常伴肢体瘫或失语（主侧半球病变），头颅 CT 或 MRI 可确诊。

2.中医病名及诊断

中医病名为面瘫或口眼㖞斜、口僻。急性发作，病侧面部表情肌瘫痪、额纹消失、不能皱额蹙眉、眼裂不能闭合或闭合不全、鼻唇沟变浅、口角下垂、鼓腮漏气。

二、中医病因病机

（1）病因　劳作过度，正气不足，风寒、风热乘虚而入。

（2）病机　脉络空虚，外邪直中。

（3）病位　面部，以阳明经为主，并与太阳经、少阳经有关。

（4）病性　虚实夹杂证。

三、辨证

1.主症

一侧面部肌肉板滞、麻木、瘫痪、额纹消失、眼裂变大、露睛流泪、鼻唇沟变浅，口角下垂歪向健侧，病侧不能皱眉、闭眼、露齿、鼓腮。

2.辨证

（1）风寒证　有面部受寒史，或见微恶风寒、鼻塞声重、无汗等，舌质淡红、苔薄白、脉浮紧。

（2）风热证　有感冒发热史，可有发热恶寒、咳嗽咳痰、鼻塞流涕、咽痛等，舌质红、苔黄腻、脉浮数。

四、针灸治疗

1.治法及取穴

证候	治法	取经	主穴	配穴
风寒证	祛风散寒，疏通经络	手阳明大肠经、足阳明胃经	风池、翳风、阳白、攒竹、四白、地仓、颊车、合谷	加迎香、丝竹空；人中沟歪斜加水沟；血虚加三阴交、足三里
风热证	疏散风热，疏通经络	手少阳三焦经、经外奇穴		加太阳、外关；闭眼困难加鱼腰

2.方义

风池、翳风穴同属少阳经，风池又是阳维脉之交会穴，具有祛风通络止痛的作用，适用于耳后乳突痛；阳白、攒竹、四白、地仓、颊车等穴有疏调经气的作用，可按面瘫部位选穴，采用透刺法，以加强通调经气的作用；合谷为手阳明经原穴，是治疗面瘫的主穴，有"面口合谷收"之称。

3.针法

面部腧穴均用平补平泻法。在急性期，面部穴位手法不宜过重，针刺不宜过深，取穴不宜过多，肢体远端的腧穴行泻法且手法宜重；在恢复期，肢体远端的足三里穴施行补法，合谷穴施平补平泻法，其余各穴可用泻法。

五、其他疗法

1. 闪罐法

取小号罐，用闪火法将罐子拔上于患侧面部，稍做停留，立即取下，如此反复吸拔多次，以皮肤潮红为度。

2. 穴位注射

取翳风、足三里、牵正、地仓。用维生素 B_1、维生素 B_{12} 或甲钴胺注射液，每次选 2～4 个穴位，每穴 0.5～1mL，隔天 1 次或每周 2 次。本法适用于面神经炎恢复期或后遗症期。

3. 皮肤针

用梅花针叩刺阳白、太阳、地仓、颊车、翳风、牵正等穴，以局部潮红为度，每天或隔天 1 次。适用于恢复期。

4. 挑刺法

患者张口，在面瘫侧的上下白齿间的口颊处，用三棱针点刺，通常为九点，其上下左右间距离相等，在挑刺前后用温开水漱口。

5. 中频理疗

根据病情每次选患侧面部 2～4 个部位，采用疏密波，刺激强度以患者面肌出现抽动、能耐受而不产生痛感、自觉舒适为宜。每次 20～25 分钟，每天 1 次。

6. 穴位敷贴

取颊车、地仓、颧髎、下关、阳白穴。用马钱子研成粉末，取 0.3～0.6mg，用醋调和，置于胶布上，贴于穴位上，2 天换 1 次。

7. 隔姜灸

患侧用小艾炷隔姜灸法，固定灸或熨热灸，以患者能耐受为度，皮肤潮红即可。多用于恢复期、后遗症期。

8. 耳针

选面颊区、肝、眼、口、脑、下屏尖、额等穴，每次取 3～4

个穴位，用王不留行进行耳穴压贴，手法由轻到重，按至有热胀感和痛感（以患者能耐受为度），每日按压 4 次以上，每次 2 分钟左右，两耳交替，3 天换 1 次。

六、中药治疗

牵正散：白附子、僵蚕、全蝎等份，生用研为末，每次 3g，用热酒调服，每天 2 次。

七、西医治疗

可采用抗病毒、如阿昔洛韦（静脉滴注）、阿昔洛韦片（口服）等；营养神经，如甲钴胺注射液（穴位注射或肌内注射）、甲钴胺片（口服）；保护暴露的角膜及预防结膜炎，如氯霉素滴眼液或红霉素眼膏。

八、注意事项

① 发病期间，面部防止风寒再次侵犯，加重病情，须戴口罩、眼罩做好防护。若因眼睑闭合不全，灰尘异物等侵入，每日滴眼药水 2~3 次，以预防感染。

② 患者应每天坚持患侧肌肉锻炼，并自我按摩或热敷患侧面肌。

③ 周围性面瘫的预后多与面神经的损伤程度密切相关。本病为周围性面瘫，应与中枢性面瘫相鉴别。面瘫久治不愈或面瘫合并有其他颅神经症状时，应行头颅 MRI 检查，以排除颅内占位性病变。

④ 本病的早期治疗很关键，一般病程在 3 个月内的患者，只要治疗及时、恰当，多可痊愈，平均疗程约 1 个月。如果 3 个月至半年内不能恢复，多留有后遗症。

⑤ 对急性期面瘫一般不建议对面患部强刺激，可采用患侧弱刺激或针灸健侧及远端取穴；待急性期过后，再加以电针刺激，以调和面部气血。

第四节　面肌痉挛

一、诊断要点

1. 西医病名及诊断

本病亦称面肌抽搐。是以一侧面部肌肉阵发性不自主抽搐为特点，无神经系统其他阳性体征的周围神经病。诊断主要依据半侧面部不自主抽搐的临床表现，相关辅助检查包括：肌电图检查、脑电图检查、影像学检查等。

2. 中医病名及诊断

属中医学"面风""筋惕肉瞤"等范畴。症见一侧面部不自主抽搐，抽搐呈阵发性且不规则，程度不等，可因疲倦、精神紧张及自主运动等而加重。起病多从眼轮匝肌开始，然后涉及整个面部。本病多在中年后发生，常见于女性。

二、中医病因病机

（1）病因　正气不足，外邪入侵。
（2）病机　外邪阻滞，壅遏经脉或虚风内动。
（3）病位　在面部经筋，与肝、胆、脾有关。
（4）病性　虚实夹杂证。

三、辨证

1. 主症

以一侧面部肌肉阵发性抽搐为主要特点，初起多为眼轮匝肌阵发性痉挛，逐渐扩散到同侧的面部、眼睑和口角，痉挛范围不超过面神经支配区。少数患者阵发性痉挛发作时，伴有面部轻微疼痛。晚期可出现肌无力、萎缩和瘫痪。

2. 分型

（1）风寒外袭　见于发病初期，面部有受凉史，舌质淡、苔薄白、脉浮紧。
（2）风热侵袭　见于发病初期，伴有咽痛、口干、舌质红、苔薄黄、脉浮数。

（3）阴虚风动　兼见心烦失眠、口干咽燥、舌质红、少苔、脉细数。

（4）气血不足　兼见头晕目眩、神疲肢倦、食欲不振、舌质淡、苔薄白、脉沉缓。

四、针灸治疗

1. 治法及取穴

分型	治法	取经	主穴	配穴
风寒外袭	疏风散寒，通络止痉	督脉、手少阳三焦经	四白、攒竹、丝竹空、合谷、太冲、三阴交、足三里	加外关、大椎
风热侵袭	疏散风热，通络止痉	手阳明大肠经、手少阳三焦经		加曲池、手三里、翳风
阴虚风动	养血育阴，息风止痉	足少阴肾经、足太阳膀胱经		加三阴交、太溪；上胞振跳加睛明、申脉
气血不足	补中益气，养血止痉	足阳明胃经、足太阴脾经		加足三里、血海；下胞振跳加承泣、内庭

2. 方义

本病病在筋肉，"在筋守筋"，故以局部取穴为主。四白、攒竹、丝竹空均为眼周穴，可疏调眼周局部气血以息风止痉；"面口合谷收"，合谷与太冲相配为"四关"穴，可养肝荣筋、息风止痉；眼睑属脾，下睑为胃经所过，三阴交为脾经穴，足三里为胃经合穴，二穴合用，可补益脾胃、生化气血、荣养筋肉而止痉。

3. 针法

攒竹穴与丝竹空穴互相透刺，或分别透鱼腰穴；四白穴最好刺下眶下孔中；余穴根据证候虚实，毫针补泻，或平补平泻，或针灸并用。留针时间宜长。

五、其他治疗

1. 耳针

取神门、眼、面颊、肝、交感、皮质下等穴，每次选用 3～4 穴，毫针针刺，或埋针法、压丸法。

2. 揿针

揿针治疗面肌痉挛即在局部寻找扳机点或穴位，每次选 3～4 穴，埋入揿针，3～5 天更换穴位。

3. 穴位注射

取翳风、迎香、地仓、颊车、下关等穴，每次取 2～3 穴，选用丹参注射液或 B 族维生素注射液，每穴注射 0.5～1.0mL，隔天 1 次。

4. 缪刺

即左病取右、右病取左的针刺方法。取风池、翳风、太阳、合谷、太冲为主穴，治疗取健侧穴位，每天 1 次。

六、中药治疗

风寒外袭用桂枝汤合牵正散加减；风热侵袭用银翘散合牵正散加减；阴虚风动用阿胶鸡子黄汤加减；气血不足用补中益气汤加减。

七、西医治疗

口服药物可用卡马西平、氯硝西泮等。效果不佳或症状加重时，可进行药物神经注射治疗，药物可用 654-2、维生素 B_{12} 及地西泮等。近年来，应用 A 型肉毒毒素在抽搐局部肌内注射收到较好效果。药物治疗无效者应手术治疗。

八、注意事项

① 针灸治疗本病有良好效果，但病程较长者疗效欠佳。
② 患者应保持心情舒畅，防止精神紧张及急躁。

③ 注意劳逸结合，避免久视或劳倦，睡眠宜充足。

④ 注意保暖，适当进行体育运动，增强机体免疫力。

⑤ 对患者的痛苦及因疾病所引起的生活不顺心给予理解、同情和安慰，并引导其宣泄。

第五节　动眼神经麻痹

一、诊断要点

1. 西医病名及诊断

动眼神经麻痹是临床的常见病，主要表现为上睑下垂、睑裂变窄、眼球运动障碍、复视、瞳孔散大及光反射消失等。

2. 中医病名及诊断

又称"睑废"。出现上眼睑下垂，眼球向内、向上及向下活动受限而出现外斜视和复视，并有瞳孔散大、调节和聚合反射消失等。

二、中医病因病机

（1）病因　禀赋不足、风邪外袭和外伤等。

（2）病机　气血虚不能养筋。

（3）病位　在胞睑筋肉，与脾、足太阳经筋关系密切，可涉及肝、肾。

（4）病性　虚实夹杂证。

三、辨证

（1）肝肾不足　多自幼上睑下垂、睑裂变窄、眼球运动障碍、复视及光反射消失等，可伴有五迟、五软，舌质淡、苔白、脉弱。

（2）脾虚气弱　起病缓慢、朝轻暮重、休息后减轻、劳累后加重、面色少华、眩晕、纳呆，舌质淡、苔薄、脉弱。

（3）风邪袭络　起病突然，重者目珠转动失灵，或外斜，或视一为二，舌质红，苔薄，脉弦。

四、针灸治疗

1. 治法及取穴

分型	治法	取经	主穴	配穴
肝肾不足	益肾培本，补益气血	足少阴肾经、足太阳膀胱经	攒竹、丝竹空、阳白、脾俞、肾俞、三阴交	加肝俞、太溪；伴面部麻木不仁加地仓、颊车
脾虚气弱	补脾益气，养血荣筋	足阳明胃经、督脉		加百会、足三里；伴吞咽障碍加天突、膻中
风邪袭络	疏风活络，调和气血	足太阳膀胱经、足少阳胆经		加风门、风池；伴眩晕加气海、百会

2. 方义

本病病在肌肉，"在筋守筋"，故以局部取穴为主。攒竹、丝竹空和阳白均位于眼上方，三穴合用，可通经活络、调和气血、升提眼肌；本病病本多属于脾肾不足，且上睑为足太阳经所过之处，取膀胱经之脾俞、肾俞，既符合"经脉所过，主治所及"之理，又可健脾益气、补肾养血，以治其本；三阴交为肝、脾、肾三经的交会穴，可补脾益肾、养血柔筋、调和气血。

3. 针法

攒竹、丝竹空、阳白穴既可相互透刺，又均可透刺鱼腰穴；余穴根据证候虚实，毫针补泻，或平补平泻，或针灸并用。

五、其他疗法

1. 耳针

取眼、脾、肾、肝、胃等穴，每次选用3～4穴，毫针针刺，或埋针法、压丸法。

2. 皮肤针

取患侧攒竹、眉冲、阳白、头临泣、目窗穴，以及目内眦—上眼睑—瞳子髎穴连线，叩刺至局部皮肤潮红，隔天 1 次。

3. 艾灸

取患侧睛明、阳白、鱼腰、攒竹、丝竹空、承泣、四白、合谷、足三里等穴，可用雀啄灸或间接灸，每天 1 次。

4. 穴位注射

取太阳、攒竹、阳白、瞳子髎等穴，每次 2 穴，每穴注射 0.5mL 甲钴胺注射液，2 天 1 次。

5. 电针

取患侧太阳、阳白、鱼腰、攒竹、丝竹空、四白、风池、外关、光明等穴，双侧头针视区、眼球协同运动区（前额入发际 2cm，中线旁开 2cm）。每次选 1～2 组，用连续波或疏密波，留针 20～30 分钟，每天 1 次。

六、中药治疗

肝肾不足用虎潜丸加减；脾虚气弱用参苓白术散加减；风邪袭络用羌活胜湿汤加减。

七、西医治疗

首先应该探明病因，针对病因治疗。根据病情可给予肾上腺皮质激素。神经营养药物主要有胞二磷胆碱、甲钴胺等。有手术指征者采取手术治疗。

八、注意事项

① 针灸治疗前必须进行相关检查，明确诊断，对因处理。

② 针灸治疗本病有良好效果，但对于先天重症患者可考虑手术治疗。

③ 复视患者常会有双影的现象，容易在走路的时候跌倒，提醒患者注意防范。

第六节　三叉神经痛

一、诊断要点

1. 西医病名及诊断

是以眼、面颊部出现放射性、烧灼样抽搐疼痛为主的疾病。三叉神经中，上、下颌支开始发病者居多。三叉神经痛可分为原发性三叉神经痛和继发性三叉神经痛两大类，其中原发性三叉神经痛较常见。原发性三叉神经痛是指具有临床症状，但应用各种检查未发现与发病有关的器质性病变；继发性三叉神经痛除有临床症状，同时临床及影像学检查可发现器质性疾病如肿瘤、炎症、血管畸形等。

2. 中医病名及诊断

名为"面风痛""面颊痛"。症见面部疼痛突然发作，呈闪电样、刀割样、针刺样、电灼样剧烈疼痛，持续数秒到数分钟。痛时面部肌肉抽搐，伴面部潮红、流泪、流涎、流涕等，常因说话、吞咽、刷牙、洗脸、冷刺激、情绪变化等诱发。发作次数不定，间歇期无症状。

二、中医病因病机

（1）病因　外感邪气、外伤、情志不调等。
（2）病机　面部经络气血阻滞，不通则痛。
（3）病位　在面部，与手、足三阳经有密切关系。
（4）病性　虚实夹杂证。

三、辨证

（1）风寒外袭　常因冷天或感风寒而发作或加重，痛时面肌有紧缩感，呈阵发性短暂抽搐样剧痛，局部喜热敷，口不渴，舌苔薄白或白滑，脉浮紧或沉迟。

（2）风热上犯　得热引发，面部痛如火灼、遇热加重、得凉稍减，口干喜冷，大便干，小便黄，舌边尖红，苔薄黄，脉浮数。

（3）胃火上攻 面颊呈阵发性剧痛、遇热诱发，痛如火燎肉裂，龈肿口臭，烦躁不安，口渴喜饮，大便干结，小便赤黄，或有胃脘隐痛，舌质红，苔黄厚或腻，脉滑数。

（4）痰瘀阻络 经久不愈，时作时止，剧痛时如锥刺刀割。如为痰阻，症见胸脘满闷，呕吐痰涎，便溏面晦，舌质暗淡，苔滑腻，脉沉滑；如为血瘀，症见痛处固定不移、午后加剧，舌质偏暗，或见瘀斑瘀点，脉细涩。

四、针灸治疗

1. 治法及取穴

分型	治法	取经	主穴	配穴
风寒外袭	祛风散寒，温经止痛	手阳明大肠经、足少阳胆经	四白、下关、地仓、合谷、太冲、内庭	加风池、列缺、曲池；眼部疼痛加攒竹、阳白
风热上犯	疏风散热	督脉、足少阳胆经		加风池、大椎；上颌部疼痛加上关、巨髎、颧髎
胃火上攻	清胃泻火，止痛	任脉、足厥阴肝经		加行间、上脘；下颌部疼痛加承浆、颊车
痰瘀阻络	化痰祛瘀通络	足太阳膀胱经、足太阴脾经		加太冲、三阴交、膈俞；额部痛加头维、率谷、解溪

2. 方义

四白、下关、地仓穴，可疏通面部经络；合谷、太冲分属于手阳明、足厥阴经，两经均循行于面部，两穴相配为"四关"穴，可祛风通络止痛；内庭为足阳明经荥穴，与面部腧穴相配，可疏通阳明经气血。

3. 针法

根据证候虚实，毫针补泻，或平补平泻，或针灸并用。针刺时宜先取远端穴，用重刺激手法；局部穴宜深刺、久留针。对虚弱证候，应采用"静以久留"的补法，以扶正祛邪。

五、其他疗法

1. 耳针

取神门、面颊、额、胃、肝等穴，每次取 2～3 穴，强刺激，留针 20～30 分钟，约隔 5 分钟行针 1 次，或用埋针法。

2. 穴位注射

用维生素 B_1 注射液、维生素 B_{12} 注射液注射压痛点，每次取 1～2 穴，每穴注射 0.5mL，隔 2～3 天 1 次。

3. 刺络拔罐

取四白、下关、地仓、合谷、太冲、内庭等穴，用三棱针点刺后行闪罐法。

4. 揿针法

在扳机点上将揿针刺入，外以胶布固定，一周 2 次。

5. 电针

取四白、下关、地仓、合谷、内庭、太冲等穴，每次选 1～2 组，用连续波或疏密波，留针 20～30 分钟，每天 1 次。

六、中药治疗

风寒外袭用川芎茶调散、麻黄附子细辛汤加味等；风热上犯用银翘散加减；胃火上攻用清胃散、白虎汤合泻心汤等；痰瘀阻络用血府逐瘀汤加减等。

七、西医治疗

药物治疗初用卡马西平、苯妥英钠、加巴喷丁等，无效可选用巴氯芬、阿米替林，也可加用抗癫痫药氯硝西泮。外科治疗包括封闭治疗、射频热凝治疗、手术治疗等方法。

八、注意事项

① 针灸治疗期间，注意起居有常，不要睡卧当风，以防外邪侵袭。

② 保持心情舒畅，避免情绪激动。

③ 缓解期可用冷水擦面，以增强面部抗风寒的能力。

④ 注意休息，适当开展体育锻炼。

⑤ 忌食辛辣食物、发物；禁烟酒。

⑥ 针灸止痛效果较好。要详细询问病史，区分原发性或继发性。

⑦ 本病的预后较好，大多数患者经中西医保守治疗后，疼痛可以缓解。

第七节　周围神经损伤

一、诊断要点

1. 西医病名及诊断

周围神经是指中枢神经（脑和脊髓）以外的神经。周围神经损伤是指各种原因引起受该神经支配的区域出现感觉障碍、运动障碍和营养障碍。

诊断依据如下。

① 常有外伤史：多合并有四肢骨折或关节损伤。

② 肢体姿势：周围神经损伤肢体呈不同程度畸形。

③ 运动功能：根据肌力测定了解肌肉瘫痪情况，判断神经损伤及其程度。晚期可存在不同程度的肌肉萎缩。

④ 感觉功能：感觉神经支配区皮肤痛觉和触觉等发生障碍。

⑤ 自主神经功能：支配区皮肤营养障碍，由早期无汗、干燥、发热、发红到后期变凉、萎缩、粗糙，甚至发生溃疡。

⑥ 反射功能：神经支配范围的肌腱反射减弱或消失。

⑦ 神经肌电图检查：有助于神经损伤的确定，为判断损伤程度、预后及观察神经再生提供依据。

2. 中医病名及诊断

中医学中虽然没有"周围神经损伤"的说法，但是就病证来讲古已有之，认为周围神经损伤后的症状与中医的"伤筋""痿证"类似，表现为受该神经支配区肌肉瘫痪、皮肤萎缩、感觉减退或消失。

二、中医病因病机

（1）病因　牵拉损伤、切割伤、压迫性损伤、火器伤、缺血性损伤、药物损伤等。

（2）病机　气血运行受阻，筋脉肌肉失养。

（3）病位　在筋脉肌肉，与肝、脾、肾有关。

（4）病性　虚实夹杂证。

三、辨证

1. 中医辨证

（1）经脉瘀阻　损伤肢体肌肉松弛、痿废不用、麻木不仁、大便不通，舌质紫暗，脉涩。

（2）肝肾亏虚　损伤肢体肌肉萎缩、拘挛僵硬、麻木不仁、头晕耳鸣、腰膝酸软、舌质红、少苔、脉沉细。

2. 辨病

（1）桡神经损伤　腕下垂，腕关节不能背伸；拇指不能外展，拇指间关节不能伸直或过伸；掌指关节不能伸直；手背桡侧皮肤感觉减退或缺失；高位损伤时肘关节不能伸直；前臂外侧及上臂后侧的伸肌群及肱桡肌萎缩。

（2）正中神经损伤　手握力减弱，拇指不能对指对掌；拇、食指处于伸直位，不能屈曲，中指屈曲受限；大鱼际肌及前臂肌萎缩，呈猿手畸形；手掌桡侧半皮肤感觉缺失。

（3）尺神经损伤　拇指处于外展位，不能内收；呈爪状畸形，环、小指最明显；手尺侧半皮肤感觉缺失；骨间肌、小鱼际肌萎缩；手指内收、外展受限，夹纸试验阳性；Forment试验阳性，拇指内收肌麻痹。

（4）腓总神经损伤　足下垂，走路呈跨越步态；踝关节不能背伸及外翻，足趾不能背伸；小腿外侧及足背皮肤感觉减退或缺失；胫前及小腿外侧肌肉萎缩。

（5）胫神经损伤　踝关节不能跖屈和内翻；足趾不能跖屈；足底及趾跖面皮肤感觉缺失；小腿后侧肌肉萎缩；跟腱反射消失。

四、针灸治疗

1.治法及取穴

分型	治法	取经	主穴	配穴
桡神经损伤	祛瘀消肿，通经活络	手阳明大肠经、手太阳小肠经	曲池、合谷、足三里、夹脊、阳陵泉、三阴交	加肩贞、手三里、中魁、阳溪
正中神经损伤	祛瘀消肿，通经活络	手厥阴心包经、手太阴肺经		加尺泽、内关、外关、八邪
尺神经损伤	祛瘀消肿，通经活络	手太阳小肠经、手少阴心经		加后溪、小海、支正、腕骨
腓总神经损伤	祛瘀消肿，通经活络	足阳明胃经、足少阳胆经		加环跳、委中、悬钟、解溪、承山
胫神经损伤	祛瘀消肿，通经活络	足阳明胃经、足太阴脾经		加髀关、阴陵泉、太白、公孙、飞扬、承山

2.方义

阳明经多气多血，曲池、合谷、足三里为手、足阳明经穴，可疏通经络、调理气血，取"治痿独取阳明"之意；夹脊穴位于督脉之旁，可调脏腑阴阳、通行气血；阳陵泉乃筋之会穴，能通调诸筋；三阴交穴可健脾、补肝、益肾，以达强筋壮骨之目的。

3.针法

根据证候虚实，毫针补泻，或平补平泻，或针灸并用。上肢肌肉萎缩选手阳明经排刺；下肢肌肉萎缩选足阳明经排刺。

五、其他疗法

1. 电针

取曲池、合谷、足三里、夹脊、阳陵泉、三阴交穴。针刺得气后选 2～3 组接电针仪，用断续波中强度刺激，刺激量宜逐渐加强，以患肢出现规律性收缩为度，每次 20～30 分钟，每天 1 次。

2. 灸法

取神阙、中脘、关元、气海、足三里等穴，每次选 2～3 穴，重灸。

3. 穴位注射

取肩髃、曲池、合谷、足三里、阳陵泉、三阴交等穴，每次选用 2～3 穴，用黄芪注射液或维生素 B_1 注射液，每穴注射 0.5～1mL。

4. 梅花针

取肺俞、脾俞、胃俞、膈俞穴和手、足阳明经线，用梅花针反复叩刺上述腧穴和部位至潮红或微出血，隔天 1 次。

六、中药治疗

经脉瘀阻用桃红四物汤加减；肝肾亏虚用虎潜丸加减。

七、西医治疗

药物治疗可用营养神经药物维生素 B_1、甲钴胺及具有修复神经损伤作用的外源性神经营养因子和神经节苷脂。根据病情，手术治疗采用修复的方法治疗神经断裂，用减压的方法解除压迫，用松解的方法解除瘢痕粘连。

八、注意事项

① 久病难复者应配合其他疗法。

② 在治疗的同时，最好配合主动及被动的肢体功能锻炼，以助及早康复。

③ 预防继发性损伤（如摔伤、烫伤等）。

④ 预防关节挛缩及废用综合征的护理，加强功能锻炼。

第八节　失眠

一、诊断要点

1. 西医病名及诊断

是指患者对睡眠时间和（或）质量不满足并影响日间社会功能的一种主观体验。

诊断依据：①入睡困难，超过 30 分钟不能入睡；②睡眠质量下降，睡眠维持障碍，整夜觉醒次数≥2 次，早醒，睡眠质量下降；③总睡眠时间减少，通常少于 6 小时。

2. 中医病名及诊断

失眠又称"不寐""少寐""不得眠""不得卧""目不瞑"等。临床上指经常不能正常睡眠，轻者入睡困难，或寐而不实，或醒后不能入睡，重者彻夜不眠。

二、中医病因病机

（1）病因　情志失调、饮食不节、劳逸失调、病后体虚等因素。

（2）病机　心神不宁，或阳盛阴衰，阴阳失交。

（3）病位　在心，与肾、肝、脾、胆密切相关。

（4）病性　虚实夹杂证。

三、辨证

（1）肝郁化火　心烦不寐、性情急躁易怒、不思饮食、口渴喜饮、胸闷胁痛、头痛面红、目赤口苦、小便黄赤、大便秘结、舌质红、苔黄、脉弦而数。

（2）痰热内扰　不寐头重、睡眠不安、痰多胸闷、恶食嗳气、吞酸恶心、心烦口苦、头晕目眩、舌质红、苔腻而黄、脉滑数。

（3）阴虚火旺　心烦不寐或时寐时醒、心悸不安、头晕、耳鸣、健忘、腰酸梦遗、五心烦热、手足心热、颧红潮热、口干津少、舌质红、苔少、脉细数。

（4）心脾两虚　多梦易醒、心悸健忘、头晕目眩、肢倦神疲、饮食无味、面色少华、舌质淡、苔薄、脉细弱。

（5）心虚胆怯　不寐多梦、易于惊醒、胆怯心悸、遇事善惊、气短倦怠、小便清长、舌质淡、脉弦细。

四、针灸治疗

1.治法及取穴

分型	治法	取经	主穴	配穴
肝郁化火	平肝降火，解郁安神	足厥阴肝经、足少阳胆经	照海、申脉、神门、三阴交、安眠、四神聪	加行间、足窍阴、风池；耳鸣加翳风、中渚；目赤加太阳、阳溪
痰热内扰	健脾化痰，清热安神	足阳明胃经、足太阴脾经		加内庭、公孙、丰隆；便秘加天枢、上巨虚
阴虚火旺	滋阴降火，宁心安神	足少阴肾经、手少阴心经		加大陵、太溪、心俞；眩晕加风池；遗精加志室
心脾两虚	补气养血，宁心安神	手少阴心经、足太阳膀胱经		加脾俞、心俞、神门；多梦加魄户；健忘加志室、百会
心虚胆怯	补心益胆，安神定志	手少阴心经、足少阳胆经		加心俞、胆俞、大陵、丘墟；神疲体倦加百会、足三里；多汗加膏肓

2.方义

跷脉主寤寐，司眼睑开阖，照海穴通阴跷脉，申脉穴通阳跷脉，可通过调节阴、阳跷脉以安神；神门为心之原穴，可宁心安神；三阴交为肝、脾、肾经的交会穴，可益气养血安神；安眠为治疗失眠的经验效穴；四神聪穴位于巅顶，入络于脑，可安神定志。

3. 针法

泻申脉，补照海；背俞穴注意针刺的方向、角度和深度；余穴根据证候虚实，毫针补泻，或平补平泻，或针灸并用。

五、其他疗法

1. 电针

取照海、申脉、神门、三阴交、安眠、四神聪等穴，每次选1~2组，用连续波或疏密波，留针 20~30 分钟。每天 1 次。

2. 耳针

选心、肾、肝、脾、胆、神门、皮质下、交感等穴，每次取2~3 个穴位，毫针刺法或压丸法。

3. 皮肤针

取印堂、百会、安眠、心俞、肝俞、脾俞、肾俞等穴，叩刺至局部皮肤潮红为止。

4. 皮内针

取心俞、肾俞埋入皮内针，可单侧或双侧使之有轻度酸胀感，3 天 1 次。

5. 穴位注射

取安眠、三阴交、神门、足三里、内关等穴，每次选 2~3个穴位，采用当归注射液每穴注入 0.5mL，每天或隔天 1 次。

6. 刮痧

取膀胱经、脾经、胆经、心经腧穴刮痧，每条经脉刮痧时，均要从上至下直至痧出，每周 1 次。

7. 走罐

部位：背部，督脉大椎穴—腰俞穴；膀胱经第一侧线大杼穴—白环俞穴；膀胱经第二侧线附分穴—秩边穴。用中号火罐，闪火法拔罐，并随之上下左右往返。每次操作 10~15 分钟，隔天 1 次。

六、中药治疗

肝郁化火用龙胆泻肝汤；痰热内扰用黄连温胆汤；阴虚火旺用黄连阿胶汤；心脾两虚用归脾汤；心虚胆怯用安神定志丸合酸枣仁汤加减。

七、西医治疗

对入睡困难者选用短半衰期镇静催眠药，如唑吡坦、三唑仑等；上半夜易醒者选用三唑仑、阿普唑仑等；下半夜易醒者选用艾司唑仑、氯硝西泮等；对晨间易醒者选用地西泮、氯硝西泮等；合并抑郁者可选用增加睡眠的抗抑郁药，如米氮平等。

八、注意事项

① 针灸治疗失眠有较好的疗效，在治疗时可配合精神调节和心理治疗。

② 治疗前应做相关检查以明确病因，积极治疗原发病。

③ 睡前尽量避免进行情绪激动的活动，如观看内容激烈的影片、听摇滚乐等。

④ 可自我按摩放松全身，睡前用热水泡脚，刺激足底穴位，以促进血液循环、改善睡眠。

第九节　抑郁症

一、诊断要点

1. 西医病名及诊断

抑郁症又称抑郁障碍，以显著而持久的心境低落为主要临床特征，是心境障碍的主要类型。临床可见心境低落与其处境不相称，情绪的消沉可以从闷闷不乐到悲痛欲绝、自卑抑郁、悲观厌世，可有自杀企图或行为，甚至发生木僵。部分病例有明显的焦虑和运动性激越，严重者可出现幻觉、妄想等精神病性症状。诊断主要依据患者病史（患病的时间，不好的表现等）、精神检查（通过和患者交谈得出检查结果）、体格检查、量表测查、实验室的辅助检查等。

2.中医病名及诊断

中医病名为脏躁或梅核气、百合病。表现为心情抑郁、情绪不宁、胸部满闷、胁肋胀痛，或易怒善哭，以及咽中如有异物梗塞、失眠等症。

二、中医病因病机

（1）病因　情志不畅、思虑过度、饮食不节等。

（2）病机　气机郁滞，脏腑阴阳气血失调。

（3）病位　在肝，与肝、心、胆、脾、肾有关。

（4）病性　虚实夹杂证。

三、辨证

（1）肝气郁结　精神抑郁，情绪不宁，胸部满闷，胸胁胀痛、痛无定处，脘闷嗳气，不思饮食，大便不调，舌质淡红，苔薄腻，脉弦。

（2）气郁化火　性情急躁易怒，胸胁胀满，口苦而干，或头痛、目赤、耳鸣，或嘈杂吞酸、大便秘结，舌质红，苔黄，脉弦数。

（3）忧郁伤神　神志恍惚不安、心胸烦闷、多梦易醒、悲忧善哭、舌尖红、苔薄白、脉弦细。

（4）心脾两虚　多思善疑、头晕神疲、心悸胆怯、失眠、健忘、纳差、面色不华、舌质淡、苔薄白、脉细。

（5）阴虚火旺　病久虚烦少寐、烦躁易怒、心悸头晕、颧红、手足心热、口干咽燥，或见盗汗，舌质红，苔薄，脉弦细或细数。

四、针灸治疗

1.治法及取穴

分型	治法	取经	主穴	配穴
肝气郁结	疏肝解郁，理气畅中	足厥阴肝经、足少阳胆经	百会、印堂、太冲、神门、内关、膻中	加期门、阳陵泉、足三里；月经不调加三阴交、蠡沟
气郁化火	清肝泻火，解郁和胃	足厥阴肝经、手少阳三焦经		加行间、支沟；呕恶、口苦加中脘、解溪
忧郁伤神	养心安神	手少阴心经、足太阴脾经		加通里、三阴交、足三里；善惊易恐加胆俞、肝俞
心脾两虚	健脾益气，养心安神	足太阳膀胱经、足太阴脾经		加脾俞、心俞、三阴交、足三里；郁闷不舒加期门
阴虚火旺	滋阴清热，宁心安神	足太阴脾经、足少阴肾经、足太阳膀胱经		加三阴交、太溪、心俞、肾俞；烦躁易怒加四神聪、阳陵泉

2.方义

脑为元神之府，督脉入络脑，故百会穴配印堂穴可调神解郁；肝之原穴太冲，可疏肝理气解郁；心主神明，故取心之原穴神门宁心安神；内关为心包经之络穴，与气之会穴膻中合用，可疏理气机、宽胸解郁。

3.针法

根据证候虚实，毫针补泻，或平补平泻，或针灸并用。忧郁伤神证用平补平泻；心脾两虚证用补法；阴虚火旺证补泻并用。

五、其他疗法

1. 电针

取足三里、内关、太冲、三阴交等穴，每次取 2～4 个穴位，刺入得气后通上电极，用连续波，调节电刺激量缓慢增大至患者可耐受的程度，通电 10～20 分钟，每天 1 次。

2. 埋线

取肝俞、心俞、脾俞、足三里等穴，将消毒肠线埋入穴中，10～15 天 1 次。

3. 耳针

选心、肝、胆、脾、肾、枕、缘中、内分泌、神门等穴，每次取 3～5 个穴位，毫针刺法或埋针法、压丸法。

4. 穴位注射

取风池、肝俞、心俞、脾俞、肾俞、足三里等穴，每次取 2～3 个穴位，用丹参注射液或参麦注射液，每穴注射 0.3～0.5mL。

5. 艾灸

取百会、膈俞、胆俞穴，百会穴可用温和灸，膈俞、胆俞用直接灸。

6. 三棱针

取心俞、胆俞、肝俞穴，点刺出血。

六、中药治疗

肝气郁结用柴胡疏肝散；气郁化火用丹栀逍遥散；忧郁伤神用甘麦大枣汤加减；心脾两虚用归脾汤；阴虚火旺用天王补心丹加减。

七、西医治疗

三环类抗抑郁药有阿米替林、丙米嗪等；选择性 5- 羟色胺再摄取抑制药有舍曲林、西酞普兰和艾司西酞普兰；去甲肾上腺素再摄取抑制剂有文拉法辛和度洛西汀；去甲肾上腺素和特异性 5- 羟色胺能抗抑郁药有米氮平等。

八、注意事项

① 针灸对抑郁症的疗效较好。治疗时应配合语言暗示等心理治疗。

② 应做相关检查以排除器质性疾病。注意与癫痫、狂病和脑动脉硬化、脑外伤等所产生的精神症状做鉴别。

③ 正确对待各种事物，避免忧思郁怒，防止情志内伤，是防止抑郁症的重要措施。

④ 医务人员深入了解病史，详细进行检查，用诚恳、关怀、同情、耐心的态度对待患者，取得患者的信任，在抑郁症的治疗及护理中具有重要作用。

⑤ 对抑郁症患者，应做好精神治疗的工作，使患者能正确认识和对待疾病，增强治愈疾病的信心。

第十节　眩晕

一、诊断要点

1. 西医病名及诊断

眩晕是患者感到自身或周围环境物有旋转或摇动的一种主观感觉障碍，是一种运动幻觉，包括周围性眩晕、中枢性眩晕和其他原因的眩晕。

2. 中医病名及诊断

眩晕又称"头眩""掉眩""冒眩""风眩"等，是以头晕目眩、视物旋转为主要表现的一种病。

二、中医病因病机

（1）病因　忧郁恼怒、恣食厚味、劳伤过度、头脑外伤等。

（2）病机　虚证是气血虚衰，清窍失养；实证多为风、火、痰、瘀扰乱清窍。

（3）病位　在脑，与肝、脾、肾有关。

（4）病性　虚实夹杂证。

三、辨证

（1）肝阳上亢　眩晕耳鸣、头痛且胀、易怒、失眠多梦，或面红目赤、口苦，舌质红、苔黄、脉弦数。

（2）痰浊上蒙　头重如裹、视物旋转、胸闷作恶、呕吐痰涎、苔白腻、脉弦滑。

（3）气血亏虚　头晕目眩、面色淡白、神倦乏力、心悸少寐、舌质淡、苔薄白、脉弱。

（4）肝肾阴虚　眩晕久发不已、视力减退、少寐健忘、心烦口干、耳鸣、神倦乏力、腰酸膝软、舌质红、苔薄、脉弦细。

四、针灸治疗

1. 治法及取穴

分型	治法	取经	主穴	配穴
肝阳上亢	平肝潜阳，清泻肝胆	足厥阴肝经、足少阳胆经	百会、风池、太冲、内关、丰隆、肾俞、肝俞、足三里	加行间、侠溪；伴头痛加印堂；伴失眠加神门
痰浊上蒙	健脾除浊，化痰调中	手厥阴心包经、足太阴脾经		加中脘、阴陵泉；伴头重加头维
气血亏虚	益气升阳，滋阴补血	足太阳膀胱经、任脉		加脾俞、血海、膈俞、气海；伴心悸加大陵
肝肾阴虚	滋补肝肾，育阴潜阳	足太阳膀胱经、足少阴肾经、足厥阴肝经		加太溪、照海、曲泉；伴健忘加四神聪

2. 方义

眩晕病位在脑，脑为髓之海，督脉入络脑，故治疗首选位于巅顶之百会穴，可清头目、止眩晕；风池穴位于头部，局部取穴，疏调头部气机；太冲为肝之原穴，可平肝潜阳；内关为八脉交会穴，通阴维脉，既可宽胸理气、和中止呕，又与太冲穴同名经配穴，加强平肝之力；丰隆穴可健脾除湿、化痰定眩；肾俞、肝俞穴可调补肝肾、益气填髓；足三里穴可补益气血、充髓止晕。

3. 针法

根据证候虚实，毫针补泻，或平补平泻，或针灸并用。针刺风池穴应正确把握进针方向、角度和深度。

五、其他疗法

1. 电针

取上述基本治疗主穴，每次选 1～2 组，用连续波或疏密波，留针 20～30 分钟，每天 1 次。

2. 三棱针

眩晕剧烈时取印堂、太阳、百会、头维等穴，用三棱针点刺出血。

3. 耳针

取肾上腺、皮质下、枕、脑、神门、肝、内耳等穴，每次取 3～5 穴，毫针刺法或压丸法。

4. 头针

取顶中线、枕下旁线，毫针平刺或加电针。

5. 温针灸

取百会、大椎、风池、颈夹脊（C_3～C_7）穴，进针得气后将 1～1.5cm 长的艾炷套于针柄上，在接近穴位一端点燃，让艾炷完全燃尽，留针 30 分钟，每天 1 次。

6. 推拿理疗

颈性眩晕可给予颈部牵引、理疗和按摩治疗等。

六、中药治疗

肝阳上亢用天麻钩藤饮加减；痰浊上蒙用半夏白术天麻汤加减；气血亏虚用归脾汤加减；肝肾阴虚用左归丸加减。

七、西医治疗

首先是减轻眩晕发作的对症治疗药物，常用的有抗组胺药，如苯海拉明、异丙嗪、倍他司汀；亦可用钙拮抗药，如氟桂利嗪；抗胆碱能药物，如东莨菪碱；拟交感神经药，如麻黄碱；抗多巴胺能药物，如吩噻嗪衍生物等；其他还有地西泮类药物、乙酰亮氨酸和银杏制剂等。

八、注意事项

① 治疗的同时应注意做相关检查，以确定病因。并应注意与中医的中风、厥证鉴别。

② 针灸治疗本病效果较好，但应分清标本缓急。眩晕急重者，先治其标；眩晕较轻或发作间歇期，注意求因治本。

③ 眩晕患者宜安静休息，避免声光刺激，应减少头位变化以免加重症状。对眩晕症状重或反复发作的患者，眩晕发作停止后，由于精神高度紧张和担心再发，而易形成恐惧性眩晕，若单用药物等疗效欠佳，需辅以精神安慰和耐心解释工作。

第十一节　癫痫

一、诊断要点

1. 西医病名及诊断

由不同病因引起的，脑部神经元高度同步化异常放电所导致的，反复发作、短暂性的，通常也是刻板性的脑功能失调，称为癫痫发作。反复癫痫发作的慢性脑部疾病称为癫痫。分为原发性癫痫和继发性癫痫。

（1）原发性癫痫　指无脑部器质性或代谢性疾病的表现，临床上找不到病因，有一定遗传性，初发年龄不定，多在幼儿期和少年期起病，以典型大发作或典型小发作为临床表现。

（2）继发性癫痫　指由其他疾病导致的癫痫发作，如颅脑外伤、感染、中毒、低血糖、低血钙、脑肿瘤、脑血管疾病等所造成的脑代谢异常都可成为癫痫的诱发因素。

2.中医病名及诊断

俗称"羊痫风"。症见突然昏仆、神志丧失、口吐涎沫、口噤牙紧、两目上视、手足抽搐、角弓反张、口中如作猪羊牲畜叫声，并呕吐或二便失禁；苏醒后遗留面色苍白、精神疲倦、头痛眩晕、周身酸楚等症。

二、中医病因病机

（1）病因　七情失调、先天因素、脑部外伤、饮食不节、劳累过度等。

（2）病机　气机逆乱、清窍蒙蔽而致神机受累、元神失控。

（3）病位　在脑，与心、肝、脾、肾有关。

（4）病性　虚实夹杂证。

三、辨证

（1）痰火扰神　发作时昏仆抽搐吐涎、牙关紧闭，或有吼叫；平时情绪急躁、心烦失眠、咳痰不爽。口苦而干、便秘、舌质红、苔黄腻、脉弦滑数。

（2）风痰闭窍　在发作前常有眩晕、胸闷、乏力、身体局部抽动等症；（亦有无明显先兆者）发则突然跌仆、神志不清、抽搐吐涎，或伴尖叫与二便失禁，也有短暂神志不清，或精神恍惚而无抽搐者。舌苔白腻、脉多弦滑。

（3）瘀阻脑络　多有头部跌撞、脑部受伤史，癫痫日久不愈。平时可有头痛、精神抑郁、肢体麻木或头面麻木等；发作时症状较固定，抽搐或全身或局部；发作后常有头痛。舌质紫暗或有瘀点、苔薄白、脉涩或弦紧。

（4）阴虚风动　或猝然仆倒，或面部烘热，或两目上视，或局限性抽搐，或四肢抽搐无力，手足蠕动，二便自遗，舌质红、少苔，脉弱。

四、针灸治疗

1. 取穴

分型	治法	取经	主穴	配穴
痰火扰神	豁痰开窍，清肝泻火	督脉、足阳明胃经、足厥阴肝经	百会、鸠尾、上脘、水沟、神门	加长强、丰隆、行间
风痰闭窍	平肝息风，豁痰开窍	督脉、足少阳胆经、足阳明胃经		加长强、本神、风池、丰隆、阳陵泉；眩晕加合谷、内关
瘀阻脑络	醒神止搐，活血通络	足少阳胆经、督脉		加上星、角孙、筋缩；头痛局部刺络放血
阴虚风动	滋补肝肾，息风止搐	任脉、足太阳膀胱经		加太溪、气海、肝俞、肾俞；缓解期加足三里、心俞、肝俞、脾俞、肾俞等穴

2. 方义

百会为督脉之腧穴，督脉为"阳气之海"，刺激百会可激发一身之阳气，进而元神得养，可健脑清神、开窍醒神、息痫止癫；鸠尾、上脘均为任脉之腧穴，上脘偏于清实热，鸠尾偏于清心热，切中痫证"痰火"的病机；水沟为督脉要穴，可醒脑宁神；神门为手少阴心经之原穴，心藏神，为五脏六腑之大主，而原穴为原气所藏之所，原气充则神清，神清则痫止。

3. 针法

根据证候虚实，毫针补泻，以泻为主，或平补平泻。鸠尾穴注意针刺方向及深度。

五、其他疗法

1. 电针

缓解期取百会、水沟、鸠尾、上脘、神门、足三里、心俞、肝俞、脾俞、肾俞等穴，每次选 1～2 组，用连续波或疏密波，留针 20～30 分钟，每天 1 次。

2. 穴位埋线

取百会、率谷为主穴。风痰闭窍配风门、肝俞穴；痰火扰神配胃俞和足三里穴；瘀阻脑络配膈俞穴和血海穴；阴虚风动配肾俞穴和心俞穴，10～15 天 1 次，5 次为 1 个疗程。

3. 灯火灸

取神庭、头维、太阳、耳尖及耳背沟穴，督脉（从风府穴至长强穴）、尺泽穴、委中穴，用灯心草浸入香油中约 1 分钟，取出，用软棉纸吸去浮油，点燃，在穴位旁稍停，待火焰变大，垂直接触穴位，发出清脆爆碎声，火随之灭，再用软棉纸吸净穴位上油，先上后下，先背后腹，先头身后四肢。

4. 穴位注射

取足三里、内关、大椎、风池等穴，每次选 2～3 穴，用丹参注射液，每穴注入 0.5～1mL，3 天 1 次。

5. 三棱针

取大椎、关冲、中冲穴，点刺出血。

6. 耳针

取胃、皮质下、神门、心、枕、脑点等穴，强刺激，每次选 2～3 穴，毫针刺法或压丸法。

7. 头针

取双侧运动区下 2/5、双侧足运感区癫痫刺激点，采用快速针刺术即快速进针、快速捻转、快速起针，共留针 1 小时。期间捻针 3 次，每天 1～2 次，1 个月为 1 个疗程。

8. 温针灸

取百会、神门穴，进针后施以提插捻转泻法，中度刺激，以患者有明显酸胀感但不难受为宜。将小艾炷点燃套于针柄之上，每次共 2 段，灸火灭后取针，每天 1 次，连续 10 天。

六、中药治疗

痰火扰神用龙胆泻肝汤合涤痰汤加减；风痰闭窍用定痫丸加减；瘀阻脑络用通窍活血汤加减；阴虚风动用大定风珠加减。

七、西医治疗

传统抗癫痫药物有苯妥英钠、苯巴比妥；抗癫痫新药有拉莫三嗪、左乙拉西坦、托吡酯、奥卡西平等。

八、注意事项

① 优生优育：孕期要远离辐射，避免病毒和细菌感染；规律孕检，分娩时避免胎儿缺氧、窒息、产伤等。

② 小儿发热时应及时就诊，避免孩子发生高热惊厥，损伤脑组织。

③ 应注意健康的生活方式，以防止脑炎、脑膜炎、脑血管病等疾病发生。

④ 生活规律，按时休息，保证充足睡眠，避免熬夜、疲劳等；避免长时间看电视、打游戏机等。

⑤ 饮食清淡，多食蔬菜水果，避免食咖啡、可乐、辛辣等兴奋性饮料及食物，戒烟、戒酒。

⑥ 按时、规律服药，定期门诊随诊。

⑦ 患者应禁止驾驶汽车；禁止在海边或江河里游泳；不宜在高空作业、不操作机器等。

第十二节　狂病

一、诊断要点

1. 西医病名及诊断

本病多见于现代医学的精神分裂症、狂躁症等。表现为感知、思维、情感、意志行为等多方面障碍，精神活动与周围环境和内心体验不协调，脱离现实。诊断的确定依据病史，结合精神症状以及病程进展的规律。

2. 中医病名及诊断

属中医学"癫狂"范畴。以精神亢奋、躁扰喧狂不宁、毁物打骂、动而多怒为特征。

二、中医病因病机

（1）病因　情志刺激、思虑太过、所愿不遂、脑外伤和先天遗传等。

（2）病机　脏腑功能逆乱，阴阳失调，痰热壅盛，迷塞心窍。

（3）病位　在脑，与心、肝、胃、胆有关。

（4）病性　实证。

三、辨证

（1）痰火扰神　彻夜不眠、头痛狂躁、两目怒视、面红目赤，甚则狂乱莫制、骂人毁物、逾垣上屋、高歌狂呼，舌质红绛、苔多黄腻或黄燥、脉弦大滑数。

（2）火盛阴伤　狂躁日久、病势较缓，时而烦躁不宁，时而多言善惊，恐惧不安，形瘦面红，心烦不寐，口干唇红，舌质红、无苔或少苔，脉细数。

（3）气滞血瘀　躁扰不安，恼怒言多，甚则登高而歌，或妄闻妄见，面色暗滞，胸胁满闷，头痛心悸，舌质紫暗有瘀斑，脉弦数或细涩。

四、针灸治疗

1.治法及取穴

分型	治法	取经	主穴	配穴
痰火扰神	泻肝清火，豁痰开窍	任脉、足厥阴肝经、足阳明胃经	水沟、神门、劳宫、内关、丰隆	加中脘、太冲、丰隆；伴便秘加支沟、天枢；痰热甚加丰隆、上脘
火盛阴伤	滋阴降火，安神定志	足厥阴肝经、手少阴心经、足少阴肾经		加行间、太溪、少海、三阴交；伴妄闻妄见加听宫、睛明；痰热未清加上脘、足三里

分型	治法	取经	主穴	配穴
气滞血瘀	活血化瘀，通窍醒神	足太阳膀胱经、手少阴心经		加青灵、大陵、膈俞；伴头痛者加上星、头维、后顶；伴心悸加内关

2. 方义

水沟穴属督脉，督脉为阳脉之海，与脑相通，可醒神开窍、安神定志；神门为心之原穴，能清心宁神；劳宫穴可清心包泻心火、安神定志；内关为心包经络穴，可醒神开窍、宁心定志；丰隆穴可化痰通络、醒神开窍。

3. 针法

以泻法为主，兼顾补法，或平补平泻。急性期发作每次留针30分钟～2小时，以症状消失为度。实证热证可刺络放血。

五、其他疗法

1. 电针

取百会、水沟、百会、太冲、劳宫、内关、丰隆等穴，用连续波，留针15～30分钟。

2. 耳针

取心、肝、胃、皮质下、枕、神门等穴，每次取3～5穴，毫针刺法或压丸法，强刺激。

3. 三棱针

取大椎、水沟、百会、中冲等穴，用三棱针点刺出血。

4. 穴位注射

取心俞、膈俞、间使、丰隆、足三里等穴，选用清开灵或醒脑静注射液、氯丙嗪注射液，每次选2～3穴，每穴注射0.5～1mL。

六、中药治疗

痰火扰神用生铁落饮；火盛阴伤用二阴煎加减；气滞血瘀用

癫狂梦醒汤送服大黄䗪虫丸。

七、西医治疗

第二代（非典型）抗精神病药物，应作为一线治疗药物选用，主要有利培酮、奥氮平等；第一代（典型）抗精神病药物，应作为二线治疗药物选用，主要有氯丙嗪、奋乃静等；长效药物主要用于维持治疗和服药依从性不好的患者。第一代药物长效针剂有氟哌啶醇癸酸酯、氟奋乃静癸酸酯等；第二代药物长效针剂有利培酮、帕利哌酮。

八、注意事项

① 如果早发现早治疗，大部分精神症状可以得到控制。

② 在药物治疗基础上接受心理、康复综合治疗，防止反复发作。

③ 西药治疗可以缓解绝大部分症状，但易反复，宜中西医结合治疗。

④ 一般情况下，不经积极治疗有相当多的精神分裂症患者预后不佳。

⑤ 注意社会功能锻炼，防止功能衰退和精神残疾。

第十三节　痴呆

一、诊断要点

1. 西医病名及诊断

多见于老年性痴呆、脑血管性痴呆、脑叶萎缩症、代谢性脑病、中毒性脑病等。是指在意识清醒状态下，出现的已获得的职业和社会活动技能减退和障碍，认知功能下降，记忆力减退和丧失，视空间技能损害，定向力、计算力、判断力等丧失，并相继出现人格、情感和行为改变等障碍，且呈进行性加重过程。临床诊断的依据是临床表现、辅助检查（包括影像学检查）和神经心理测验。

2. 中医病名及诊断

又称"呆病"。是指以呆傻愚笨为主要表现的神志疾病。轻者神情淡漠、寡言少语、善忘迟钝；重者神情呆滞、语言颠倒、思维异常、行为怪僻、智力衰退甚至出现呆傻等症。

二、中医病因病机

（1）病因　先天遗传、年迈体虚、七情内伤、久病耗损、中毒外伤等。

（2）病机　髓海不足，神机失用。

（3）病位　在脑，与心、肝、脾、肾有关。

（4）病性　本虚标实。

三、辨证

（1）髓海不足　智能减退，记忆力、计算力、定向力、判断力明显减退，神情呆钝，词不达意，头晕耳鸣，懒惰思卧，齿枯发焦，腰酸骨软，步履艰难，舌瘦色淡，苔薄白，脉沉细弱。

（2）脾肾两虚　表情呆滞、沉默寡言、记忆减退、失认失算、口齿含糊、词不达意，伴腰膝酸软、肌肉萎缩、食少纳呆、气短懒言、口涎外溢，或四肢不温、腹痛喜按、五更泄泻，舌质淡白、舌体胖大、苔白，脉沉细弱。

（3）痰浊蒙窍　表情呆钝、智力衰退，或哭笑无常、喃喃自语，或终日无语、呆若木鸡，伴不思饮食、脘腹胀痛、痞满不适、口多涎沫、头重如裹，舌质淡、苔白腻、脉细滑。

（4）瘀血内阻　表情迟钝、言语不利、善忘、易惊恐，或思维异常、行为古怪，伴肌肤甲错、口干不欲饮、双目暗晦，舌质暗或瘀点、瘀斑、脉细涩。

四、针灸治疗

1. 治法及取穴

分型	治法	取经	主穴	配穴
髓海不足	益肾健脑	督脉、手厥阴心包经	百会、四神聪、风府、太溪、足三里、悬钟、内关	加命门、肾俞；伴心火旺盛和烦躁加大陵、劳宫
脾肾两虚	健脾除浊，益肾填精	足太阳膀胱经、手少阴心经		加肾俞、脾俞；伴失眠加神门
痰浊蒙窍	健脾益气，化痰宣窍	足阳明胃经、足太阴脾经		加丰隆；伴痰多加公孙
瘀血内阻	活血通窍	手少阴心经、足太阳膀胱经		加膈俞、通里、神门；伴肝火旺盛加太冲

2. 方义

脑为髓之海，督脉入络脑，百会、四神聪穴位于巅顶，风府穴接近大脑，局部取穴可醒脑调神；肾主骨生髓，太溪穴可补肾生髓；悬钟穴为髓之会，可补脑生髓，脑髓得充，则健脑益智；足三里穴可生化气血助生髓之源；内关穴调神定志。诸穴合用，可达益肾填精、补髓健脑之效。

3. 针法

根据证候虚实，毫针以补为主，兼顾泻法，或平补平泻，或针灸并用。操作针刺风府穴应正确把握进针方向、角度和深度。

五、其他疗法

1. 电针

取四神聪、百会、本神、风池、人中、足三里等穴，每次取

2～3 组，施以连续波，强度以耐受为度，留针 20 分钟，每天 1 次。

2. 耳针

取心、肝、肾、枕、脑点、神门、肾上腺等穴，每次取 3～5 穴，毫针刺法或压丸法。

3. 头针

取顶中线、额中线、颞前线、颞后线，平刺，可加电针刺激。

4. 艾灸

肢体及躯干穴位可配合灸法。可用艾炷直接灸或用温和灸及隔物灸法，隔天治疗 1 次。

5. 穴位注射

取风池、脾俞、肾俞、足三里等穴，每次选 2～3 穴，酌情选用胞磷胆碱注射液、乙酰谷酰胺注射液或人参注射液，每穴 0.5～1mL，交替注射，每天治疗 1 次。

六、中药治疗

髓海不足用七福饮加减；脾肾两虚用金匮肾气丸合还少丹加减；痰浊蒙窍用指迷汤合涤痰汤加减；瘀血内阻用通窍活血汤加减。

七、西医治疗

改善认知功能药中，胆碱酯酶抑制剂有多奈哌齐等；N- 甲基 -D- 天冬氨酸受体拮抗剂有美金刚等；脑代谢赋活剂有奥拉西坦等。控制精神症状药有选择性 5- 羟色胺再摄取抑制剂，如氟西汀、帕罗西汀、西酞普兰等。

八、注意事项

① 注意饮食、营养和日常清洁卫生。

② 鼓励患者自己料理生活，与人交谈及参加社会活动。

③ 避免让患者从事危险的活动。

第十四节　痿证

一、诊断要点

1.西医病名及诊断

痿证包括现代医学中以肢体软弱无力，甚至不能随意运动，日久出现肌肉萎缩的一类疾病。西医见于多发性神经炎、急性脊髓炎、进行性肌萎缩、重症肌无力、周期性瘫痪、肌营养不良症等。

2.中医病名及诊断

又称"痿躄"，指肢体筋脉弛缓、痿软无力、日久不能随意活动，或伴有麻木、肌肉萎缩的一类病。

二、中医病因病机

（1）病因　感受外邪、饮食不节、久病房劳、跌打损伤、药物损伤等。

（2）病机　实证多为筋脉肌肉受损，气血运行受阻；虚证多为气血阴精亏耗，筋脉肌肉失养。

（3）病位　在筋脉、肌肉，与肺、脾、肝、肾四脏关系较密切。

（4）病性　虚实夹杂证。

三、辨证

（1）肺热津伤　病起发热，或热后突然出现肢体软弱无力，皮肤枯燥，心烦口渴，咳呛少痰，咽干不利，小便黄少，大便干燥，舌质红，苔黄，脉细数。

（2）湿热浸淫　四肢痿软，身体困重，或麻木，尤以下肢多见，或有发热、胸痞脘闷、小便短赤涩痛，苔黄腻，脉濡数。

（3）脾胃虚弱　肢体痿软无力，逐渐加重，食少，便溏，腹胀，面浮而色不华，气短，神疲乏力，舌质淡、苔白，脉细缓。

（4）肝肾亏虚　起病缓慢、下肢痿软无力、腰脊酸软、不能久立，或伴目眩发落、咽干耳鸣、遗精或遗尿，或妇女月经不调，其至步履全废、腿胫大肉渐脱，舌质红绛，少苔，脉细数。

(5) 脉络瘀阻　四肢痿软，麻木不仁，肌肤甲错，时有拘挛疼痛，舌质紫暗、苔薄白，脉细涩。

四、针灸治疗

1. 治法及取穴

分型	治法	取经	主穴	配穴
肺热津伤	清热润燥，养肺生津	足阳明胃经、手太阴肺经	曲池、合谷、足三里、夹脊、阳陵泉、三阴交	加太渊、下巨虚；伴呛咳咽燥加廉泉、列缺、照海
湿热浸淫	清热利湿，通脉强筋	任脉、足太阴脾经		加阴陵泉、中极；上肢肌肉萎缩加手阳明经排刺；伴胸脘满闷加中脘
脾胃虚弱	补益脾胃，荣润筋脉	足太阳膀胱经、足阳明胃经		加脾俞、胃俞；下肢肌肉萎缩加足阳明经排刺
肝肾亏虚	益肾固本，填精补髓	足少阴肾经、足太阳膀胱经		加太溪、肾俞、关元、手足阳明经排刺；伴眩晕加百会
脉络瘀阻	行气活血，疏经通脉	足太阴脾经、足太阳膀胱经		加膈俞、血海；伴拘挛疼痛加局部围刺

2. 方义

阳明经多气多血，选上、下肢阳明经穴曲池、合谷、足三里，可疏通经络、调理气血，取"治痿独取阳明"之意；夹脊穴位于督脉之旁，通于膀胱经第一侧线的脏腑背俞穴，可调脏腑阴阳、通行气血；阳陵泉乃筋之会穴，能通调诸筋；三阴交穴可健脾、补肝、益肾，以达强筋壮骨之目的。

3. 针法

根据证候虚实，毫针补泻，或平补平泻，或针灸并用。手阳明大肠经排刺自肩髃穴至合谷穴，足阳明经排刺自髀关穴至解溪穴，每隔 1 寸 1 针。

五、其他疗法

1. 电针

取曲池、合谷、足三里、夹脊、阳陵泉、三阴交等穴，选2～3 组接电针仪，用断续波中强度刺激，刺激量逐渐加强，以出现四肢收缩为度，每次 20～30 分钟。

2. 艾灸

取神阙、中脘、关元、气海、足三里等穴，每次选 2～3 穴，重灸。

3. 穴位注射

取肩髃、曲池、合谷、足三里、阳陵泉、三阴交等穴，每次选2～3 穴，用黄芪注射液或维生素 B_1 注射液，每穴 0.5～1mL，3 天 1 次。

4. 皮肤针

取肺俞、脾俞、胃俞、膈俞穴，以及手、足阳明经线，用梅花针反复叩刺上述穴位和部位至微红或出血，隔天 1 次。

5. 耳针

选受累部位对应耳穴 3～5 穴，毫针刺，每次留针 20 分钟，每天 1 次，亦可揿针埋针或王不留行贴压，每 3～5 天更换 1 次。

6. 推拿疗法

上肢：拿肩井穴，揉捏臂臑、手三里、合谷穴部肌筋，点肩髃、曲池等穴，搓揉臂肌数遍。下肢：拿阴廉、承山、昆仑穴筋，揉捏伏兔、承扶、殷门穴部肌筋，点腰阳关、环跳、足三里、委中、犊鼻、解溪、内庭等穴，搓揉股肌数遍。

六、中药治疗

肺热津伤用清燥救肺汤；湿热浸淫用加味二妙散；脾胃虚

弱用参苓白术散；肝肾亏虚用虎潜丸；脉络瘀阻用血府逐瘀汤加减。

七、西医治疗

可根据具体的西医诊断选用免疫抑制剂、血浆置换、激素、B 族维生素等治疗。

八、注意事项

① 痿证的预后与病因、病程有关。年老体衰发病者，预后较差。外邪致痿，或可骤发，务要及时救治，免成痼疾。

② 避居湿地，防御外邪侵袭，有助于痿证的预防和康复。

③ 病情危重、卧床不起、吞咽呛咳、呼吸困难者，要常翻身拍背，鼓励患者排痰，以防止痰湿壅肺和发生褥疮。

④ 瘫痪患者，应注意患肢保暖，保持肢体功能体位，防止肢体挛缩和关节僵硬，有利于日后功能恢复。

⑤ 由于肌肤麻木，感觉障碍，在日常生活与护理中，应避免冻伤或烫伤。

⑥ 注意调畅情志，生活规律，饮食宜清淡富有营养，忌油腻辛辣，适当体育锻炼，促进痿证康复。

第十五节　震颤麻痹

一、诊断要点

1. 西医病名及诊断

震颤麻痹又称"帕金森病"，是一种常见于中老年的神经系统变性疾病，临床上以静止性震颤、运动迟缓、肌强直和姿势平衡障碍为主要特征。分为原发性和继发性两种。诊断依据：中老年发病，缓慢进展性病程，有运动性迟缓及至少具备静止性震颤、肌强直和姿势平衡障碍中的一项，偏侧起病，对左旋多巴治疗敏感即可做出临床诊断。

2. 中医病名及诊断

中医学称之为"颤证""震颤""痉病"。以头部或肢体摇动、颤抖为主要临床表现，轻者仅有头摇或手足微颤；重者头部震摇大动，甚至有痉挛扭转样动作，两手及上、下肢颤动不止，或兼有项强、四肢拘急。

二、中医病因病机

（1）病因　与年老体衰、七情内郁、饮食不当和劳逸失当等有关。

（2）病机　虚风内动，或痰热动风。

（3）病位　在脑，病变脏腑主要在肝，涉及肾、脾。

（4）病性　本虚标实。

三、辨证

（1）风阳内动　肢体颤动粗大、程度较重、不能自制，眩晕耳鸣，面赤烦躁，易激动，心情紧张时颤动加重，伴有肢体麻木、口苦而干、语言迟缓不清、流涎、尿赤、大便干，舌质红，苔黄，脉弦。

（2）痰热风动　头摇不止，肢麻震颤，重则手不能持物，头晕目眩，胸脘痞闷，口苦口黏，甚则口吐痰涎，舌体胖大、有齿痕，舌质红，舌苔黄腻，脉弦滑数。

（3）气血亏虚　头摇肢颤、面色㿠白、表情淡漠、神疲乏力、动则气短心悸、健忘、眩晕、纳呆、舌体胖大、舌质淡红、舌苔薄白滑、脉沉濡无力或沉细弱。

（4）髓海不足　头摇肢颤、持物不稳、腰膝酸软、失眠心烦、头晕痴傻、舌质红、舌苔薄白，或舌质红绛、无苔，脉象细数。

（5）阳气虚衰　头摇肢颤、畏寒肢冷、心悸懒言、气短自汗、小便清长、大便溏、舌质淡、舌苔薄白、脉沉迟无力。

四、针灸治疗

1. 治法及取穴

分型	治法	取经	主穴	配穴
风阳内动	镇肝息风，舒筋止颤	足太阳膀胱经、足厥阴肝经、足太阴脾经	太冲、合谷、百会、四神聪、风池、太溪	加肝俞、行间、三阴交；抑郁状态加印堂、内关
痰热风动	平肝息风，豁痰止颤	足阳明胃经、足太阴脾经		加丰隆、阴陵泉；便秘加天枢、中极
气血亏虚	益气养血，濡养筋脉	任脉、足阳明经、足太阴脾经		加足三里、气海、阳陵泉、血海；多梦加魄户；健忘灸志室
髓海不足	填精补髓，育阴息风	足少阳胆经、足太阳膀胱经		加悬钟、肾俞；慌张步态加舞蹈震颤控制区
阳气虚衰	振奋阳气，宁神定颤	任脉、督脉		加大椎、关元；心悸加内关、心俞

2. 方义

太冲为肝经原穴，有平肝息风、养心安神的功效，合谷为多气多血阳明经穴，可补气血加强后天之本，两穴合用，一阴一阳，相互依赖，达到平衡阴阳、通达气血的作用；百会穴是督脉、肝经、膀胱经交会部位，有益肾充髓、宁神醒脑之功；四神聪是经外奇穴，可以宁心安神、明目聪耳；风池为胆经要穴，肝胆相表，以胆治肝，则肝风息、颤动止；太溪为肾经原穴，可滋阴益肾，肾水盛则肝木条达得养。

3. 针法

根据证候虚实，毫针补泻，或平补平泻，或针灸并用。对于补虚的穴位，手法宜轻，留针时间宜长；对于泻实的穴位，手法

161

宜重，留针时间宜短。

五、其他疗法

1. 电针

取太冲、百会、合谷、风池、四神聪、肝俞、太溪等穴，每次选 2～3 组，用连续或疏密波，留针 20～30 分钟，每天 1 次。

2. 头针

取患者健侧舞蹈震颤控制区（双侧患病则取双侧），以 1.5 寸针灸针平刺，行捻转手法 2 分钟，频率 200 次 / 分钟左右，留针 15～30 分钟，留针期间再行针 2 次，每天治疗 1 次。

3. 穴位注射

主穴取膈俞、肝俞、心俞和风府。配穴：上肢及头面部震颤严重者加大椎，下肢震颤严重者加命门，每次选 2～3 穴，取维生素 B_1 注射液，每穴 0.5mL，隔天 1 次。

4. 艾灸

脐部神阙穴常规消毒后，以温开水调面粉成面圈状绕脐 1 周，后将麝香末约 0.02g 纳入脐中，再取接寿散（制乳没、人参、猪苓、荜茇、续断、厚朴、两头尖）研末配制，填满脐孔，用艾炷，施灸 10 壮，灸后用胶布固封脐中药末，再次治疗时换用新药，隔天治疗 1 次。

5. 耳针

取肝、肾、皮质下、缘中、神门、枕等穴，每次选 3～5 穴，毫针刺法，或压丸法。

6. 穴位埋线

取风池、风府、外关、足三里、阳陵泉、悬钟、肝俞、肾俞、脾俞等穴，埋线治疗，10～15 天 1 次。

7. 皮肤针

叩击部位：上肢先从肩部开始，分别叩击伸肌群和屈肌群；下肢取行于下肢前面的足阳明经和行于下肢后面的足太阳经；背部主要沿两侧的足太阳经往下叩刺。轻轻叩击，以皮色稍红为度，隔天 1 次。

六、中药治疗

风阳内动用天麻钩藤饮合镇肝息风汤加减；痰热风动用导痰汤合羚角钩藤汤加减；气血亏虚用人参养荣汤加减；髓海不足用龟鹿二仙膏合大定风珠加减；阳气虚衰用右归丸加味。

七、西医治疗

复方左旋多巴是治疗本病最基本、最有效的药物，对强直、震颤运动迟缓等均有较好疗效；抗胆碱能药对震颤和强直有效，适用于震颤明显、年龄较轻的患者，主要有苯海索等；金刚烷胺对少动、强直、震颤均有改善作用；DA 受体激动药可减少或推迟运动并发症的发生，主要有吡贝地尔、普拉克索等。

八、注意事项

① 震颤麻痹伴抑郁较常见，可选用三环类抗抑郁药盐酸多塞平，或者 5- 羟色胺的重吸收抑制剂盐酸氟西汀（百优解）等药物。

② 预防便秘，鼓励患者增加身体活动，饮足够的水，在每天饮食中增加纤维性物质如蔬菜等，必要时或迫不得已时才用通便药物。

③ 预防感染，本病患者容易患支气管炎或肺炎，在出现咳嗽或发烧时要及时处理。

④ 因为患者肌肉不协调，不要催患者快吃快喝，防止漏撒或烫伤。

⑤ 患者进食困难，选择易吸收、易咀嚼的食物，保证身体营养。

第十六节　慢性疲劳综合征

一、诊断要点

1. 西医病名及诊断

慢性疲劳综合征是一组病因不明，各项现代手段检查无任何器质性病变，以持续半年以上的慢性、反复发作性极度疲劳的综合征，又称为"慢性疲劳免疫功能紊乱综合征"。

诊断依据：

（1）具有临床评定的不能解释的持续或反复的慢性疲劳，病史不少于 6 个月，且目前患者职业能力、接受教育能力、个人生活及社会能力较患病前明显下降，休息后不能缓解。

（2）具有下述症状中的 4 项或以上：①短期记忆力或集中注意力明显下降；②咽痛；③颈部或腋下淋巴结肿大、触痛；④肌肉痛；⑤没有红肿的多关节疼痛；⑥一种类型新、程度重的头痛；⑦不能解乏的睡眠；⑧运动后的疲劳持续超过 24 小时。

（1）（2）项需同时具备。

2. 中医病名及诊断

属中医学中的"头痛""失眠""郁证""心悸""眩晕""虚劳"等范畴。症见轻度发热、头晕目眩、肌肉疲乏无力或疼痛、咽部不适、颈前后部或咽峡部淋巴结疼痛、失眠、健忘、精神抑郁、焦虑、情绪不稳定、注意力不集中等。

二、中医病因病机

（1）病因　劳逸过度、情志内伤或饮食起居失常等。

（2）病机　肝气郁结、脾气虚弱或心肾不交。

（3）病位　与肝、脾、肾有关。

（4）病性　虚证为主。

三、辨证

（1）肝气郁结　每因情绪波动、疲劳加重，活动后减轻，心烦易怒，善太息，胁腹胀痛，舌质红，苔薄，脉弦。

（2）脾气虚弱　神疲乏力、劳则加重，纳呆懒言，面色萎黄，舌质淡，苔薄，脉细弱。

（3）心肾不交　心烦少寐，惊悸多梦，头晕耳鸣，腰膝酸软，口干咽燥，舌质红，苔少或无苔，脉细数。

四、针灸治疗

1. 治法及取穴

分型	治法	取经	主穴	配穴
肝气郁结	疏肝理气、养血安神	足厥阴肝经、任脉、手厥阴心包经	脾俞、肝俞、肾俞、百会、关元、足三里、三阴交	加太冲、膻中；失眠、心悸加内关、心俞、安眠、照海
脾气虚弱	健脾益气	足厥阴肝经、任脉、足太阳膀胱经		加中脘、章门；腹胀纳差加中脘、气海；焦虑加内关、心俞
心肾不交	滋阴降火，交通心肾	手少阴心经、足少阴肾经		加神门、太溪；头晕、注意力不集中加四神聪

2. 方义

脾俞、肝俞、肾俞为脾、肝、肾的背俞穴，可通调脏腑气机，善治本脏虚证；百会为督脉经穴，位于巅顶，为诸阳之会，可清利头目、健脑益神；关元为任脉、足三阴经交会穴，可大补元气；足三里为胃之下合穴，三阴交为足三阴经交会穴，两穴相配，可益气养血、健运脾胃。

3. 针法

根据证候虚实，毫针补泻，或平补平泻，或针灸并用；五脏背俞穴直刺 1 寸，施捻转补法；百会穴平刺，可加用灸法。

五、其他疗法

1. 电针

取脾俞、肝俞、肾俞、百会、关元、足三里、三阴交等穴，每次选 1～2 组，用连续波，留针 20～30 分钟，每天 1 次。

2. 皮肤针

轻叩督脉、夹脊穴和背俞穴，每次 15～20 分钟，以皮肤潮红或微渗血为度，每天 1 次。

3. 耳穴贴

取心、肝、脾、肾、脑、皮质下、神门、交感等穴，常规消毒皮肤，以王不留行进行耳穴贴压，手法由重到轻，按至有热胀感和疼痛感（以患者耐受为度），每天压 4 次以上，每次 2 分钟左右，两耳交替进行，3 天更换一次。

4. 拔罐

选足太阳经背部第 1、第 2 侧线，用火罐从上到下行走罐法或闪罐法，以背部潮红为度。

5. 艾灸

选穴以五脏背俞穴、百会、关元、足三里为主穴，施以温针灸、艾炷灸、温和灸等。

六、中药治疗

肝气郁结用柴胡疏肝散加减；脾气虚弱归脾汤加减；心肾不交用六味地黄汤合交泰丸加减。

七、西医治疗

以对症治疗为主，通常应用止痛类药物可缓解头痛和其他疼痛；抗抑郁类药对调节神经、促进睡眠有所帮助。

八、注意事项

① 患者尽量多休息以及减少压力，增强自我保健意识。

② 保持良好、积极、愉快的状态以增进健康、摆脱疲劳，调整消极情绪为积极情绪，轻松面对生活。

③ 养成良好的生活习惯，加强体育锻炼并持之以恒，培养健康的业余爱好，增加家庭观念。

④ 合理调节饮食，多吃新鲜蔬菜可增强免疫系统的功能。

第十七节 哮喘

一、诊断要点

1. 西医病名及诊断

西医学中，哮喘多见于支气管哮喘、喘息性支气管炎、肺炎、慢性阻塞性肺病、心源性哮喘等疾病。

诊断依据：

① 反复发作喘息、呼吸困难、胸闷或咳嗽，多与接触变应原、病毒感染、运动或某些刺激有关。

② 发作时双肺可闻及散在或弥漫性、以呼气相为主的哮鸣音。

2. 中医病名及诊断

又称"哮证"，是一种发作性的痰鸣气喘疾患，发作时喉中哮鸣有声，呼吸气促困难，甚则喘息不能平卧。临床上哮必兼喘，喘未必兼哮。

二、中医病因病机

（1）病因　以宿痰伏肺为主因，外邪侵袭、饮食不当、情志刺激、体虚劳倦为诱因。

（2）病机　痰气搏结，壅阻气道，肺失宣降。

（3）病位　在肺，与肾、脾、心等密切相关。

（4）病性　本虚标实。

三、辨证

1. 发作期

（1）寒哮　呼吸急促、喉中哮鸣有声、胸膈满闷如塞、咳不甚、痰少咳吐不爽、面色晦滞带青、口不渴或渴喜热饮、天冷或受寒易发、形寒怕冷，或有恶寒发热、头身痛，舌苔白滑、脉弦紧或浮紧。

（2）热哮　气粗息涌，喉中痰鸣如吼，胸高胁胀，咳呛阵作，咳痰色黄、黏浊稠厚、排吐不利，烦闷不安，汗出，面赤，口苦，口渴喜饮，伴有发热、不恶寒，舌质红、舌苔黄腻、脉滑数或弦滑。

2. 缓解期

（1）**肺气亏虚** 平素自汗，怕风，常易感冒，每因气候变化而诱发，发前打喷嚏、鼻塞流清涕、气短声低、面色白，舌质淡，舌苔薄白，脉细弱或虚大。

（2）**脾气亏虚** 平素食少脘痞、大便不实，或食油腻易于腹泻，往往因饮食失当而诱发，痰多，倦怠，气短不足以息，语言无力，舌苔薄腻或白滑，舌质淡，脉细软。

（3）**肾气亏虚** 平素短气息促、动则为甚，脑转耳鸣，腰酸腿软，劳累后喘哮易发，下肢欠温，自汗，小便清长，舌质胖嫩，苔淡白，或舌质红少苔，脉沉细。

四、针灸治疗

1. 治法及取穴

分型	治法	取经	主穴	配穴
寒哮	温肺散寒，豁痰利窍	手太阴肺经、足太阳膀胱经、任脉	肺俞、中府、太渊、定喘、膻中	加列缺、尺泽、风门、天突；头痛身痛者，加温溜；寒热者，加外关
热哮	宣肺清热，化痰降逆	手太阴肺经、手阳明大肠经、督脉		加合谷、大椎、丰隆、孔最、天突；热甚者，加曲池、二间
肺气亏虚	健脾益气，祛痰止哮	手太阴肺经、足太阳膀胱经		加列缺、膏肓；鼻塞痒者，加印堂、迎香
脾气亏虚	健脾益气，祛痰止哮	手太阴肺经、足太阴脾经、足太阳膀胱经		加膏肓、脾俞、足三里、太白、丰隆；眩晕者，加百会、气海；腹胀痛者，加天枢、神阙
肾气亏虚	固本培元，纳气止哮	足少阴肾经、足太阳膀胱经		加膏肓、气海俞、肾俞、太溪；阴虚者，加复溜、阴郄；夜尿多者，加关元

2. 方义

本病病位在肺，肺俞、中府分别乃肺之俞、募穴，俞募相配，可调理肺脏、止哮平喘，虚实之证皆可用之；太渊为肺之原穴，与肺俞、中府穴相伍，可加强肃肺止哮平喘之功；定喘是止哮平喘的经验效穴；膻中为气之会穴，可宽胸理气、止哮平喘。

3. 针法

毫针常规刺，实证用泻法，虚证用补法，寒证可加灸。发作期每天治疗 1～2 次；缓解期每天或隔天治疗 1 次。

五、其他疗法

1. 电针

取肺俞、中府、太渊、定喘、肾俞、足三里、膻中等穴，每次选 1～2 组，用连续波或疏密波，留针 20～30 分钟，每天 1 次。

2. 皮肤针

取鱼际穴至尺泽穴手太阴肺经循行部、第 1 胸椎至第 2 腰椎旁开 1.5 寸足太阳膀胱经循行部，循经叩刺，以皮肤潮红或微渗血为度。

3. 穴位敷贴

取肺俞、膏肓、定喘、膻中等穴，用白芥子 30g，甘遂 15g，细辛 15g，共研为末，用生姜汁调成膏状，敷贴 4～6 小时，以局部红晕微痛为度。三伏、三九天贴敷为佳。

4. 耳针

取对屏尖、肾上腺、气管、肺、皮质下、交感等穴，每次选用 3～5 穴，毫针刺法。发作期每天治疗 1～2 次；缓解期用弱刺激，每周 2 次。

5. 穴位埋线

取肺俞、定喘、膻中等穴，将消毒肠线埋入穴中，10～15 天 1 次。

6. 拔罐

取肺俞、中府、大椎、膏肓、肾俞、定喘、膻中等穴，留罐 15 分钟，隔天 1 次。

7. 艾灸

选用肺俞、大椎、风门、天突、膻中、肝俞、肾俞等穴，可用隔姜、隔附子饼灸，或用麦粒灸。

六、中药治疗

寒哮用射干麻黄汤；热哮用定喘汤；肺气亏虚用玉屏风散；脾气亏虚用六君子汤加味；肾气亏虚用金匮肾气丸或七味都气丸，辨其阴阳进行化裁。

七、西医治疗

用药可分为控制药物和缓解药物。控制药物是指需要长期每天使用的药物，包括吸入型糖皮质激素、全身用糖皮质激素、白三烯调节剂、长效 β_2 受体激动剂、缓释茶碱、色苷酸钠及其他有助于减少全身激素剂量的药物；缓解药物是指按需使用的药物，可快速缓解哮喘症状，包括速效吸入 β_2 受体激动剂、全身用糖皮质激素、吸入性抗胆碱药物、短效茶碱及短效口服 β_2 受体激动剂等。

八、注意事项

① 哮证应重视预防。

② 对发作严重或哮喘持续状态，宜采取综合治疗措施。

③ 过敏性哮喘患者，应避免接触致敏原。

④ 注意气候影响，做好防寒保暖，防止外邪诱发。

⑤ 饮食忌生冷、肥腻、辛辣、腥膻等物，薄滋味，以杜生痰之源。

⑥ 保持情绪乐观，避免不良情绪刺激。

第十八节 感冒

一、诊断要点

1. 西医病名及诊断

表现为上呼吸道感染、流行性感冒等。感冒有 70%～80%

由病毒引起，包括鼻病毒、冠状病毒、腺病毒、流感病毒和副流感病毒、呼吸道合胞病毒、埃可病毒、柯萨奇病毒等；另有20%～30%的上呼吸道感染由细菌引起。细菌感染可直接感染或继发于病毒感染之后，以溶血性链球菌为最常见，其次为流感嗜血杆菌、肺炎球菌、葡萄球菌等，偶或为革兰氏阴性细菌。主要表现为鼻部症状，如喷嚏、鼻塞、流清水样鼻涕，也可表现为咳嗽、咽干、咽痒或灼热感，甚至咽部疼痛感。发病同时或数小时后可有喷嚏、鼻塞、流清水样鼻涕等症状，2～3天后鼻涕变稠，常伴咽痛、流泪、味觉减退、呼吸不畅、声嘶等，一般无发热及全身症状，或仅有低热、不适、轻度畏寒、头痛。

2. 中医病名及诊断

又称"伤风"，是以鼻塞、流涕、恶寒发热、咳嗽、头痛、全身不适等为主要特征的常见外感疾病。全年均可发病，以冬、春两季较为多见。

二、中医病因病机

（1）病因　以风邪为主因，每与当令之气（寒、热、暑湿）或非时之气（时行疫毒）夹杂为患。

（2）病机　卫表失和，肺失宣肃。

（3）病位　在上焦，与肺卫有关。

（4）病性　外感实证为主。

三、辨证

（1）风寒证　恶寒重、发热轻、无汗、头痛、肢节酸痛、鼻塞声重、时流清涕、喉痒、咳嗽、咳痰稀薄色白、口不渴或渴喜热饮、舌苔薄白而润、脉浮或紧。

（2）风热证　身热较著、微恶风、汗泄不畅、头胀痛、咳嗽、痰黏或黄、咽燥、或咽喉乳蛾红肿疼痛、鼻塞、流黄浊涕、口渴欲饮、舌苔薄白微黄、舌边尖红、脉浮数。

（3）暑湿证　身热、微恶风、汗少、肢体酸重或疼痛、头昏重胀痛、咳嗽痰黏、鼻流浊涕、心烦口渴，或口中黏腻、渴不多饮、胸闷、泛恶、小便短赤、舌苔薄黄而腻、脉濡数。

（4）气虚证 恶寒发热、头痛鼻塞、自汗或无汗、气短乏力、倦怠肢软、舌苔薄白、脉浮无力。

四、针灸治疗

1. 治法及取穴

分型	治法	取经	主穴	配穴
风寒证	祛风解表散寒	足太阳膀胱经、督脉	列缺、合谷、风池、外关	加风门、肺俞；头痛加印堂、太阳；鼻塞流涕加迎香
风热证	祛风解表散热	手太阴肺经、手阳明大肠经		加曲池、尺泽；咽喉肿痛加少商、商阳点刺出血
暑湿证	清解暑湿	任脉、足阳明胃经、手厥阴心包经		加足三里、中脘；恶心呕吐加内关；全身酸痛加身柱
气虚证	益气解表	任脉、足阳明胃经、足少阴肾经		加足三里、气海；汗多加复溜

2. 方义

本病病位在上焦，太阴、阳明互为表里，故取手太阴穴列缺、手阳明经穴合谷原络配穴以宣肺祛风解表；风池为治风要穴，取之既可疏散风邪，又可与列缺、合谷穴相配清利头目、宣肺利咽止咳；外关为手少阳三焦经的络穴，又为八脉交会穴，通于阳维脉，取之可通利三焦、疏风清热。

3. 针法

诸穴均宜浅刺，以平补平泻法。风寒证可加灸法；风热证大椎穴可行刺络拔罐，少商、商阳穴可点刺放血。

五、其他疗法

1. 拔罐

取大椎、风门、肺俞、身柱等穴，每次选用2～3穴，留罐法，或背部膀胱经走罐法。

2. 三棱针

取耳尖、尺泽、太阳、关冲等穴，每次选用 1～2 穴，点刺出血，3～5 滴。适用于风热证。

3. 耳针

选肺、内鼻、气管、咽喉、额、三焦等穴，每次取 2～3 个穴位，毫针刺法或压丸法。

4. 穴位敷贴

取外关、大椎、风门、肺俞等穴，生姜切成片贴敷，可选三伏天或三九天行穴位敷贴，可疏利脏腑气机、提高体质、预防感冒。用于风寒感冒。

六、中药治疗

风寒感冒用荆防败毒散；风热感冒用银翘散；暑湿感冒用新加香薷饮；气虚感冒用参苏饮加减。

七、西医治疗

病毒感染者可用抗病毒药利巴韦林、金刚烷胺等；如有细菌感染可酌情选用青霉素类、头孢菌素类、氟喹诺酮类等。对单纯病毒感染者不应用抗菌药物。症状较重者给布洛芬、苯海拉明、麻黄碱、右美沙芬等对症治疗。

八、注意事项

① 针灸治疗感冒效果较好，若患者出现高热持续不退、咳嗽加剧等症时，应采取综合治疗措施。

② 感冒与流脑、乙脑、流行性腮腺炎等传染病的早期症状相似，应注意鉴别。

③ 注意保持居室内空气流通。感冒流行期间可灸大椎、足三里等穴进行预防。

④ 避免与感冒患者接触；避免受凉、淋雨；避免过度疲劳。

第十九节　咳嗽

一、诊断要点

1.西医病名及诊断

以咳嗽、咳痰为主要症状的疾病，多见于上呼吸道感染、急、慢性支气管炎，慢性阻塞性肺病，支气管扩张，肺炎，肺结核，肺癌等疾病中。

2.中医病名及诊断

以咳逆有声，或伴咳痰为主要表现。"咳"指肺气上逆作声，有声无痰；"嗽"指咳吐痰液，有痰无声；有痰有声为"咳嗽"。

二、中医病因病机

（1）病因　有外感、内伤两大类。外感咳嗽多为六淫外邪侵袭肺系；内伤咳嗽为脏腑功能失调，内邪干肺。

（2）病机　肺失宣降。

（3）病位　在肺，与肝、脾、肾有关。

（4）病性　或实证，或虚证，或虚实夹杂证。

三、辨证

（1）风寒咳嗽　咳嗽声重兼见喉咙作痒，咳痰稀薄色白，伴头痛鼻塞、恶寒发热、无汗等表证，舌质淡，苔薄白，脉浮或浮紧。

（2）风热犯肺　咳嗽频剧，气粗，兼见痰黏稠或色黄、咳吐不爽，鼻流黄涕，口干，咽喉肿痛，头胀痛，或恶风身热，舌尖红，苔薄黄，脉浮数。

（3）痰湿蕴肺　咳嗽反复，咳声重浊，兼见痰多、质黏稠或稠厚成块，晨起或食后则咳甚痰多，胸闷脘痞，呕恶纳呆，舌质淡，苔白腻，脉濡滑。

（4）肝火犯肺　上气咳逆阵作，兼见胸胁胀痛、目赤口苦，症状可随情绪波动而增减，舌质红或舌边红，苔薄黄少津，脉弦数。

（5）肺阴亏耗　干咳、咳声短促、痰少质黏或痰中带血、口干咽燥、五心烦热、潮热盗汗、身体日渐消瘦、神疲乏力、舌质红、少苔、脉细数。

四、针灸治疗

1. 治法及取穴

分型	治法	取经	主穴	配穴
风寒咳嗽	解表散寒，宣肺止咳	足太阳膀胱经、手少阳三焦经	外感：肺俞、列缺、合谷；内伤：肺俞、中府、太渊、三阴交	加风门、外关；伴头痛加风池、上星；肢体酸楚加昆仑、温溜
风热犯肺	疏风清热，宣肺化痰	督脉、手太阴肺经		加大椎、尺泽；咽喉干痛，加少商点刺出血
痰湿蕴肺	祛湿化痰，降逆止咳	足阳明胃经、手少阳三焦经		加丰隆；便秘加天枢、支沟；烦热口干加大椎、廉泉
肝火犯肺	平肝降火，清肺止咳	手太阴肺经、足厥阴肝经		加行间、鱼际；咽喉干痒加照海
肺阴亏耗	滋阴润肺，止咳化痰	足太阳膀胱经、手太阴肺经		加膏肓；咯血加孔最

2. 方义

咳嗽病位主要在肺，肺俞穴为肺气所注之处，位邻肺脏，可调理肺脏气机，使其清肃有权，该穴泻之宣肺、补之益肺，无论虚实及外感、内伤的咳嗽，均可使用；列缺为手太阴经络穴，合谷为手阳明经原穴，两穴原络相配，表里相应，可疏风祛邪、宣肺止咳。中府为肺的募穴，与肺俞穴相配为俞募配穴法，可调肺止咳；太渊为肺之原穴，本脏真气所注，可肃理肺气；三阴交为肝脾肾三经之交会穴，可疏肝健脾，使肝脾共调、肺气肃降、痰清咳平。

3. 针法

根据证候虚实，毫针补泻，或平补平泻，或针灸并用。针刺太渊穴注意避开桡动脉；肺俞、中府穴不可直刺，以免伤及内脏。

五、其他疗法

1. 电针

内伤咳嗽取肺俞、中府、太渊、肺俞、中府、三阴交等穴，每次选2～3组，用连续波或疏密波，留针20～30分钟，每天1次。

2. 皮肤针

取项后、背部第1胸椎至第2腰椎两侧足太阳膀胱经，颈前喉结两侧足阳明胃经。外感咳嗽叩至皮肤隐隐出血，每天1～2次；内伤咳嗽者叩至皮肤潮红，每天或隔天1次。

3. 拔罐

取肺俞、风门、大椎、膻中、中府等穴，留罐15分钟。肺俞穴可配闪罐，每天1～2次。

4. 耳针

取肺、脾、肝、气管、神门等穴，每次选用2～3穴，毫针刺法，或压丸法。

5. 穴位敷贴

取肺俞、风门、大椎、膻中、中府等穴，用白芥子、苏子、葶苈子、干姜、细辛、五味子等分研成末，用生姜汁调成膏状敷穴位上，以局部红晕、患者感觉微痛为度。多用于内伤咳嗽。

6. 艾灸

选用肺俞、肝俞、肾俞、大椎、风门、中府、太渊、膻中穴，可用隔姜、隔附子饼灸，或用麦粒灸。多用于虚寒证。

六、中药治疗

风寒咳嗽用三拗汤合止嗽散加减；风热犯肺用桑菊饮加减；痰湿蕴肺用二陈汤合三子养亲汤加减；肝火犯肺用黛蛤散合黄芩泻白散加减；肺阴亏耗用沙参麦冬汤加减。

七、西医治疗

如有感染可用青霉素类、头孢菌素类、氟喹诺酮类等；咳嗽痰多者，在保持体液平衡的情况下，选用止咳化痰药右美沙芬、氨溴索等；如有支气管痉挛，可给予解痉平喘和抗过敏药氨茶碱、马来酸氯苯那敏等。

八、注意事项

① 针灸对本病发作期或初发期疗效较满意。若出现高热、咳吐浓痰、胸闷喘促气短等重症时，应采取综合治疗措施。

② 内伤咳嗽病程较长，易反复发作，应坚持长期治疗。急性发作时宜标本兼顾；缓解期需从调整肺、脾、肝等脏功能入手，重在治本。

③ 积极进行心肺功能锻炼，提高机体防病、抗病的能力。戒烟对本病的康复有重要意义。

④ 日常应注意保暖，避受风寒；保持情志调畅。

第二十节　心律失常

一、诊断要点

1. 西医病名及诊断

是指心脏起搏和传导功能紊乱而发生的心脏节律、频率或激动顺序异常，主要表现为心动过速、心动过缓、心律不齐和心脏停搏。

诊断依据：脉率或听诊心率100次/分以上，或60次/分以下；或听诊心律不规则。心电图可诊断。

2. 中医病名及诊断

心律失常属于中医"惊悸"和"怔忡"的范畴，症见自觉心搏异常，或快速或缓慢，或跳动过重，或忽跳忽止，呈阵发性或持续不解，心慌不安，伴胸闷不适、心烦寐差、头晕等。

二、中医病因病机

（1）病因 体虚劳倦、七情所伤、感受外邪、药食不当等。

（2）病机 气血阴阳亏虚，心失濡养，或邪扰心神，心神不宁。

（3）病位 在心，与胆、脾、肾关系密切。

（4）病性 本虚标实。

三、辨证

（1）心虚胆怯 心悸因惊恐而发悸动不安、气短自汗、神倦乏力、少寐多梦、舌质淡、苔薄白、脉弦细。

（2）心脾两虚 心悸不安、失眠健忘、面色㿠白、头晕乏力、气短易汗、纳少胸闷、舌质淡红、苔薄白、脉弱。

（3）阴虚火旺 心悸不宁、思虑劳心尤甚，心中烦热，少寐多梦，头晕目眩，耳鸣口干，面颊烘热，舌质红，苔薄黄，脉细弦数。

（4）心血瘀阻 心悸怔忡、胸闷心痛阵发，或面唇紫暗，舌质紫暗或有瘀斑，脉细涩或结代。

（5）水气凌心 心悸怔忡不已、胸闷气喘、咳吐大量泡沫痰涎、面浮足肿、不能平卧、目眩、尿少、苔白腻或白滑、脉弦滑数疾。

（6）心阳虚弱 心悸、动则为甚，胸闷气短，形寒肢冷，头晕，面色苍白，舌体胖大，苔白，脉沉细迟或结代。

四、针灸治疗

1. 治法及取穴

分型	治法	取经	主穴	配穴
心虚胆怯	益气安神	手厥阴心包经、足太阳膀胱经	神门、内关、心俞、巨阙、厥阴俞	加间使、胆俞；善惊加大陵；自汗、气短甚加足三里、复溜

分型	治法	取经	主穴	配穴
心脾两虚	养血益气，定悸安神	足阳明胃经、足太阳膀胱经	神门、内关、心俞、巨阙、厥阴俞	加脾俞、膈俞、足三里；腹胀、便溏加上巨虚、天枢
阴虚火旺	滋阴降火，养心安神	足太阳膀胱经、足少阴肾经		加肾俞、太溪；快速型加极泉、大陵
心血瘀阻	活血化瘀，理气通络	任脉、足厥阴肝经、足太阳膀胱经		加膻中、膈俞、期门；伴失眠加安眠、百会、太冲
水气凌心	振奋心阳，化气行水	足太阳膀胱经、任脉		加肾俞、关元；气喘加膻中
心阳虚弱	温补心阳，安神定悸	任脉、督脉		加关元、至阳、膻中；慢速型加人中、三阴交

2. 方义

本病心血不足或心阳不振等为主要原因，治疗时以心经、心包经为主。神门为心经原穴，可调节自律神经、补益心气、安定心神；内关为心包经络穴，可宁心安神、理气止痛；心俞为心的背俞穴，巨阙为心的募穴，两穴为俞募配穴法，可安神宁心、宽胸理气止痛；厥阴俞属膀胱经，为心包背俞穴。诸穴合用可调理心经气机而收定悸宁神的效果。

3. 针法

毫针平补平泻。心俞、厥阴俞穴不可深刺，以免伤及内脏。气虚阳虚加艾灸。

五、其他疗法

1. 电针

取内关、神门、心俞、巨阙、厥阴俞等穴，每次选1～2组，用连续波或疏密波，留针 20～30 分钟，每天 1 次。

2. 艾灸

取内关、神门、心俞、关元、足三里等穴，小艾炷隔姜或隔附子饼灸，每天 1 次。

3. 穴位注射

取双侧内关穴、神门、关元、足三里、气海等穴，每次取 2～3 穴，选用当归注射液、生脉注射液或丹参注射液等注射穴位，每穴 0.5～1mL，隔天 1 次。

4. 穴位埋线

取内关、神门、足三里、心俞、厥阴俞、关元等穴，选羊肠线埋入，每次取 2～3 穴，10～15 天 1 次。

5. 穴位敷贴

取膻中穴及双侧内关穴。将吴茱萸粉、水、米醋（或生姜汁）按 1：1：1 比例调和成一元硬币大小药丸，每天临睡前贴于穴位上，6～8 小时后取下。

6. 耳针

选交感、神门、心、脾、肝、肾，每次取 3～4 个穴位，用王不留行进行耳穴压贴，手法由轻到重，按至有热胀感和痛感（以患者能耐受为度），每天按压 4 次以上，每次 2 分钟左右。两耳交替，3 天换 1 次。

7. 小针刀

在第 2 至第 5 胸椎棘旁或棘间选 2～4 个压痛点或软组织硬结，进针深达骨面进行纵行疏通、剥离、切割等方法，5～7 天 1 次。

六、中药治疗

心虚胆怯用安神定志丸加减；心脾两虚用归脾汤；阴虚火旺用天王补心丹；心血瘀阻用血府逐瘀汤加减；水气凌心用真武汤加减；心阳虚弱用保元汤加减。

七、西医治疗

抗快速性心律失常药物中，钠通道阻滞剂有奎尼丁、利多卡因、普罗帕酮等；β 受体阻滞剂有普萘洛尔、美托洛尔等；钾通道阻滞剂有胺碘酮等；钙通道阻滞剂有药有维拉帕米等。抗缓慢性心律失常药物有阿托品、肾上腺素等。

八、注意事项

① 生活要规律，保证充足的睡眠。

② 注意劳逸结合，根据自身的情况选择合适的体育锻炼，如散步、太极拳、气功等；节制房事；预防感冒。

③ 尽力保持标准体重，勿贪饮食，因为发胖会使心脏负荷加重。

④ 注意季节、时令、气候的变化，寒冷、闷热的天气容易造成病情变化，注意采取保暖、通风、降温等措施。

⑤ 饮食以易消化、清淡、营养丰富、少食多餐、低盐低脂、高蛋白、多种维生素、清洁卫生、冷热合适、定时定量为原则。

⑥ 精神情志的正常与否，同心律失常发生关系密切，设法消除紧张、恐惧、忧虑、烦恼、愤怒等不良情绪刺激，保持正常心态。

⑦ 患者除日常口服药外，还应备有医生开具的应急药品，如普萘洛尔、速效救心丸、硝苯地平（心痛定）、阿托品等。

第二十一节　冠心病

一、诊断要点

1. 西医病名及诊断

又称"缺血性心脏病"，是指冠状动脉硬化使管腔狭窄或阻塞，导致心肌缺血、缺氧而引起的心脏病，它和冠状动脉痉挛一起，统称冠心病。临床分为隐匿型、心绞痛型、心肌梗死型、心力衰竭型（缺血性心肌病）、猝死型五个类型，其中最常见的是心绞痛型，最严重的是心肌梗死型和猝死型两种类型。

2. 中医病名及诊断

属于中医学"胸痹""真心痛"的范畴。因体力活动、情绪激动等诱发，突感心前区疼痛，多为发作性绞痛或压榨痛，也可为憋闷感，疼痛从胸骨后或心前区开始，向上放射至左肩、臂，甚至小指和无名指，也可涉及颈部、下颌、牙齿、腹部等。

二、中医病因病机

（1）病因　寒邪内侵、饮食不当、情志失调、劳倦内伤、年迈体虚等。

（2）病机　实证为寒凝、气滞、血瘀、痰阻等痹阻胸阳，阻滞心脉；虚证为心脾肝肾亏虚，心胸失养。

（3）病位　在心，与肝，脾，肾，胃等脏腑有关。

（4）病性　本虚标实。

三、辨证

（1）心血瘀阻　心胸疼痛、如刺如绞、痛有定处、入夜为甚，甚则心痛彻背、背痛彻心，或痛引肩背，舌质紫暗、有瘀斑，苔薄，脉弦涩。

（2）寒凝心脉　猝然心痛如绞，心痛彻背，喘息不得平卧，多因气候骤冷或突感风寒而发病或加重，伴形冷，甚至手足不温、冷汗不出、胸闷气短、心悸、脸色苍白，舌质暗淡苔薄白，脉沉紧或沉细。

（3）痰浊内阻　胸闷重而心痛微，痰多气短，肢体沉重，形体肥胖，遇阴雨天易发作或加重，伴有倦怠乏力、纳呆便溏、咳吐痰涎，舌体胖大且边有齿痕，苔浊腻或白滑，脉滑。

（4）气阴两虚　心胸隐痛，时作时休，心悸气短，动则益甚，伴倦怠无力、声息低微、面色㿠白、易汗出，舌质绛红，舌体胖大而边有齿痕，苔薄白，脉虚细缓或结代。

（5）心肾阴虚　心痛憋闷、心悸盗汗、虚烦不寐、腰膝酸软、头晕耳鸣、口干便秘，舌质红少津、苔薄或剥、脉细数或促代。

四、针灸治疗

1. 治法及取穴

分型	治法	取经	主穴	配穴
心血瘀阻	活血化瘀，通脉止痛	足太阳膀胱经、足厥阴肝经、足太阴脾经	内关、神门、心俞、厥阴俞、巨阙	加膈俞、太冲、血海；舌质紫暗加少商、少冲点刺出血
寒凝心脉	辛温散寒，宣通心阳	任脉、督脉		加气海、关元、大椎、百会；恶寒加灸肺俞、风门
痰浊内阻	通阳泄浊，豁痰宣痹	手太阴肺经、足阳明胃经		加太渊、丰隆；脘闷纳呆加中脘、足三里
气阴两虚	益气养阴，活血通脉	任脉、足太阴脾经、足阳明胃经		加气海、三阴交、足三里；阳虚甚加灸关元、命门
心肾阴虚	滋阴益肾，养心和络	足太阴脾经、足少阴肾经		加三阴交、太溪；失眠加安眠、百会、太冲

2. 方义

本病病机多为胸阳不振，阴寒之邪上乘。内关为手厥阴心包经之络穴，又是八脉交会穴，与阴维脉相通，是治疗胸痹心痛之要穴，不论寒热虚实皆可用之；神门为心经原穴，调节心律，可补益心气、安定心神；心俞、厥阴俞为背俞穴，可宣通心阳；巨阙穴属任脉，可温通心阳、活血化瘀、镇静安神。

3. 针法

用平补平泻法。虚证重用灸法。巨阙穴及背部腧穴注意针刺角度、深度及方向。

183

五、其他疗法

1. 电针

取郄门、内关、神门、心俞、巨阙、厥阴俞等穴，每次选1～2组，用连续波或疏密波，留针20～30分钟，每天1次。

2. 温针灸

取心俞、厥阴俞、内关穴，进针后将艾炷插在针柄上，点燃施灸，共施2炷，留针30分钟，每天1次。

3. 艾灸

取内关、神门、心俞、膈俞、期门等穴，小艾炷隔姜灸法，每天1次。

4. 穴位注射

取双侧内关、神门、关元、气海等穴，每次取2～3穴，予当归注射液或维生素B_1注射液、维生素B_{12}注射液行穴位注射，每穴1mL，隔天1次。

5. 头皮针

取额中线、右侧额旁1线、顶中线，每天1次。

6. 皮肤针

取心俞、厥阴俞、郄门、内关等穴，常规消毒后，以轻中度叩刺，2天1次。

7. 埋线疗法

取胸椎4～7节的督脉、夹脊穴、膀胱经内侧线，选羊肠线埋入，每次取2～3穴，10～15天1次。

8. 耳穴

选交感、神门、心、脾、肝、肾等穴，每次取3～4个穴位，用王不留行进行耳穴压贴，手法由轻到重，按至有热胀感和痛感（以患者能耐受为度），每天按压4次以上，每次2分钟左右，两耳交替，3天换1次。

六、中药治疗

心血瘀阻证用血府逐瘀汤加减；寒凝心脉证用枳实薤白桂枝汤合当归四逆汤加减；痰浊内阻证用瓜蒌薤白半夏汤合涤痰汤加减；气阴两虚证用生脉散合人参养荣汤加减；心肾阴虚证用天王补心丹合炙甘草汤加减。

七、西医治疗

硝酸酯类药物主要有硝酸甘油、硝酸异山梨酯等；β受体阻滞剂有普萘洛尔、美托洛尔等；钙通道阻断剂常用药物有维拉帕米、硝苯地平控释剂、氨氯地平、地尔硫草等；抗血栓药物包括抗血小板和抗凝药物，有阿司匹林、氯吡格雷、华法林钠等。调脂治疗中，他汀类药物有阿托伐他汀、瑞舒伐他汀等；氯贝丁酯类药物有非诺贝特、本扎贝特等。

八、注意事项

① 当心绞痛发作时，迅速将硝酸甘油片1～2片咬碎，含在舌下，过1～3分钟，疼痛即可缓解。

② 在心绞痛发作时，如精神紧张、焦虑不安、夜间失眠的时候，可服用地西泮（安定片）。

③ 发作期以卧床休息为主，不宜活动。

④ 缓解期时可根据病情适当运动，以不感劳累为度，有利于冠状动脉的侧支循环的建立。

⑤ 起居要规律，宜早睡早起，保证每天睡眠时间为7～9小时，午睡半小时。

⑥ 冠心病患者不能用力排便，因用力排便会使心脏负担加重，可诱发心绞痛或发生意外。应该适当的多食含纤维素的蔬菜如芹菜、韭菜、菠菜等，保持大便通畅，养成每天定时排便的习惯。

第二十二节 高血压

一、诊断要点

1. 西医病名及诊断

是一种以体循环动脉收缩期和（或）舒张期血压持续升高为主要特点的全身性疾病。分为原发性高血压及继发性高血压。

诊断依据：在未使用降压药物的情况下，非同日 3 次测量血压，收缩压≥140mmHg 和 / 或舒张压≥90mmHg。患者既往有高血压史，目前正在使用降压药物，血压虽然低于 140/90mmHg，也诊断为高血压。

2. 中医病名及诊断

属于"头痛""眩晕"等范畴。症见眩晕、头胀痛、耳鸣、急躁易怒、失眠多梦、心烦口苦、视物模糊、腰膝酸软，或肢体麻木等。

二、中医病因病机

（1）病因　禀赋不足、饮食失调、情志失节、年迈体虚等。
（2）病机　肾阴不足、肝阳偏亢。
（3）病位　与肝、肾关系密切。
（4）病性　本虚标实。

三、辨证

（1）肝阳上亢　头痛且胀、头晕目眩、烦躁易怒、夜眠不宁、或兼胁痛、面赤口苦、舌质红、苔薄黄、脉弦有力。

（2）肝肾阴虚　头部隐痛、目眩耳鸣、五心烦热、腰腿酸软、舌苔白腻、脉濡滑。

（3）痰湿内阻　头痛而重、眩晕、胸闷、恶心、食少、多寐、舌苔白腻、脉濡滑。

（4）阴阳两虚　四肢不温伴乏力、腰酸、头痛、耳鸣、心悸、舌质淡、苔白、脉弦细。

四、针灸治疗

1. 治法与取穴

分型	治法	取经	主穴	配穴
肝阳上亢	平肝潜阳,清泻肝胆	足少阳胆经、足太阳膀胱经	太冲、合谷、足三里、曲池、肝俞	加侠溪、膈俞、间使；伴头痛加印堂、太阳、头维
肝肾阴虚	滋补肝肾,育阴潜阳	足少阴肾经、足太阳膀胱经		加太溪、肾俞；失眠加神门、三阴交
痰湿内阻	健脾除浊,化痰调中	任脉、足阳明胃经		加中脘、丰隆；腹胀纳呆加中脘、天枢
阴阳两虚	益气升阳,滋阴补血	足太阴脾经、足太阳膀胱经		加三阴交、肾俞、气海；伴气短自汗加膻中、复溜

2. 方义

合谷、太冲分别为手阳明经、足厥阴经之原穴,合谷穴属多气多血之阳明经,偏于调气、泄气活血,太冲穴属足厥阴经原穴,可疏肝理气、平降肝阳,两者相合,一脏一腑,一升一降,具有平肝息风、活血化瘀、调和气血之功；足三里穴属足阳明经,有调和气血之功；曲池为手阳明经合穴,合主逆气而泄,能治气逆诸症；肝俞穴可潜降肝阳。

3. 针法

用平补平泻法。太冲穴可向涌泉穴透刺,以增滋阴潜阳之力。虚证可加灸法。

五、其他疗法

1. 电针

取太冲、合谷、曲池、足三里、肝俞等穴,每次选1~2组,用连续波或疏密波,留针20~30分钟,每天1次。

2. 耳针

取降压沟、肾上腺、耳尖、交感、神门、心等穴，每次选3～4穴，毫针刺法，或埋针法或压丸法。

3. 耳尖放血

先用手指按摩耳廓使其充血，取患者双侧耳轮顶端的耳尖穴，经碘酊和酒精消毒后，针刺放血，大概每侧穴位放血8～10滴，1周治疗3次。

4. 温针灸

虚证取侧合谷、太冲、百会穴，进针后施以提插捻转补法，中度刺激，以患者有明显酸胀感，但不难受为宜；将1cm小艾炷点燃套于针柄之上，每次共2炷，灸火灭后取针，每天1次，连续10天。

5. 穴位注射

取双侧足三里、曲池、肝俞、三阴交等穴，用复方当归注射液，每穴注入0.5～1mL，诸穴交替，每天1次。

6. 穴位埋线

取风池、膈俞、肝俞、胆俞、肾俞等穴，每次选1～2穴将1cm羊肠线放入针头内埋入穴，10～15天1次。

7. 穴位敷贴

取涌泉穴，将适量吴茱萸研成末，用醋调成膏贴敷，用胶布固定，12～24小时1换。

六、中药治疗

肝阳上亢用天麻钩藤饮加减；肝肾阴虚用大补元煎加减；痰湿内阻用半夏白术天麻汤加减；阴阳两虚用六味地黄汤加减。

七、西医治疗

利尿剂有氢氯噻嗪等；β受体阻滞剂有美托洛尔等；钙通道阻滞剂有硝苯地平、氨氯地平等；血管紧张素转换酶抑制剂有依那普利等；血管紧张素Ⅱ受体阻滞剂有厄贝沙坦等。

八、注意事项

① 减轻并控制体重；减少钠盐摄入，补充钙和钾盐；减少脂肪摄入。

② 增加运动；戒烟、限制饮酒；减轻精神压力，保持心理平衡。

③ 血压控制标准个体化。由于病因不同，高血压发病机制不尽相同，临床用药分别对待，选择最合适的药物和剂量，以获得最佳疗效。

④ 多重心血管危险因素协同控制。降压治疗后尽管血压控制在正常范围，血压升高以外的多种危险因素依然对预后产生重要影响。

⑤ 应定期随访和测量血压，尤其注意清晨血压的管理，积极治疗高血压，减缓靶器官损害，预防心脑肾并发症的发生，降低致残率及死亡率。

第二十三节　胃炎

一、诊断要点

1. 西医病名及诊断

胃炎是胃黏膜炎症的通称，是一种常见的病，可分为急性胃炎和慢性胃炎。

（1）急性胃炎　急性胃炎是各种病因引起的胃黏膜急性炎症。多数患者症状不明显，或被原发疾病掩盖。有症状者主要表现为轻微上腹不适或隐痛。该病突出的临床表现是上消化道出血，患者可以突然呕血和（或）黑便为首发症状。

（2）慢性胃炎　是各种病因引起的胃黏膜慢性炎症，主要由幽门螺旋杆菌感染所引起，多数是胃窦为主的全胃炎，胃黏膜层以淋巴细胞和浆细胞浸润为主，部分患者在后期可出现胃黏膜固有腺体萎缩和化生。一般病程长。各种慢性胃炎均缺乏特异性的临床表现，而且病变的严重与否与临床表现也不一致，上腹部的疼痛并无明显的规律性。

2. 中医病名及诊断

属中医"胃痛""痞满"范畴。是以上腹胃脘部近心窝处疼痛为特征，其疼痛有胀痛、刺痛、隐痛、剧痛等不同的性质，常伴有食欲不振、恶心呕吐、嘈杂泛酸、嗳气吞腐等上消化道症状。

二、中医病因病机

（1）病因　外邪犯胃、饮食伤胃、情志不畅、素体脾虚等。

（2）病机　胃气失和、胃络不通，或胃失温养。

（3）病位　在胃，与肝、脾关系密切。

（4）病性　早期多为实证；后期多为虚证。

三、辨证

（1）寒邪犯胃　胃痛暴作，恶寒喜暖，脘腹得温则痛减、遇寒则痛增，口不渴，喜热饮，苔薄白，脉弦紧。

（2）食滞肠胃　胃痛，脘腹胀满，嗳腐吞酸，或吐不消化食物，吐食或矢气后痛减，或大便不爽，苔厚腻，脉滑。

（3）肝气犯胃　胃脘胀闷、攻撑作痛、脘痛连胁、嗳气频繁、大便不畅、每因情志因素而痛作、苔多薄白、脉沉弦。

（4）胃热炽盛　胃脘灼痛、痛势急迫、烦躁易怒、泛酸嘈杂、口干口苦、舌质红、苔黄、脉弦或数。

（5）胃阴亏虚　胃痛隐隐、口燥咽干、大便干结、舌质红少津、脉细数。

（6）脾胃虚寒　胃痛隐隐、喜温喜按，空腹痛甚，得食痛减，泛吐清水，纳差，神疲乏力，甚则手足不温，大便溏薄，舌质淡，苔白，脉虚弱或迟缓。

（7）瘀阻胃络　胃脘疼痛，痛有定处而拒按，或痛有针刺感，食后痛甚，或见吐血便黑，舌质紫暗，脉涩。

四、针灸治疗

1.治法及取穴

分型	治法	取经	主穴	配穴
寒邪犯胃	温胃散寒，行气止痛	足阳明胃经		加梁丘、公孙
食滞肠胃	消食导滞，和胃止痛	任脉、足阳明胃经		加天枢、内庭、下脘；苔厚腻加阴陵泉
肝气犯胃	疏肝理气，和胃止痛	足厥阴肝经、任脉		加太冲、期门；嗳气加膻中
胃热炽盛	清胃泻火，和胃止痛	足阳明胃经、手阳明大肠经	中脘、足三里、内关	加内庭、合谷；口苦、舌质红甚加少府
胃阴亏虚	滋养胃阴，和胃止痛	足太阳膀胱经、足太阴脾经		加膈俞、胃俞、血海、三阴交；便秘加大肠俞、太溪、照海
脾胃虚寒	温中散寒，健脾和胃	足太阳膀胱经、任脉		加脾俞、胃俞、关元；心悸加神门；
瘀阻胃络	活血化瘀，通络止痛	足厥阴肝经、足太阳膀胱经		加期门、膈俞、三阴交；便黑加隐白

2.方义

中脘穴胃之募、腑之会，穴居胃脘，可和胃健脾、降逆利水，足三里为胃下合穴，可疏通胃腑气机，两穴远近相配，可调腑气、和胃止痛，凡胃脘疼痛，不论寒热虚实，均可使用；内关为手厥阴心包经络穴、八脉交会穴，通于阴维脉，可畅达三焦气机、理气降逆、和胃止痛。三者相配具有和胃、止痛、降逆之效，而胃能安。

3.针法

根据证候虚实，毫针补泻，或平补平泻，或针灸并用。足三里穴用平补平泻法，疼痛发作时，可持续行针1~3分钟，增加刺激量，缓解或减轻疼痛。寒气凝滞、脾胃虚寒者可加用艾灸法。

五、其他疗法

1. 电针

取中脘、足三里、内关、胃俞、脾俞、肝俞等穴，每次选1～2组，用连续波，留针20～30分钟，每天1次。

2. 耳穴

取胃、十二指肠、脾、肝、交感、神门等穴，常规消毒皮肤，以王不留行进行耳穴贴压，两耳交替进行，3天更换1次。

3. 皮肤针

取第6至第12胸椎两侧足太阳膀胱经及足阳明胃经，向下依次叩打，叩至皮肤潮红或少量出血，每天或隔天1次。

4. 拔罐

取中脘、肝俞、脾俞、胃俞、至阳等穴，留罐10～15分钟，每天治疗1次。

5. 穴位注射

取中脘、足三里、脾俞、胃俞等穴，选用黄芪注射液、丹参注射液或当归注射液，每穴注射0.5～1mL，每次选2穴，隔天一次。

6. 指针

取足三里、中脘、脾俞、胃俞等穴。伴呕吐者加内关穴；伴嗳气吞酸腹胀者加公孙、太冲穴。手法用大拇指指腹或肘尖点按穴位，逐渐加压，以患者能忍耐为度，并做均匀回旋揉动，每穴施术3分钟。

7. 推拿按摩

按摩脘腹部中脘穴，做环形按摩，实证以顺时针，虚证以逆时针，节律平等，轻重适度，每天1～2次，每次15分钟。

六、中药治疗

寒邪犯胃用良附丸；食滞肠胃用保和丸；肝气犯胃用柴胡疏肝散；胃热炽盛用玉女煎加减；胃阴亏虚用一贯煎；脾胃虚寒用黄芪建中汤；瘀阻胃络用失笑散。

七、西医治疗

根除幽门螺旋杆菌治疗采用抗酸分泌剂、抗生素或起协同作用的铋剂联合运用，包括三联疗法和四联疗法；针对胆汁反流和服用 NSAID（非甾体抗炎药），促胃动力药多潘立酮等可减少或消除胆汁反流，质子泵抑制剂等可减轻 NSAID 对胃黏膜的损害；增强胃黏膜防御药适用于有胃黏膜糜烂或症状明显者，药物有胶体铋、硫糖铝等；促胃动力药适用于以上腹饱胀、早饱等症状为主者，主要有多潘立酮等。

八、注意事项

① 针灸对胃脘痛、上腹部胀痛不适、嗳气、恶心等症状效果较好。

② 患病后及时诊断、及时治疗，调治结合，颐养康复。

③ 生活有节，起居有常，调畅情志；避免暴饮暴食，避免过度吸烟、饮酒、喝茶，避免食油腻、粗糙及刺激性食物，多吃含纤维食品。在日常生活中养成良好的习惯很重要。

④ 胃消化功能不好的人，切不可以饿一顿饱一顿，这对胃的伤害很大。建议少吃多餐，如果还没到正餐时间，可以补充一些食物，但不宜过多。

第二十四节　呃逆

一、诊断要点

1. 西医病名及诊断

又称"膈肌痉挛"，是由于膈肌、膈神经、迷走神经或中枢神经等受到刺激后引起一侧或双侧膈肌的阵发性痉挛，伴有吸气期声门突然关闭，发出短促响亮的特别声音。西医学中，呃逆多见于单纯性膈肌痉挛、胃肠神经官能症、胃炎、胃癌、肝硬化晚期、脑血管病、尿毒症，以及胃、食道术后等疾病。

2. 中医病名及诊断

又称"打嗝""哕逆"。是以气逆上冲、喉间呃呃连声、声短而频、不能自控为主要表现的疾病。

二、中医病因病机

（1）病因　与饮食不当、情志失调、正气亏虚等因素有关。

（2）病机　脏腑气机上逆或上冲，胃气上逆动膈。

（3）病位　在胃，与肝、脾、肺、肾等脏腑有关。

（4）病性　虚实夹杂证。

三、辨证

（1）胃寒积滞　呃声沉缓有力，胸膈及胃脘不舒、得热则减、遇寒则甚，进食减少，口淡不渴，舌苔白，脉迟缓。

（2）胃火上逆　呃声洪亮有力、冲逆而出，口臭烦渴，多喜饮冷，脘腹满闷，大便秘结，小便短赤，苔黄燥，脉滑数。

（3）气机郁滞　呃逆连声、常因情志不畅而诱发或加重，胸胁满闷，脘腹胀满，纳减嗳气，肠鸣矢气，苔薄白，脉弦。

（4）脾胃虚弱　呃声低长无力，气不得续，泛吐清水，脘腹不舒、喜温喜按，面色㿠白，手足不温，食少乏力，大便溏薄，舌质淡，苔薄白，脉细弱。

四、针灸治疗

1. 治法及取穴

分型	治法	取经	主穴	配穴
胃寒积滞	温中散寒，降逆止呃	任脉、足太阳膀胱经	中脘、足三里、内关、膻中、膈俞	加胃俞、建里；呕吐酸水或清水加梁门
胃火上逆	清热和胃，降逆止呃	手阳明大肠经、足阳明胃经		加内庭、合谷、天枢；口干口苦加陷谷

分型	治法	取经	主穴	配穴
气机郁滞	顺气解郁，降逆止呃	足厥阴肝经、足少阳胆经	中脘、足三里、内关、膻中、膈俞	加期门、太冲；眩晕加风池、百会
脾胃虚弱	温补脾胃，和中降逆	足太阳膀胱经、足太阴脾经		加脾俞、胃俞、阴陵泉；腰膝酸软加关元

2.方义

中脘乃胃之募穴、腑之会，穴居胃脘部，足三里为胃之下合穴，"合治内腑"，二穴相配可和胃降逆；内关为手厥阴经络穴，又为八脉交会穴，通于阴维脉，可宽胸利膈、和胃降逆；膻中穴为气之会，可理气降逆；膈俞穴可理气宽胸、活血通脉、利膈止呃。

3.针法

根据病情，或补或泻，或平补平泻。气机郁滞、胃火上逆用泻法；胃寒积滞、脾胃虚弱可加灸。

五、其他疗法

1.电针

取中脘、内关、足三里、膻中、脾俞、胃俞等穴，每次选1～2 组，用连续波或疏密波，留针 20～30 分钟，每天 1 次。

2.穴位注射

取足三里、膈俞、内关、合谷、阳陵泉，每次取 2 穴，选用维生素 B_1 注射液、盐酸消旋山莨菪碱（654-2）注射液，每穴注射 0.5～1mL，3 天为 1 个疗程。

3.耳针

取耳中、肝、脾、胃、交感、神门、三焦等穴，每次取 3～5 穴，毫针刺法，或埋针法、压丸法。

4.火针

取足三里、中脘、膈俞穴。适用于胃寒积滞和脾胃虚弱型呃逆。

195

5. 穴位敷贴

取双侧涌泉穴，用吴茱萸细末以醋调贴敷穴位 6～12 小时。

6. 艾灸

虚证取膈俞、脾俞、胃俞、中脘、足三里等穴，隔姜灸，或隔附子饼灸，或温和灸。

7. 指针

以食指尖代替毫针在天突穴反复点压，施呼吸补泻手法，每天 1 次。

六、中药治疗

胃寒积滞用丁香散加减；胃火上逆用竹叶石膏汤加减；气机郁滞用五磨饮子加减；脾胃虚弱用理中汤加减。

七、西医治疗

首先应明确诊断，治疗原发病。对症治疗可选用氟哌啶醇、哌甲酯、利多卡因、阿托品、苯妥英钠等。

八、注意事项

① 进食食物的时候咀嚼宜慢，以减少气体进入胃中。

② 避免吃产生气体的食物，如碳酸饮料等。

③ 对反复发作的慢性、顽固性呃逆应当积极查明病因，治疗原发病。

④ 如呃逆见于危重病后期，可能是胃气衰败之象，须加以注意。

⑤ 保持心情舒畅，避免精神刺激。

第二十五节　呕吐

一、诊断要点

1. 西医病名及诊断

呕吐是胃内容物，甚至胆汁、肠液通过食道反流到口腔，并吐出的反射性动作。可分为三个阶段，即恶心、干呕和呕吐，但有些呕吐可无恶心或干呕的先兆。呕吐是一种症状，可以出现于多种疾病之中，如西医学的神经性呕吐、急性胃炎、心源性呕吐、胃黏膜脱垂症、幽门痉挛、幽门梗阻、贲门痉挛、十二指肠壅积症等。其他如肠梗阻、急性胰腺炎、急性胆囊炎、尿毒症、心源性呕吐、颅脑疾病表现以呕吐为症状时，亦可参照本病论治。

2. 中医病名及诊断

指胃失和降，气逆于上，迫使胃中之物从口中吐出的一种病。一般以有物有声谓之呕，有物无声谓之吐，无物有声谓之干呕，临床呕与吐常同时发生，故合称为呕吐。

二、中医病因病机

（1）病因　外邪犯胃、饮食停滞、情志失调、病后体虚等。

（2）病机　胃失和降，胃气上逆。

（3）病位　在胃，与肝、脾有关。

（4）病性　虚实夹杂证。

三、辨证

（1）外邪犯胃　突然呕吐、胸胁满闷、发热恶寒、头身疼痛、舌苔白腻、脉濡缓。

（2）饮食内停　呕吐酸腐、脘腹胀满、嗳气厌食、大便或溏或结、舌苔厚腻、脉滑实。

（3）痰饮内阻　呕吐清水痰涎、脘闷不食、头眩心悸、舌苔白腻、脉滑。

（4）肝气犯胃　呕吐吞酸、嗳气频作、胸胁胀满、烦闷不舒、每因情志不遂而呕吐吞酸更甚、舌质红、苔薄腻、脉弦。

（5）脾胃虚寒　饮食稍多即吐、时作时止，面色㿠白，倦怠乏力，喜暖恶寒，四肢不温，口干而不欲饮，大便溏薄，舌质淡，脉濡弱。

（6）胃阴不足　呕吐反复发作、时作干呕、口燥咽干、胃中嘈杂、似饥而不欲食、舌质红少津、脉细数。

四、针灸治疗

1. 治法及取穴

分型	治法	取经	主穴	配穴
外邪犯胃	解表祛寒，和胃止呕	手阳明大肠经、足太阳膀胱经	中脘、内关、足三里	加合谷；寒吐加上脘、胃俞；热甚加金津、玉液点刺出血
饮食内停	消食化滞，和胃降逆	任脉、足阳明胃经		加下脘、梁门；食积加上脘、璇玑
痰饮内阻	逐饮化痰，和胃降逆	足阳明胃经、足太阴脾经		加丰隆、公孙；肠鸣加脾俞、大肠俞
肝气犯胃	疏肝和胃，降逆止呕	足厥阴肝经、足太阴脾经		加太冲、期门；泛酸干呕加公孙、阳陵泉
脾胃虚寒	温中健脾，和胃止呕	足太阳膀胱经、足阳明胃经		加脾俞、胃俞；腹痛加天枢、关元
胃阴不足	滋养胃阴，降逆止呕	足太阳膀胱经、足太阴脾经		加胃俞、三阴交、血海；胃中灼热者加太溪、合谷

2. 方义

本病病位在胃，中脘乃胃之募穴、腑之会，穴居胃脘部，可理气和胃止呕；足三里为胃之下合穴，"合治内腑"，可疏理胃肠气机，与中脘穴远近相配，可通降胃气；内关为手厥阴经络穴，又为八脉交会穴，通于阴维脉，可宽胸理气、和胃降逆，为止呕要穴。三穴合用共奏和胃降逆止呕之功。

3. 针法

根据证候虚实，毫针补泻，或平补平泻，或针灸并用。足三里穴用平补平泄法，内关、中脘穴用泻法。虚寒者可加艾灸。呕吐发作时，可在内关穴行强刺激，并持续运针 1～3 分钟。

五、其他疗法

1. 电针

取内关、足三里、中脘、脾俞、胃俞等穴，每次选 1～2 组，用连续波或疏密波，留针 20～30 分钟，每天 1 次。

2. 穴位注射

取足三里、合谷、内关、膈俞、脾俞、胃俞等穴，每次取 2 穴，选用胃复安注射液或维生素 B_6 注射液，注射 0.5～1mL，5 天为 1 个疗程。

3. 耳针

胃、贲门、食道、交感、神门、肝、脾等穴，每次取 3～5 穴，毫针刺法，或埋针法、压丸法。

4. 拔罐

取中脘、胃俞、膈俞穴，留罐 15 分钟。

5. 穴位敷贴

取神阙、中脘、内关、足三里等穴，用姜泥贴敷穴位 2～4 小时。

6. 艾灸

虚证取中脘、足三里、内关穴，隔姜灸，或隔附子饼灸，或温和灸；灯心草蘸麻油点燃，灸灼内关、合谷、胃俞、足三里穴。

六、中药治疗

外邪犯胃用藿香正气散加减；饮食内停用保和丸加减；痰饮内阻用小半夏汤合苓桂术甘汤加减；肝气犯胃用半夏厚朴汤合左金丸加减；脾胃虚寒用理中汤加减；胃阴不足用麦门冬汤加减。

七、西医治疗

首先应明确诊断，治疗原发病。对症给予止吐药、镇静药治疗，如甲氧氯普胺（胃复安）、阿托品、多潘立酮（吗丁啉）、地西泮（安定）等。

八、注意事项

① 饮食方面注意调理。脾胃素虚患者，饮食不宜过多，同时勿食生冷瓜果等，禁服寒凉药物。若胃中有热者，忌食肥甘厚腻、辛辣香燥、醇酒等，禁服温燥药物，戒烟。

② 针灸治疗本病效果较好，因妊娠或药物反应引起的呕吐，亦可参照本节治疗。但上消化道严重梗阻、癌肿引起的呕吐以及脑源性呕吐，有时只能做对症处理，应重视原发病的治疗。

③ 对呕吐不止的患者，应卧床休息，密切观察病情。服药方法，应以少量频服为佳，以减少胃的负担。根据患者情况，以热饮为宜，并可加入生姜或姜汁，以免格拒难下，逆而复出。

④ 保持心情舒畅，避免精神刺激，对肝气犯胃者，尤当注意。

第二十六节　便秘

一、诊断要点

1. 西医病名及诊断

便秘是临床常见的复杂症状，而不是一种疾病，表现为排便次数减少、粪便干硬和（或）排便困难。排便次数减少指每周排便少于 3 次；排便困难包括排便费力、排出困难、排便不尽感、排便费时和需手法辅助排便。多见于西医学功能性便秘、肠易激综合征、药物性便秘、内分泌及代谢性疾病所致的便秘。

2. 中医病名及诊断

此病当属中医学"脾约""燥结""秘结"范畴。以排便困难为主症，排便时间延长，3 天以上 1 次，粪便干燥坚硬，重者大便艰难、干燥如栗，可伴有少腹急胀、神疲乏力、胃纳减退等。

二、中医病因病机

（1）病因　饮食不节、情志失调、年老体虚等。

（2）病机　大肠传导不利。

（3）病位　在大肠，与肺、脾、胃、肝、肾有关。

（4）病性　虚实夹杂证。

三、辨证

（1）肠道实热　大便干结，腹部胀满、按之作痛，口干或口臭，舌苔黄燥，脉滑实。

（2）肠道气滞　大便不畅、欲解不得，甚则少腹作胀、嗳气频作，苔白，脉弦细。

（3）脾气虚弱　大便干结如栗，临厕无力努挣，挣则汗出气短、面色㿠白、神疲气怯，舌质淡，苔薄白，脉弱。

（4）阴虚肠燥　大便干结、状如羊屎，口干少津，神疲纳呆，舌质红，苔少，脉细数。

四、针灸治疗

1. 治法及取穴

分型	治法	取经	主穴	配穴
肠道实热	泻热导滞，润肠通便	手阳明大肠经、足阳明胃经	合谷、天枢、大肠俞、上巨虚、支沟、照海	加合谷、曲池、内庭；烦热口渴加少府、廉泉
肠道气滞	调理气机，顺气导滞	任脉、足厥阴肝经、足少阳胆经		加太冲、中脘、阳陵泉；胸胁满痛加期门
脾气虚弱	健脾益气，兼以通便	足太阳膀胱经、足阳明胃经		加脾俞、胃俞、足三里；脱肛加长强、百会；腰冷痛加委中、命门
阴虚肠燥	滋阴润燥	足少阴肾经、足太阳膀胱经		加肾俞、脾俞照海太溪；心烦少寐加神门、行间

2. 方义

合谷穴泻阳明之热，清热以保津；近取大肠募穴天枢与大肠俞同用为俞募配穴，远取大肠下合穴上巨虚"合治内腑"，三穴同用可通调大肠腑气，腑气通则大肠传导功能复常；支沟穴可宣通三焦、行气导滞，为通便之经验效穴；照海穴可养阴，以增液行舟。

3. 针法

平补平泻法。虚寒者可行温针灸、温和灸、隔姜灸或隔附子饼灸。

五、其他疗法

1. 电针

取合谷、天枢、大肠腧、上巨虚、支沟、照海等穴，每次选1～2组，用连续波，留针20～30分钟，每天1次。

2. 耳针

选直肠下段、大肠、便秘点、皮质下、交感、脾、胃等穴，毫针刺，中等强度或弱刺激，或用揿针、王不留行贴压。

3. 脐疗

实证取生大黄、芒硝各10g，厚朴、枳实各6g，冰片3g，共研为细末，每次取3～5g，加蜂蜜调成膏状，敷贴于神阙穴，用胶布固定，每2～3天换药1次。

4. 穴位注射

取合谷、天枢、大肠俞、上巨虚、下巨虚、支沟、照海等穴，每次选2～4穴，用维生素B_1注射液、维生素B_{12}注射液，每穴注射0.5～1mL，每天或隔天1次。

5. 穴位埋线

取天枢、大肠俞、气海、足三里穴，将羊肠线埋入穴位内，每10～15天1次。

6. 推拿疗法

手部：清大肠、运内八卦各200～300次，按揉阳池穴500次。

腹部：摩腹（泻法）5～10分钟，（即医者用手掌或四指沿升结肠、横结肠至降结肠方向做顺时针摩），揉中脘、天枢穴各2分钟。

背部：揉龟尾穴2分钟，推下七节骨300次。

腿部：揉足三里穴2分钟，每天1次。

六、中药治疗

肠道实热用麻子仁丸或大承气汤；肠道气滞用六磨汤；脾气虚弱用黄芪汤；阴虚肠燥用增液汤。

七、西医治疗

选用通便药时应考虑药物应用的循证医学证据、安全性、药物依赖性以及效价比。药物治疗可分容积性泻剂如硫酸镁等；润滑性泻剂如石蜡油等；高渗性泻剂如乳果糖、山梨醇等；刺激性泻剂如蓖麻油、大黄、番泻叶和芦荟等。

八、注意事项

① 及时治疗肛裂、肛周感染、子宫附件炎等疾病。

② 养成良好的排便习惯，每天定时排便，形成条件反射，建立良好的排便规律。

③ 避免排便习惯受到干扰：由于精神因素、生活规律的改变、长途旅行过度疲劳等未能及时排便的情况下，易引起便秘。

④ 滥用泻药会使肠道的敏感性减弱，形成对某些泻药的依赖性，造成便秘。

⑤ 避免进食过少，或食品过于精细，缺乏残渣，对结肠运动的刺激减少。

⑥ 适当的文体活动，特别是腹肌的锻炼有利于胃肠功能的改善，对于久坐少动和精神高度集中的脑力劳动者更为重要。

第二十七节　肠炎

一、诊断要点

1. 西医病名及诊断

肠炎是细菌、病毒、真菌和寄生虫等引起的胃肠炎、小肠炎和结肠炎。肠炎按病程长短不同，分为急性和慢性两类。临床表现有恶心、呕吐、腹痛、腹泻、稀水便或黏液脓血便。

（1）急性肠炎　在我国以夏、秋两季发病率较高，无性别差异。恶心、呕吐、腹泻是急性肠炎的主要症状。

（2）慢性肠炎　即肠道的慢性炎症性疾病，发病慢，病程长，因而得名。其病因可为细菌、霉菌、病毒、原虫等微生物感染，亦可为过敏、变态反应等原因所致。临床表现为长期慢性或反复发作的腹痛、腹泻及消化不良等症，重者可有黏液便或水样便。

2. 中医病名及诊断

此病当属中医学"泄泻"范畴。症见大便稀薄或如水样、次数增多，可伴腹胀腹痛。急性暴泻起病突然，病程短，可伴有恶寒、发热；慢性久泻起病缓慢，病程较长，反复发作，时轻时重。饮食不当、受寒凉或情绪变化可诱发。

二、中医病因病机

（1）病因　感受外邪，或饮食内伤。

（2）病机　脾失健运，传导失司。

（3）病位　在肠，与脾、胃、肝、肾等密切相关。

（4）病性　虚实夹杂证。

三、辨证

（1）寒湿困脾　大便稀薄或如水样、腹痛肠鸣、畏寒食少、苔白滑、脉濡缓。

（2）肠道湿热　腹痛即泻、泻下急迫、粪色黄褐秽臭、肛门灼热，可伴有发热、舌红、苔黄腻、脉濡数。

（3）食滞胃肠　腹满胀痛、大便臭如败卵、泻后痛减、纳呆、嗳腐吞酸、舌苔垢或厚腻、脉滑。

（4）肝气郁滞　腹痛肠鸣泄泻、每因情志不畅而发，泻后痛缓，舌质红，苔薄白，脉弦。

（5）脾气亏虚　大便溏薄、夹有不消化食物，稍进油腻则次数增多，伴有神疲乏力，舌质淡，苔薄白，脉细。

（6）肾阳亏虚　晨起泄泻，大便夹有不消化食物，脐腹冷痛、喜暖，形寒肢冷，舌质淡胖，苔白，脉沉细。

四、针灸治疗

1. 治法及取穴

分型	治法	取经	主穴	配穴
寒湿困脾	芳香化湿，散寒和中	手阳明大肠经、任脉	中脘、天枢、上巨虚、脾俞、大肠俞、足三里	加合谷、曲池；腹痛甚加灸神阙
肠道湿热	清热利湿，调和肠胃	手阳明大肠经、足阳明胃经		加合谷、内庭；发热加曲池、大椎
食滞胃肠	消食导滞、调和肠胃	任脉、足太阳膀胱经		加下脘、胃俞；呕吐加内关、公孙
肝气郁滞	疏肝理气，健脾止泻	足厥阴肝经、足太阳膀胱经		加肝俞、阳陵泉、太冲；胸胁痞闷加内关
脾气亏虚	健脾益气，化湿止泻	足太阴脾经、足太阳膀胱经		加胃俞、三阴交；大便黏滞带血加照海、血海
肾阳亏虚	温肾健脾，固涩止泻	足太阳膀胱经、任脉		加关元、肾俞；冷痛加命门、神阙

2. 方义

中脘为胃之募穴、腑之会，天枢为大肠募穴，上巨虚为大肠下合穴，三穴相配，可疏调胃肠气机、升清降浊；中脘、天枢与脾俞、大肠俞相配，为俞募配穴法，可通调肠胃；足三里为胃之下合穴，可燥化脾湿、生发胃气，有"肚腹三里留"之说。

3. 针法

根据证候虚实，毫针补泻，或平补平泻，或针灸并用。寒证可加温针灸。

五、其他疗法

1. 电针

取中脘、天枢、上巨虚、足三里、脾俞、大肠俞、照海等穴，每次选 1～2 组，用连续波或疏密波，留针 20～30 分钟，每天 1 次。

2. 艾灸

虚证取天枢、关元、神阙穴，用直接或隔药灸法，每天或隔天 1 次。

3. 脐疗

取神阙穴，将适量五倍子研成末，用食醋调成膏状敷脐，用伤湿祛痛膏固定，2～3 天 1 换。适用于久泻。

4. 穴位注射

取脾俞、足三里、上巨虚、曲池、天枢等穴，每次取 2～4 穴，取黄芪注射液或当归注射液，刺入穴位得气后，每穴注入 0.5～1mL，双侧轮换注射，每天 1 次。

5. 耳针

选胃、大肠、小肠、肝、脾、交感、神门、皮质下等穴，每次取 3～4 个穴位，用撤针或王不留行进行耳穴压贴，手法由轻到重，按至有热胀感和痛感（以患者能耐受为度），每天按压 4 次以上，每次 1 分钟左右，两耳交替，3 天换 1 次。

6. 三棱针

取足三里、公孙、内庭、厉兑等穴，每次选用 2～3 穴，用三棱针点刺放血。

7. 拔罐

取脾俞、三焦俞、关元俞、大肠俞等穴，每次选 4 个穴位，交替进行，3 天 1 次。

六、中药治疗

寒湿困脾用藿香正气散加减；肠道湿热用葛根芩连汤加减；食滞胃肠用保和丸加减；肝气郁滞用痛泻要方加减；脾气亏虚用参苓白术散加减；肾阳亏虚用四神丸加减。

七、西医治疗

肠道细菌感染者给予抗生素左氧氟沙星等；炎症性肠病者应

用氨基水杨酸制剂或糖皮质激素；止泻药有蒙脱石散、地芬诺酯等；腹痛可用消旋山莨菪碱（654-2）、丁溴东莨菪碱等；肠道微生态制剂有益生元等。

八、注意事项

① 对急性肠炎患者，除注意休息和针对病因积极治疗外，在饮食方面应采取易消化、少刺激、温热适中、营养丰富、少食多餐和适时补充水分的原则。

② 对活动期患者要强调充分休息。患者可在病情好转后逐渐增加活动量，但应减免重体力活动。

③ 大部分慢性肠炎患者，不宜多吃水果。

④ 精神因素可诱发或加重溃疡性结肠炎，应保持心情舒畅，缓解焦虑、恐惧心理。

⑤ 如腹痛性质突然改变，应注意是否发生大出血、肠梗阻、中毒性巨结肠、肠穿孔等并发症。

第二十八节　糖尿病

一、诊断要点

1. 西医病名及诊断

是由遗传和环境因素共同引起的一组以糖代谢紊乱为主要表现的临床综合征。

诊断依据：

① 有典型症状，且任何时候血糖≥11.1mmol/L（200mg/dL）。

② 或空腹血糖≥7.0mmol/L（126mg/dL）。

③ 或糖耐量试验中，葡萄糖负荷（75g 无水葡萄糖）后 2 小时血糖≥11.1mmol/L（200mg/dL）。

2. 中医病名及诊断

属中医"消渴""消瘅"范畴。泛指以多饮、多食、多尿、形体消瘦，或尿有甜味为特征的疾病。根据消渴不同症状，多饮为上消，消谷善饥为中消，口渴小便如脂膏者为下消，统称消渴（三消）。

二、中医病因病机

（1）病因　禀赋不足、饮食失节、恣食肥甘、情志失调、劳欲过度等。

（2）病机　阴虚燥热，以阴虚为本、燥热为标。

（3）病位　在三焦，与肺、胃、肾有关。

（4）病性　本虚标实。

三、辨证

（1）肺热津伤　烦渴多饮、口干舌燥、尿频量多、舌边尖红、苔薄黄、脉洪数。

（2）胃热炽盛　多食易饥、口渴、尿频量多、形体消瘦、大便干燥、苔黄、脉滑实有力。

（3）肾阴亏虚　尿频量多、混浊如脂膏，或尿甜，腰膝酸软，乏力，头晕耳鸣，口干唇燥，皮肤干燥、瘙痒，舌质红少苔，脉细数。

（4）阴阳两虚　小便频数、混浊如膏，甚至饮一溲一，面容憔悴，耳轮干枯，腰膝酸软，四肢欠温，畏寒肢冷，阳痿或月经不调，舌苔淡白而干，脉沉细无力。

四、针灸治疗

1. 治法与取穴

分型	治法	取经	主穴	配穴
肺热津伤	清热润肺，生津止渴	手太阴肺经、手少阴心经	胰俞、肺俞、胃俞、足三里、三阴交、肾俞、太溪、胃脘下俞	加太渊、鱼际、少府；烦渴引饮加廉泉、内庭
胃热炽盛	清胃泻火，养阴增液	足阳明胃经、足太阴脾经		加地机、内庭、阴陵泉；嘈杂善饥加中脘、内关；胃肠功能紊乱加上脘、下脘

分型	治法	取经	主穴	配穴
肾阴亏虚	滋阴补肾，润燥止渴	足少阴肾经、足厥阴肝经	胰俞、肺俞、胃俞、足三里、三阴交、肾俞、太溪、胃脘下俞	加太冲、照海、复溜；膀胱功能障碍加气海、水道
阴阳两虚	温阳滋阴，补肾固摄	足少阴肾经、任脉、督脉		加阴谷、气海、命门；胰岛素抵抗加中脘、曲池、内庭

2.方义

取胰俞穴以疏肝利胆、活血化瘀、养胰健脾、调和肠胃；肺俞穴以清热润肺、生津止渴；胃俞、足三里、三阴交穴以清胃泻火、和中养阴；肾俞、太溪穴以益肾滋阴、增液润燥；胃脘下俞穴为治疗消渴之经验效穴。诸穴合用，共奏生津滋阴、清热润燥之功。

3.针法

根据证候虚实，毫针补泻，以平补平泻为主，或针灸并用。背部腧穴注意针刺角度、深度及方向。

五、其他疗法

1.电针

取肺俞、胃俞、肾俞、三阴交、太溪、胃脘下俞等穴，每次选1～2组，用疏密波，留针20～30分钟，每天1次。

2.艾灸

取气海、关元、三阴交、阴陵泉、太溪、肾俞、命门、脾俞、中极、复溜、足三里等穴，每次选用6个穴，取麦粒大小艾炷，每穴灸治3～5壮，各穴交替使用，每天1次。注意防止灼伤。

3.穴位注射

取脾俞、膈俞、胃脘下俞、肾俞、三阴交、太溪等穴，注射药物为当归注射液或维生素 B_1 注射液、B_{12} 注射液，每次取2～4穴，双侧穴位交替注射，隔天1次。

4. 平衡针

针刺降糖穴为主。血压高配降压穴；血脂高配降脂穴；心脏供血不足配心病穴；肝功能不正常配肝病穴；消化功能障碍配胃痛穴。

5. 小针刀

用针刀按常规入路方法对夹脊穴痛点进针切割、剥离、松解后出针，5 天治疗 1 次。

6. 穴位埋线

将医用羊肠线埋入双侧胃脘下俞穴，10～15 天 1 次。

7. 穴位敷贴

将三七、荔枝核、刺五加、苍耳子等共研为细面，用姜汁调和敷于脐孔，6～8 小时后取下。

8. 耳针

取胰、内分泌、肾、三焦、心、肝、神门、耳迷根等，治疗 2 型糖尿病疗效显著，且能明显改善患者的胰岛素抵抗。

六、中药治疗

肺热津伤用消渴方；胃热炽盛用玉女煎；肾阴亏虚用六味地黄汤加减；阴阳两虚用金匮肾气丸加减。

七、西医治疗

磺脲类药物有格列齐特等；双胍类药物有二甲双胍等；噻唑烷二酮类药物有吡格列酮等；葡萄糖苷酶抑制剂有阿卡波糖等。胰岛素分为速效胰岛素类似物、短效胰岛素、中效胰岛素、长效胰岛素和预混胰岛素。

八、注意事项

① 防止和纠正肥胖。

② 饮食要保证合理体重及工作、生活的需要。食物成分合理，糖类以非精制、富含可溶性维生素为好，按糖尿病饮食严格执行，多吃蔬菜。

③ 增加体力活动，参加体育锻炼。

④ 避免或少用对糖代谢不利的药物。

⑤ 积极发现和治疗高血压、高血脂和冠心病。

⑥ 戒除烟、酒等不良习惯。

⑦ 对中老年人定期进行健康查体，除常规空腹血糖外，应重视餐后 2 小时血糖测定。

第二十九节　甲状腺功能亢进症

一、诊断要点

1. 西医病名及诊断

是甲状腺本身产生过多甲状腺激素所致的甲状腺毒症。发病前可有精神刺激、感染、妊娠、手术等病史，或有其他自身免疫性疾病史。临床主要表现为怕热、多汗、疲倦、烦躁、心悸、手颤、食欲亢进、消瘦、大便量多、月经紊乱；心动过速、心音增强、脉压差增大、期前收缩、房颤、周围血管征阳性；有些患者甲状腺局部可有弥漫性或结节性肿大，有细震颤及血管杂音；有些患者可伴有突眼症。实验室检查：血清总甲状腺素（TT_4）、总三碘甲状腺原氨酸（TT_3）、游离甲状腺素（FT_4）升高，血清促甲状腺激素（TSH）水平降低或正常。

2. 中医病名及诊断

其归属于中医"瘿瘤""瘿病""汗证""食亦""心悸""郁证"等范畴。症见心悸、畏热、多汗、食欲亢进、消瘦、体重下降、疲乏无力及情绪易激动、性情急躁、失眠、思想不集中、眼球突出、手舌颤抖、甲状腺肿或肿大。女性可有月经失调甚至闭经，男性可有阳痿或乳房发育等。

二、中医病因病机

（1）病因　感受外邪、饮食不节、水土不服、情志不遂、失治误治。

（2）病机　肝气郁结，气郁化火，气滞痰瘀凝结于颈部结喉，聚而成形。

（3）病位　在颈，与心包经、肝经、脾经、胃经有关。

（4）病性　本虚标实。

三、辨证

（1）气滞痰凝　胸闷憋气、心烦失眠、颈项粗大、喉有堵感、大便溏薄、妇女月经不调、舌质红、苔薄白、脉弦滑或弦细。

（2）心肝火郁　颈前轻度或中度肿大、柔软光滑无结节、心烦易怒、恶热自汗、面部烘热、口苦咽干、食欲亢进、目突手颤、大便量多、舌质红、苔黄燥、脉弦数。

（3）心肾阴虚　颈前肿块或大或小，质软光滑，目突手颤，口干咽燥，目涩，心悸心慌，心烦少寐，消瘦善饥，女子月经不调或闭经，男子阳痿、性欲减退、腰膝无力，舌质红，苔薄黄或少苔或无苔，脉细数。

四、针灸治疗

1.治法及取穴

分型	治法	取经	主穴	配穴
气滞痰凝	舒肝解郁，消瘿破气	足厥阴肝经、足阳明胃经	三阴交、足三里、内关、间使、气舍	加太冲、丰隆、内关；多汗加大椎、复溜
心肝火郁	清肝泻火，散结消瘿	足厥阴肝经、足太阴脾经		加太冲、阴陵泉、太溪；突眼症加风池、攒竹、丝竹空、天柱；月经不调加血海、阴陵泉
心肾阴虚	益气养阴，散结平气	手少阴心经、足少阴肾经		加照海、关元、神门；心律失常加心俞、厥阴俞；失眠加心俞、神门

2.方义

三阴交为足三阴经的会穴，可滋补肝肾；足三里为胃经合穴，"合治内腑"，可健运脾胃、补益中气；内关、间使为手厥阴

212

心包经之穴，有调神、散热生气的作用；气舍穴可调气、化瘀、散结。诸穴合用，以达滋水涵木、泻心火、平肝木、补益脾气、消瘿化瘀的作用。

3. 针法

用平补平泻法，以中度刺激为宜，且留针时间应稍长，约40分钟左右为宜。对特殊部位的穴位，避免伤及血管和内脏。

五、其他疗法

1. 耳穴

取神门、内分泌、皮质下为主穴。心悸者加心、肾穴；汗多者加肺穴；烦躁易怒、突眼者加肝穴；尿频者加肺、肾穴；易饥者加胃穴。每次治疗主穴必用，对症配穴，压丸法，每周治疗2次，两耳交替进行。

2. 麦粒灸

取大杼、风门、肺俞、风府、大椎、身柱、风池等穴为主，再根据病情结合辨证施治选用配穴。主配穴结合分为两组，两组交替使用。采用麦粒着肤灸法，每次每穴7～10壮，以局部皮肤红晕、药气温热透达深部为度，每天或隔天1次。

3. 穴位埋线

取间使、手三里、足三里、三阴交、肾俞、肝俞、太溪等穴。间使、三阴交穴每次均取双侧，其他穴位可取单侧。每次埋线2～3穴，10～15天1次。

4. 穴位注射

养心安神定悸，取内关、心俞、至阳穴，配第3至第5胸椎。甲状腺肿大，取局部阿是穴，随证配穴：气虚取气海、足三里穴；血虚取脾俞、膈俞、太溪穴；痰湿取尺泽、肺俞、丰隆穴；血瘀取郄门、血海、膻中穴。每次取4个穴位，选用丹参注射液，每穴注射0.5～1mL，交替使用。

5. 壮医针挑法

选用背正中线及背侧线上的针挑点。每次治疗选3个点针挑，按三角形顺序往下挑。方法：先用针尖将穴位中心点皮肤挑破2毫米，将针尖刺入皮下，挑出白色皮下纤维，将纤维挑断并挑出。1 周治疗 2 次。

6.穴位贴敷

方用浙贝 60g，玄参 50g，夏枯草 18g，莪术 30g 等，将药物制成粉末，用醋和凡士林调和成稠糊状，每选 3g 贴敷于阿是穴、人迎、三阴交、肾俞、肝俞、太溪穴，每次 2～3 穴，3 天 1 次。

六、中药治疗

气滞痰凝用四海舒郁丸加减；心肝火郁用栀子清肝汤合消瘰丸加减；心肾阴虚用天王补心丹或一贯煎加味。

七、西医治疗

包括药物、碘 [131] 及手术治疗。抗甲状腺药物治疗有咪唑类和硫氧嘧啶类两种，代表药物分别为甲巯咪唑和丙基硫氧嘧啶；放射碘适合甲状腺中度肿大或甲亢复发的患者；手术治疗适合甲状腺肿大显著，或高度怀疑甲状腺恶性肿瘤患者。

八、注意事项

① 本病为难治性疾病，宜中西医结合治疗。
② 对甲亢患者的怀孕要持慎重态度，应在专科医师指导下备孕。
③ 甲亢可引起机体内糖代谢紊乱，注意血糖变化。
④ 由于多数甲亢患者急躁、易怒等情志变化，宜配合情志调理。

第三十节　甲状腺功能减退症

一、诊断要点

1.西医病名及诊断

是由多种原因引起的甲状腺激素合成、分泌或生物效应不足所致的临床综合征。按起病年龄分为三型，发病始于胎儿或新生儿者称呆小病；起于青春期发育前者称幼年型甲减；起病于成年者称成年甲减。轻型甲减和甲减初期以 FT_4 下降为主，较重者 T_4 和 T_3 均降低。TSH 原发者升高，垂体性或下丘脑甲减者正常或降低。

2. 中医病名及诊断

本病在中医学中属"瘿痨"范畴。症见畏寒，嗜睡，少动智力低下，反应迟钝，各种感觉减退，面色苍白或萎黄，皮肤干燥、粗厚，厌食，便秘，腹胀，非凹陷性水肿，生育力降低，女性可出现月经不调。

二、中医病因病机

（1）病因　饮食、环境、情志和甲亢治疗后有关。

（2）病机　脾肾阳虚，气化失司，痰瘀内生。

（3）病位　与足少阴经、足太阴经、手少阳经及任脉、督脉有关。

（4）病性　本虚标实。

三、辨证

（1）脾肾阳虚　神疲乏力、腰膝酸软、畏寒肢冷、纳减便秘、全身浮肿、男子阳痿、女子月经不调、舌质淡胖有齿印、苔白腻、脉沉细或沉迟。

（2）心肾阳虚　心悸心慌、胸闷憋痛、神倦嗜卧、形寒肢冷、舌质淡、苔白而滑、脉沉迟或结代。

（3）阳气衰竭　神昏肢厥，四末不温，声低息微，肌肉弛张无力，血压、体温下降，舌质淡胖，脉微欲绝。

四、针灸治疗

1. 治法及取穴

分型	治法	取经	主穴	配穴
脾肾阳虚	温阳利水，补益脾肾	督脉、任脉	肾俞、脾俞、关元、三阴交、足三里、气舍	加命门、气海水肿，尿少加阴陵泉、丰隆、水分；腹胀、便秘加天枢、上巨虚、大肠俞

分型	治法	取经	主穴	配穴
心肾阳虚	温补阳气，振奋心阳	手厥阴心包经、任脉	肾俞、脾俞、关元、三阴交、足三里、气舍	加气海、心俞、内关；反应迟钝，智力低下加百会、四神聪、太溪；心律不齐，心动过缓加内关、神门；郁闷，心烦加曲泽、膻中、肝俞
阳气衰竭	回阳救逆	任脉、足太阳膀胱经		加脾俞、肾俞、气海；月经不调加血海；性功能障碍加大敦、秩边、环跳

2.方义

肾俞、脾俞穴可培本固元、温阳益气、宣通脾肾之阳；关元穴为足三阴经、任脉之会，可温补元阳，与肾俞穴相配，可益肾气、利膀胱；三阴交穴可健脾和胃、调补肝肾、行气活血、疏经通络；足三里为胃经合穴，"合治内腑"，可健运脾胃、补益中气；气舍穴可调气、化瘀、散结。

3.针法

针刺以补法为主，或平补平泻，同时加艾条温灸，或取背腹部穴位施隔附子饼灸。

五、其他疗法

1.艾灸

取中脘、关元、足三里、肾俞、脾俞、命门等穴，用麦粒灸，每次每穴7～10壮，以局部皮肤红晕、药气温热透达深部为度，每天或隔天1次。

2.火针

用火针点刺大椎、脾俞、肾俞、关元、足三里、丰隆等穴，隔2天1次。

3.穴位埋线

选取肾俞、脾俞、气舍、足三里、关元等穴，每次选取3～5个穴，或根据病情需要选取穴位，多组穴位可以交替应用，10～15天1次。

4.耳针

取内分泌、交感、皮质下、甲状腺穴，毫针针刺，留针30分钟，也可选用揿针或用王不留行贴压。

5.穴位注射

取手三里、足三里、肾俞等穴，采用丹参注射液，每次选2～4个穴位，每穴0.5～1mL，隔天1次或每周2次。

六、中药治疗

脾肾阳虚证用真武汤；心肾阳虚证用参附汤合右归饮加减；阳气衰竭证用四逆汤加味。

七、西医治疗

临床甲减必须用甲状腺素替代治疗，主要药物有甲状腺素钠等。有贫血者可补充铁剂、维生素 B_{12} 和叶酸；胃酸不足者应当补充稀盐酸；缺碘者应补充碘剂。

八、注意事项

① 早期诊断、早期及时有效的治疗，是防止甲减病情恶化的关键。

② 建议在老年人或大于35岁的人群中每5年筛查1次，以便发现临床甲减患者，特别是孕期妇女、不孕症和排卵功能异常者。

③ 甲减是一种慢性长期性疾病，可以逐渐调节恢复。

④ 早期采用中医药治疗可有效地预防并发症的发生。

⑤ 病情稳定后，应在饮食、精神、药膳、锻炼、药物等方面综合调理，增强体质，防止复发。

第三十一节　肥胖症

一、诊断要点

1. 西医病名及诊断

临床上，体内贮积脂肪量≥理想体重20%称为肥胖。分为单纯性肥胖和继发性肥胖。目前评估肥胖的简便而最常用的指标是体质指数（BMI），中国肥胖问题工作组建议的肥胖诊断标准是：BMI>26为轻度肥胖；BMI>28为中度肥胖；BMI>30为重度肥胖。肥胖经常伴发的高血压、高血脂、糖尿病、冠心病、脑卒中称为"死亡五重奏"。

2. 中医病名及诊断

中医学称肥胖症患者为"肥人"。症见形体肥胖、行动困难、气短、疲乏无力、怕热多汗、嗜睡、腰腿痛。女性月经稀少，甚至闭经不孕；男性性欲减退、尿失禁。重度肥胖者生活自理困难、憋气、嗜睡、发绀、睡眠时呼吸暂停。

二、中医病因病机

（1）病因　暴饮暴食、过食肥甘、安逸少动、情志不舒、先天禀赋等。

（2）病机　痰湿浊脂滞留。

（3）病位　与胃、肠、脾、肾关系密切。

（4）病性　多为本虚标实。

三、辨证

（1）胃肠积热　形体肥胖、失眠、头晕、形体肥胖、多食善饥、口渴善饮、怕热多汗、大便秘结、小便短赤，或兼有腹胀、口苦口臭、心烦，舌质红苔黄、脉滑数。

（2）气郁血瘀　形体肥胖，情志抑郁，心烦易怒，失眠多梦，口苦咽干，妇女月经不调、量少或闭经，经前乳房胀痛，舌质红，苔薄黄，脉弦。

（3）脾虚湿阻　体态肥胖、浮肿、面色萎黄、疲乏无力、肢体困重、脘腹不适、纳差、大便溏薄、白带清稀、舌质淡胖、苔薄、脉沉细。

（4）脾肾阳虚　体态肥胖，易于疲乏，四肢不温，甚或四肢厥冷，喜食热饮，小便清长，舌质淡胖，舌苔薄白，脉沉细弱。

四、针灸治疗

1. 治法及取穴

分型	治法	取经	主穴	配穴
胃肠积热	清胃泻火，佐以消导	手少阳三焦经、足阳明胃经	中脘、阴陵泉、丰隆、曲池、天枢、百会	加支沟、上巨虚、内庭；便秘加归来
气郁血瘀	健脾化湿，疏肝理气	足太阴脾经、足厥阴肝经		加太冲、阳陵泉、期门；眩晕加内关、水沟
脾虚湿阻	健脾益气，渗利水湿	足阳明胃经、足太阴脾经		加脾俞、足三里、三阴交；心悸加神门、心俞
脾肾阳虚	补益脾肾，温阳化气	足太阴脾经、足少阴肾经		加商丘、太溪、肾俞、关元；嗜睡加申脉、照海

2. 方义

肥胖之症，多责之脾胃、肠腑，兼神失调摄。中脘乃胃之募穴，有健运脾胃之功；阴陵泉为脾经合穴，丰隆为胃经络穴，乃治痰要穴，两穴合用，可分利水湿、蠲化痰浊；曲池为大肠经合穴，可清大肠湿热，天枢为大肠募穴，两穴相配，可通利肠腑、降浊消脂；百会穴可调神益志。

3. 针法

针刺用平补平泻。脾胃虚弱、真元不足者可灸中脘、三阴交、阴陵泉等。其他腧穴视患者肥胖程度及取穴部位不同而刺。

219

五、其他疗法

1. 电针

取中脘、阴陵泉、丰隆、曲池、天枢、大横、环跳、秩边、风市殷门、足三里、照海等穴，每次选3~4组，用连续波，留针20~30分钟，每天1次。

2. 穴位埋线

取天枢、中脘、丰隆、水分、大横、带脉、阿是穴等穴（脂肪肥厚处），将羊肠线埋植在穴位的皮下组织或肌层内，针孔处敷盖消毒纱布，10~15天1次。

3. 耳针

胃肠实热者，取主穴饥点、胃、小肠、大肠、三焦、内分泌，配穴为脾、肾、肺、神门、心、膀胱等；脾虚湿阻者，取主脾、胃、膀胱、肾、三焦、内分泌，配穴为肺、皮质下、交感、神门；肝郁气滞者，取主穴肝、胆、内分泌、神门、皮质下，配穴为三焦、子宫、卵巢、内生殖器、交感等。将针刺入或耳穴贴压王不留行，手法由轻到重，按至有热胀感和痛感（以患者能耐受为度），每天按压4次以上，每次1分钟左右，两耳交替，3天换1次。

4. 艾灸

脾虚湿阻型取水分、天枢、关元、丰隆、三阴交穴；胃热湿热型取支沟、内庭、曲池、腹结、三阴交穴；气郁血瘀型取关元、带脉、血海、太溪、三阴交穴；脾肾阳虚型取命门、大椎、腰阳关、肾俞、涌泉穴。用单头灸盒自上而下施灸，每穴5分钟，每天1次。

5. 拔罐

取中院、关元、天枢、水道、外陵、大横、水分等穴，用闪火法反复闪罐上述穴位，以皮肤潮红为度；腰背部采用走罐法，沿两侧膀胱经推动至皮肤潮红。

六、中药治疗

胃肠积热用白虎汤合小承气汤加减；气郁血瘀用逍遥散加血

府逐瘀汤加减；脾虚湿阻用参苓白术散合防己黄芪汤加减；脾肾两虚用真武汤合苓桂术甘汤加减。

七、西医治疗

抗肥胖药物主要有西布曲明、奥利司他；二甲双胍能抑制食欲、减轻体重；利莫那班在减少腰围、减轻体重和改善代谢方面有明显作用。手术治疗有空回肠短路手术、胆管胰腺短路手术、胃短路手术、胃成形术、迷走神经切断术及胃气囊术等。

八、注意事项

① 采取健康的生活方式，从根本上改变自身的不良饮食习惯和结构，奉行科学合理的饮食原则。

② 良好的运动习惯，多做体力劳动和体育锻炼。

③ 在针灸减肥过程中，要求患者有耐心有毅力配合医生做长期治疗。切忌求速效，最忌一曝十寒、三天打鱼两天晒网。

第三十二节　衰老

一、诊断要点

1. 西医病名及诊断

衰老是机体各组织、器官功能随年龄增长而发生退行性变化的过程。衰老是生命过程的必然规律，是不可避免的，而且可伴随一系列症状和体征。通过治疗可改善衰老症状或程度，从而达到延缓衰老的目的。

2. 中医病名及诊断

衰老主要体现为脏腑和器官机能的下降与减退后出现的症状与体征。中医治疗的目的是延缓自然衰老。

二、中医病因病机

（1）病因　肾气亏虚、阳气虚衰等。

（2）病机　肾精不足，脾胃虚弱，五脏失养。

（3）病位　在肾，与肝、脾、胃、肺、心有关。
（4）病性　虚证。

三、辨证

1. 主症

神疲健忘、表情淡漠、反应迟钝、形寒肢冷、腰膝无力、动作缓慢、发脱齿摇、眩晕耳鸣、气短乏力、纳差少眠，甚则颜面浮肿等，常伴多种老年疾病。

2. 分型

（1）肾精不足　神情呆钝、健忘恍惚、动作迟缓、耳鸣耳聋、腰膝酸软、发摇齿脱、舌质淡、苔薄白、脉细迟弱。

（2）脾胃虚弱　神疲乏力、少气懒言、形体消瘦、面色萎黄、肢体倦怠、腹胀纳少、大便溏薄、舌质淡、苔白、脉细弱。

（3）心肺气虚　胸闷心悸、咳喘气短、动则尤甚、吐痰清稀、头晕神疲，语声低怯，自汗乏力，舌质淡，苔白或唇舌淡暗，脉沉细或结代。

四、针灸治疗

1. 治法及取穴

分型	治法	取经	主穴	配穴
肾精不足	补益肾精	足太阳膀胱经、督脉、任脉	关元、太溪、神阙、三阴交、足三里	加肾俞；神疲体倦者加百会、气海
脾胃虚弱	健脾养胃	手少阳三焦经、足阳明胃经		加脾俞；便秘者加支沟、天枢
心肺气虚	补益心肺	督脉、足太阳膀胱经		加心俞、肺俞；健忘者加百会、志室

2. 方义

关元为任脉与足三阴经的交会穴，可补益元气、益肾填精，太溪为肾之原穴，可补益肾气、化生精血，二穴合用，可温肾壮元、以补先天之本；神阙为任脉穴，位居中腹，可温肾助阳；三

222

阴交为足三阴经交会穴，可健运脾胃、补益肝肾，足三里为胃之下合穴，可健脾养胃、调补气血，二穴合用，可健脾胃、益气血，以补后天之本。

3. 针法

以补法为主，配合灸法，或针灸并用。神阙用灸法；足三里可用灸法或温针灸。

五、其他疗法

1. 电针

取肾俞、脾俞、心俞、肺俞、关元、太溪、三阴交、足三里等穴，每次选 1～2 组，用连续波或疏密波，留针 20～30 分钟。

2. 皮肤针

取头部及督脉、背部膀胱经循行线，轻叩至局部出现潮红。

3. 耳针

取皮质下、内分泌、肾、心、脑、神门等穴，每次取 3～5 穴，毫针刺法或压丸法。

4. 艾灸

取脾俞、肾俞、关元、气海、足三里等穴，将附子研细，用黄酒调和制饼放于穴位，上置艾炷，每穴灸 5～7 壮。

5. 穴位注射

取足三里、三阴交、脾俞、肾俞、肝俞、中脘、关元、命门等穴，选用鹿茸精注射液、黄芪注射液、当归注射液，每次取 2～4 穴，每穴注入 0.5～1mL。

六、中药治疗

肾精不足用六味地黄汤加味；脾胃虚弱用四逆汤加味；心肺气虚用养心汤合补肺汤加减。

七、西医治疗

目前没有明确的抗衰老药物，但最近研究认为阿司匹林、二甲双胍、塞来昔布、维生素 E 等药具有抗衰老作用。

八、注意事项

① 针灸对延缓衰老有一定作用，尤以灸法应用最多，但应持之以恒。

② 结合推拿、运动、娱乐、饮食等多种养生保健方法同时进行治疗，效果更佳。

③ 生活有规律可以使人体各个系统功能较为正常，有利于营养的消化吸收，使人有充沛的体力去工作。

④ 要多吃蔬菜、水果、低脂肪食物，这样可以预防心脑血管疾病或延迟一些中老年性疾病的发生。

第三十三节　痛风

一、诊断要点

1. 西医病名及诊断

是嘌呤代谢障碍所致的一组异质性慢性代谢性疾病，其临床特点为高尿酸血症、反复发作的痛风性急性关节炎、间质性肾炎、痛风结石形成；严重者伴关节畸形或尿酸性尿路结石。本病常伴有肥胖、2型糖尿病、高脂血症、高血压、动脉硬化和冠心病等，临床上称为代谢综合征。可分为原发性和继发性两类。根据诱因、家族史、泌尿道尿酸结石史及典型的关节炎表现等，应考虑为痛风；依据血尿酸、关节腔滑囊液旋光显微镜检查、X线或 MRI 检查可以确诊。急性关节炎期诊断有困难者可用秋水仙碱作诊断性治疗。

2. 中医病名及诊断

痛风属于"痹证""历节风"范畴。症见无明显征兆突然出现关节痛，疼痛进行性加剧，在 12 小时左右达高峰，呈撕裂样、刀割样或咬噬样，难以忍受；受累关节及周围组织红、肿、热、痛和功能受限。多于数天或 2 周内自行缓解。首次发作多侵犯第一跖趾关节，其次为足背、足跟、踝、膝、腕和肘等关节，肩、髋、脊柱和颞颌等关节少受累。部分患者可有发热、寒战、头痛、心悸和恶心等全身症状。痛风发作持续数天至数周后可自行缓解，以后进入无症状的间歇期，历时数月、数年或十余年后复发，越发越频，受累关节越来越多，症状持续时间越来越长。

二、中医病因病机

（1）病因　先天禀赋不足，脾肾亏虚，风寒湿热乘虚而入。

（2）病机　脾肾亏虚，风寒痰湿热瘀阻经络。

（3）病位　在关节，以足太阴脾经、足阳明经为主。

（4）病性　虚实夹杂证。

三、辨证

（1）湿热蕴结　关节红肿热痛、拒按、触之局部灼热、得凉则舒，发热口渴，心烦不安，舌质红，苔黄腻，脉滑数。

（2）瘀热阻滞　关节红肿刺痛，局部肿胀变形、屈伸不利，肌肤色紫暗、按之稍硬，病灶周围或有硬结，舌质紫暗或有瘀斑，苔薄黄，脉细涩或沉弦。

（3）痰浊阻滞　关节肿胀，甚则关节周围漫肿，局部酸麻疼痛，或见"块瘰"硬结不红，伴有目眩、面浮足肿、胸脘痞闷，舌体胖大，舌质暗，苔白腻，脉缓或弦滑。

（4）肝肾阴虚　病久屡发，关节痛如被杖、昼轻夜重，局部关节变形，肌肤麻木不仁，步履艰难，筋脉拘急、屈伸不利，头晕耳鸣，颧红口干，舌质红少苔，脉弦细或细数。

四、针灸治疗

1. 治法及取穴

分型	治法	取经	主穴	配穴
湿热蕴结	清热化湿	足厥阴肝经、手少阳三焦经	大都、商丘、血海、解溪、犊鼻、足三里	加期门、支沟、阳陵泉；第一趾跖关节部位肿痛加太白、太冲

分型	治法	取经	主穴	配穴
瘀热阻滞	清热凉血,活血散瘀	足太阴脾经、手阳明大肠经	大都、商丘、血海、解溪、犊鼻、足三里	加三阴交、合谷、膈俞;跖趾关节部位肿痛加曲池、合谷
痰浊阻滞	燥湿化痰,补气健脾	足太阴脾经、足阳明胃经		加丰隆、脾俞;膝关节部位肿痛加双膝眼、鹤顶
肝肾阴虚	滋补肝肾	足太阳膀胱经、足少阴肾经		加肝俞、肾俞、太溪;踝关节部位肿痛加丘墟、太溪

2.方义

脾经、胃经相交于中焦,合为表里,经气相通,湿浊瘀毒之邪易循经传导,引起相应的病变。大都为脾经之荥穴,是脾经气血汇聚之所,属火,是痛风首发之位,泻之既能清湿浊祛瘀毒,又能疏通经络之气;商丘、血海、解溪、犊鼻、足三里均为这两经腧穴,同为痛风的好发部位。现取脾、胃两经之穴合用,可起清热祛湿、通痹止痛之效。

3.针法

根据证候虚实,毫针补泻,或平补平泻,或针灸并用。远端腧穴用平补平泻法,在局部痛点可点刺放血。肝肾阴虚证针刺肝俞、肾俞、太溪穴施行补法,可加艾灸。

五、其他疗法

1.刺络放血

用三棱针点刺局部阿是穴、四缝穴、八风穴、八邪穴放血,局部痛点可加拔罐拔出血色混合液。

2.穴位注射

取患者患侧悬钟、足三里穴,皮肤常规消毒后,用祖师麻注射液或寻骨风注射液刺入穴位,得气后,每穴注入 0.5~1mL,每 2 天 1 次。

3. 火针

在肿痛关节附近取阿是穴以火针刺之，以热引热、驱邪外出，起到泻热止痛之功。操作强调速进疾出，深浅根据针刺的不同部位而慎重把握。

4. 小针刀

针刀直入关节腔进行通透。松解治疗，出刀时即有微黄透明液体溢出，随后即用拔罐器于刀口处拔罐约 10 分钟，拔出血色混合液。消毒刀口，用创可贴敷刀口。

5. 中频理疗

根据病情每次选患部 2 个部位，采用疏密波，刺激强度以患者肌肉出现抽动、能耐受、自觉舒适为宜，每次 20～25 分钟，每天 1 次。

6. 温针灸

针刺足三里穴，得气后在足三里穴上温针灸 1～2 炷，30 分钟后取针，并泻八风穴，每天 1 次。

7. 耳针

取内分泌、枕、脾、肾、输尿管、膀胱、内生殖器等穴，常规消毒后，将粘有王不留行的胶布对准耳穴贴敷好，然后稍加压力按压 1～2 分钟，嘱患者自行按压以加强刺激，每次按压使患者感到热、胀、微痛。单侧取穴，两耳轮换，每天按压 3～5 次。

8. 壮医药线

采用 0.5 毫米的 2 号药线，在肿胀的关节局部使用围灸法，即沿肿胀外围向中心点灸，相隔距离 2 毫米点灸 1 炷，每天点灸治疗 1 次，每穴点灸 1 炷。

六、中药治疗

湿热蕴结证用清痹汤加减；瘀热阻滞证用四味健步汤加味；痰浊阻滞证用二陈汤加味；肝肾阴虚证用杞菊六味地黄汤加减。

七、西医治疗

急性期治疗，秋水仙碱为治疗急性痛风发作的特效药；非甾体类抗炎药包括吲哚美辛、布洛芬等，新药艾托考昔的止痛效果显著；糖皮质激素能快速缓解急性发作，通常用于不能耐受非甾体类抗炎药和秋水仙碱或肾功能不全者。

间歇期治疗：抑制尿酸生成药有别嘌醇；促尿酸排泄药有丙磺舒、苯磺唑酮、苯溴马隆等。

八、注意事项

① 对于无症状高尿酸血症患者，预防痛风发作以非药物治疗为主，主要包括饮食控制和戒酒。

② 对于已发生过急性痛风性关节炎的间歇期患者，应预防痛风的再次发作，关键是通过饮食和药物治疗使血尿酸水平控制达标。

③ 避免用使血尿酸升高的药物如利尿剂、小剂量阿司匹林、复方降压片、吡嗪酰胺、硝苯地平和普萘洛尔等。

④ 应注意避免剧烈运动或损伤，控制体重，多饮水，长期碱化尿液等。

第三十四节　风湿性关节炎

一、诊断要点

1. 西医病名及诊断

急性风湿热的病变是全身性结缔组织的非化脓性炎症，主要侵犯心脏和关节，侵犯关节引起的关节炎称风湿性关节炎。

诊断依据：

① 具有风湿热的两项主要表现，或一项主要表现加两项次要表现，有发热、乏力、出汗、面色苍白、烦躁等。

② 游走性的多关节炎，以大关节红、肿、热、痛为表现，炎症消退后关节正常。

③ 有链球菌感染的征象。

2. 中医病名及诊断

中医属"痹证"范畴。症见轻度或中度发热，游走性多关节炎，受累关节多为膝、踝、肩、肘、腕等大关节，常见由一个关节转移至另一个关节，病变局部呈现红、肿、灼热、剧痛；部分患者也有几个关节同时发病。

二、中医病因病机

（1）病因　素体虚弱，正气不足，风寒湿邪外袭。
（2）病机　脉络空虚，外邪直中。
（3）病位　在四肢关节，以足太阳膀胱经、督脉、局部为主。
（4）病性　本虚标实。

三、辨证

（1）行痹　肢体关节肌肉疼痛、游走不定，屈伸不利，或见恶风发热，舌苔薄白，脉浮。
（2）痛痹　肢体关节疼痛较剧、遇寒加重、得热则减、昼轻夜重、痛处不红、触之不热，苔白滑，脉弦紧。
（3）热痹　起病急骤，关节疼痛，局部红肿灼热、痛不可触、得冷稍舒，多有发热恶风、多汗、心烦口渴，舌质红，苔黄，脉滑数。
（4）着痹　肢体关节重着酸痛，痛处固定，下肢为甚，或有肿胀，天气阴雨加重，舌苔白腻，脉濡缓。
（5）虚痹　病程日久，反复不愈，关节疼痛、时轻时重，面黄无华，心悸自汗，头晕乏力，苔薄白，脉濡。

四、针灸治疗

1. 治法及取穴

分型	治法	取经	主穴	配穴
行痹	祛风通络，散寒除湿	足太阳膀胱经、足太阴脾经	大椎、风池、夹脊、曲池、合谷、太冲、血海	加风门、血海、膈俞；病及肩部加肩髎、肩髃、臑俞

分型	治法	取经	主穴	配穴
痛痹	温经散寒，通络止痛	足太阳膀胱经、任脉	大椎、风池、夹脊、曲池、合谷、太冲、血海	加肾俞、关元、风门；病及肘臂加天井、外关、尺泽；病及腕部者加阳池、外关、阳溪、腕骨
热痹	清热祛邪，宣痹止痛	手阳明大肠经、足少阳胆经		加曲池、合谷；病及髀部加环跳、居髎、悬钟
着痹	除湿通络，祛风散寒	足阳明胃经、足太阳膀胱经		加足三里、膈俞、脾俞；病及膝部加犊鼻、梁丘、阳陵泉、膝阳关
虚痹	滋补肝肾	足太阳膀胱经、足阳明胃经、任脉		加膈俞、肾俞、足三里、关元；病及踝部加申脉、照海、昆仑、丘墟、解溪

2. 方义

大椎为诸阳经交会穴，督脉总督一身之阳，风池是阳维脉之交会穴，主一身之表，两穴相配，可祛风散寒；夹脊穴可疏通督脉、统理阴阳，起到运行气血、营阴阳、濡筋骨之效；阳明经为多气多血之经，又"主润宗筋"，取手阳明经曲池、合谷穴，旨在疏通经络气血、温经散寒止痛；太冲穴能疏肝理气；血海穴可活血散瘀以祛风。

3. 针法

根据证候虚实，毫针补泻，或平补平泻，或针灸并用。局部痛处穴位针后刺络拔罐。太冲、血海穴可用泻法。

五、其他疗法

1. 温针灸

根据病变关节，分取肩、肘、腕、膝、踝等关节周围穴位，按病情轻重，温针灸 3～5 穴不等。

2. 穴位注射

采用正清风痛宁注射液进行穴位注射。根据经络辨证，以循经取穴和局部取穴为主，每次选取 2～3 个穴位。

3. 刺络拔罐

选用阿是穴或经穴。上肢取肩井、曲池、外关、后溪穴；下肢取血海、足三里、委中、阳陵泉、环跳、风市穴；腰部穴取肾俞、腰阳关穴。点刺出血加拔火罐。

4. 小针刀

用针刀将患处关节囊切开数点，对关节周围组织行横、纵向剥离。

5. 中频理疗

根据病情每次选患处 2～4 个部位，采用疏密波，刺激强度以患者局部肌肉出现抽动、能耐受而不产生痛感、自觉舒适为宜，每次 20～25 分钟。

6. 穴位敷贴

取足三里、血海、关元、肝俞、肾俞、肺俞穴。将马钱子、川乌、红花、僵蚕、乳香、没药研成粉，用姜汁调末，置于胶布上，贴于穴位上。

7. 耳针

选肝、肾、肺、膝、神门、内分泌等穴，每次取 3～4 个穴位，用王不留行进行耳穴压贴，手法由轻到重，按至有热胀感和痛感（以患者能耐受为度），每天按压 4 次以上，两耳交替。

8. 壮医药线

选取阿是穴为主，结合循经取穴。找到压痛点后选穴为莲花穴，以围刺的形式点灸，循经取穴以手阳明大肠经的穴位为主，每天点灸 1 次。

六、中药治疗

行痹用桂枝汤合玉屏风散加减；痛痹用乌头汤加减；热痹用白虎汤合桂枝汤加减；着痹用羌活胜湿汤加减；虚痹用独活寄生汤加减。

七、西医治疗

控制链球菌感染，应用青霉素、苄星青霉素治疗；抗风湿治疗，首选非甾体类消炎镇痛药阿司匹林；心肌炎患者宜早期使用肾上腺皮质激素，复发预防可用苄星青霉素。

八、注意事项

① 居住的房屋要通风、向阳，保持空气新鲜。

② 宜用温水洗漱或足浴。

③ 风湿病急性期或发作期，有明显的红、肿、热、痛者，要卧床休息2～3周；肾虚及腰椎病患者忌性生活。

④ 风湿病患者在饮食方面要按自己所患病症的轻重，遵照医嘱，调理饮食和忌口。

⑤ 风湿病在病情控制后可以参加力所能及的日常劳动，并坚持体育锻炼以增强体质、提高抗病能力。

⑥ 风湿病患者要保持良好的精神状态，正确对待疾病，切不可急躁焦虑。

第三十五节　类风湿性关节炎

一、诊断要点

1. 西医病名及诊断

是一种以致残性多关节滑膜炎为特征的自身免疫病。

诊断依据：

① 晨僵。晨僵至少一小时以上，并持续6周以上。

② 关节肿胀。3个或3个以上的关节肿胀，持续6周以上时间。

③ 对称性关节肿胀，时间持续6周以上。

④ 腕、掌、指或近端指间关节肿胀，时间持续6周以上。

⑤ 患者手部有典型的类风湿性关节炎的放射学改变。

⑥ 患者皮下有类风湿结节。

⑦ 血清类风湿因子呈阳性。

具备以上症状4条以上者，即可诊断为类风湿性关节炎。

2. 中医病名及诊断

属中医学"尪痹""痹证"范畴。症见晨僵，对称性多关节炎（常≥5个关节），易受累的关节有手、足、腕、踝及颞颌关节等，其他还可有肘、肩、颈椎、髋、膝关节等，多有梭形肿胀、尺侧偏斜、天鹅颈样畸形、钮扣花样畸形等关节畸形，可有发热、贫血、类风湿结节、类风湿血管炎及淋巴结肿大，可累及循环、呼吸、消化、泌尿等系统。

二、中医病因病机

（1）病因　素体虚弱，正气不足，风寒湿邪外袭。

（2）病机　脉络空虚，外邪直中。

（3）病位　在四肢关节，以足太阴脾经、足阳明胃经、局部为主。

（4）病性　虚实夹杂证。

三、辨证

（1）风寒湿阻　关节肿胀疼痛，痛有定处，晨僵，屈伸不利，遇寒则痛剧，局部畏寒怕冷，舌苔薄白，脉浮紧或沉紧。

（2）风湿热郁　关节红肿疼痛如燎，晨僵，活动受限，兼有恶风发热、有汗不解、心烦口渴、便干尿赤，舌质红，苔黄或燥，脉滑数。

（3）痰瘀互结　关节漫肿日久、僵硬变形、屈伸受限、疼痛，痛如锥刺、昼轻夜重，口干不欲饮，舌质紫暗，苔白腻或黄腻，脉细涩或细滑。

（4）肝肾阴虚　病久关节肿胀畸形，局部关节灼热疼痛、屈伸不利，形瘦骨立，腰膝酸软，伴有头晕耳鸣、盗汗、失眠、舌质红，少苔，脉细数。

四、针灸治疗

1. 治法及取穴

分型	治法	取经	主穴	配穴
风寒湿阻	祛风散寒，除湿通络	任脉、手阳明大肠经、经外奇穴	合谷、曲池、外关、阳陵泉、足三里、夹脊、阿是穴	加气海、关元、神阙；病及指关节加四缝、中魁、阿是穴；病及掌指关节加八邪、合谷、三间、后溪、中渚
风湿热郁	疏风清热，利湿通络	督脉、手太阴肺经、手太阳小肠经		加大椎、身柱；病及肘关节加曲泽、少海、尺泽、手三里、小海；病及肩关节加肩髎、肩髃、肩贞、肩髃
痰瘀互结	活血祛瘀，化痰通络	足太阳膀胱经、足太阴脾经、足阳明胃经		加膈俞、血海、丰隆、阴陵泉；病及颞颌关节加下关、上关、颊车；病及膝关节加血海、曲泉、阴陵泉、梁丘
肝肾阴虚	补益肝肾，祛湿止痛	足太阳膀胱经、足厥阴肝经、足少阴肾经		加肝俞、肾俞、太冲、太溪；病及趾关节加气端、独阴、阿是穴；病及跖趾关节加八风、太冲、陷谷、涌泉

2. 方义

阳明经多气多血，针刺手阳明经之合谷、曲池穴可祛风除湿、调营和血；手少阳三焦经之络穴外关，可疏通经络、通理三

234

焦；阳陵泉穴为八会穴之筋会，是治疗痹证的要穴，有舒筋活络、通利关节之效；足三里穴为足阳明胃经合穴，有调理脾胃、舒畅气机、通经活络、濡养关节之功效，配合夹脊穴可温通阳气、健脾强胃，阳气得举；阿是穴可疏通局部气血。

3.针法

本病以针灸并用为主。根据证候虚实，针法或补或泻，或平补平泻。主要配以温针灸、隔物灸。局部痛处穴位针后刺络拔罐。

五、其他疗法

1.温针灸

取夹脊、曲池、八邪、八风、内、外膝眼、足三里、三阴交、阳陵泉、丘墟等穴，针刺得气后，每次选3~5穴，于针柄上插入1~1.5cm艾炷，点燃，燃尽取针。

2.艾灸

取穴膻中、中脘、气海、神阙、足三里、膈俞、肝俞、脾俞、命门等穴，隔附子饼或隔姜灸，穴位交替使用。

3.壮医药线

取梅花穴即在疼痛或肿胀或麻木最明显的部位取穴，然后以此穴为中心上下左右旁开1.5寸各取1穴，成梅花之形。并配合辨证取穴点灸。每天或隔天点灸1次。

4.火针

以关节疼痛部位阿是穴为主，配合夹脊穴。以上穴位每2天行火针1次。

5.蜂针

取阿是穴，配合腰背及四肢腧穴，首次需试1~2针，若无过敏，可渐增，隔天1次，每天6~7针。

6.穴位注射

上肢取穴肩髃、曲池、外关、合谷；下肢取穴环跳、阳陵泉、足三里、悬钟、昆仑；病处则取病处局部经穴、经外奇穴或痛点。每次选3~5穴，采用丹参注射液或当归注射液每穴注射0.5~1mL，隔天1次。

7.穴位埋线

取风池、大杼、肝俞、肾俞、大肠俞、中脘、气海、关元、合谷、足三里、环跳、阴陵泉、阳陵泉等穴，每次选1～3穴，10～15天1次。

8.耳针

取指、腕、肩、肘、肩关节、趾、踝、膝、颈、骶腰椎、胸椎、颈椎、上耳背、中耳背、下耳背等穴，针刺法或压丸法。

9.刺络拔罐

取督脉腰背部穴、阿是穴，上肢配曲池穴，下肢配血海穴，点刺出血加拔火罐，隔天1次。

六、中药治疗

风寒湿阻用乌头汤加减；风湿热郁用大秦艽汤；痰瘀互结用身痛逐瘀汤合二陈汤加减；肝肾阴虚用独活寄生汤加减。

七、西医治疗

非甾体类抗炎药具有抗炎作用，能减轻肿胀疼痛，常用的药物包括双氯芬酸、美洛昔康、塞来昔布等；非生物抗风湿药可减轻或阻止关节的侵蚀和破坏，常用的有甲氨蝶呤、柳氮磺吡啶、来氟米特等；糖皮质激素有泼尼松、泼尼松龙；生物制剂常用的有英夫利昔单抗、依那西普、阿达木单抗、利妥昔单抗等。

八、注意事项

① 本病为难治性疾病，宜中西医结合治疗。

② 活动期应注意卧床休息。

③ 在急性期，应适当限制关节活动；在缓解期，应在不增加患者痛苦的前提下适当进行功能锻炼。

④ 饮食宜增加蛋白质及维生素。

⑤ 注意保暖，局部可热敷、热水浴，对止痛及关节功能有利。避免寒冷刺激诱发本病。

第三十六节 遗精

一、诊断要点

1. 西医病名及诊断

指不因性生活而精液频繁遗泄。未婚或已婚但无正常性生活的成年健康男子每月遗精1～2次属正常现象。多见于西医的男子性功能障碍、前列腺炎、精囊炎或睾丸炎等疾病。

2. 中医病名及诊断

因梦而遗称为"梦遗";无梦或清醒时精液自行流出为"滑精"。以精液频繁自遗为主症。

二、中医病因病机

（1）病因 多与情欲妄动、沉溺房事、劳伤过度，或饮食不节、湿热下注有关。

（2）病机 精室受扰，精关不固。

（3）病位 在精巢，与心、肾有关。

（4）病性 虚实夹杂证。

三、辨证

（1）心肾不交 少寐多梦、梦则遗精、小便短赤、精神不振、体倦乏力、头晕目眩、心中烦热、口干、舌质红、苔薄、脉细数。

（2）湿热下注 遗精频作或尿时少量精液外流、小便热赤浑浊、口苦或渴、心烦少寐、口舌生疮、大便臭溏，或脘腹痞闷、恶心，舌质红、苔黄腻、脉濡数。

（3）肾精亏损 遗精频作，甚至滑精，头晕目眩，面色少华，耳鸣健忘，失眠，畏寒肢冷，舌质淡，苔薄，脉沉细。

四、针灸治疗

1. 治法及取穴

证候	治法	取经	主穴	配穴
心肾不交	清心安神，滋阴清热	足太阳膀胱经、手少阴心经	关元、三阴交、太溪、志室	加心俞、肾俞、神门；伴心中烦热加阴郄、劳宫
湿热下注	清热利湿	任脉、足太阴脾经		加中极、阴陵泉；伴脘腹痞闷加中脘
肾精亏损	补肾益精，固涩止遗	足太阳膀胱经、足少阴肾经		加肾俞、太溪；伴头晕加风池、百会

2. 方义

关元为足三阴经与任脉交会穴，是人体元气的根本，用之可补益下元虚损、振奋肾气；三阴交为足三阴经交会穴，善调肝、脾、肾之经气而固摄精关；用之可补益肝肾；太溪为肾之原穴，志室为足太阳膀胱经穴，二者相配可固精收涩。

3. 针法

针刺为主，主穴用毫针补法，配穴按虚补实泻操作。

五、其他疗法

1. 耳针

取神门、心、交感、皮质下、内生殖器、肾等穴，毫针轻刺激，留针 30 分钟，或用王不留行贴压。

2. 穴位注射

取关元、中极、肾俞、志室、次髎、足三里，每次选 2～3 穴用当归注射液或黄芪注射液，每穴注射 0.5～1mL，隔天 1 次。

3. 皮肤针

叩刺小腹部任脉、肾经，腰骶部，每次 20 分钟，以皮肤微红晕为度，每天 1 次或隔天 1 次。

4. 电针

取关元、三阴交、太溪、志室、肝俞、肾俞等穴，每次选1～2组，用连续波或疏密波，留针20～30分钟，每天1次。

5. 艾灸

取带脉、五枢、维道穴，施温和灸，使患者局部有温热感而无灼痛，一般每穴灸10～20分钟，以皮肤出现红晕为度，每天灸1次。

六、中药治疗

心肾不交用三才封髓丹加减；湿热下注用萆薢分清饮加减；肾精亏损用左归饮加减。

七、西医治疗

遗精治疗主要是对病因治疗。如包茎或包皮过长，需手术治疗；尿道炎或前列腺炎可用抗生素治疗；因神经衰弱引起的遗精，严重者可适当口服镇静药如地西泮（安定）、谷维素等。

八、注意事项

① 针灸治疗遗精效果良好，由于某些器质性疾病引起的，须同时治疗原发病。

② 针刺治疗的同时，应注意调摄心神，同时节制房事，戒除手淫。

③ 在睡眠或着衣时，应避免刺激外阴部，以免性兴奋而遗精。

④ 加强体育锻炼，增强机体的体质，把主要精力运用到学习和工作中去。

第三十七节　阳痿

一、诊断要点

1. 西医病名及诊断

阳痿又称"勃起功能障碍"，是指阴茎不能勃起，或勃起不坚，影响正常性生活。多见于西医的内分泌机能失调、生殖器官神经性损害、睾丸疾病表现为阳痿为主者。

2. 中医病名及诊断

可称为"阳事不举"。以阴茎痿弱不起，临房举而不坚为主症。

二、中医病因病机

（1）病因　多与房劳纵欲太过、思虑忧郁、湿热下注有关。

（2）病机　宗筋失养而弛纵。

（3）病位　在宗筋，与肾、心、脾关系密切。

（4）病性　虚实夹杂证。

三、辨证

（1）命门火衰　阳事不举或举而不坚、面色㿠白、精神萎靡、腰膝酸软、畏寒肢冷、小便频数、舌质淡，苔白、脉沉细。

（2）心脾两虚　阳痿不举、精神不振、失眠健忘、纳少、面色无华、心悸气短、舌质淡，苔薄、脉细弱。

（3）湿热下注　阴茎痿软、勃而不坚，阴囊潮湿，下肢酸重，胁胀腹闷，口苦尿黄，余沥不尽，舌质红，苔黄腻，脉滑数。

四、针灸治疗

1. 治法及取穴

分型	治法	取经	主穴	配穴
命门火衰	温补肾阳，填精补血	督脉、足太阳膀胱经	关元、中极、肾俞、三阴交	加命门、腰阳关；伴腰膝酸软加委中、太溪
心脾两虚	补益心脾，安神定志	足太阳膀胱经、手少阴心经		加心俞、脾俞、神门、足三里；伴失眠多梦加太阳、印堂
湿热下注	清热利湿	任脉、足太阴脾经、足阳明胃经		加阴陵泉、足三里；伴口苦加太冲

2. 方义

中极、关元二穴均为任脉与足三阴经的交会穴，为治疗泌尿生殖系统疾病的主穴，且穴位于小腹部，接近前阴，针刺之可固本培元、益肾兴阳；肾俞为肾之背俞穴，可补益元气、培肾固本；三阴交是肝、脾、肾三经交会穴，可健脾益气、补益肝肾，也可清热利湿。

3. 针法

针刺为主，主穴用补法，配穴按虚补实泻操作。

五、其他疗法

1. 耳针

取神门、肾上腺、内分泌、心、脾、肾、肝、交感、皮质下等穴，毫针中强度刺激，留针 30 分钟，或用王不留行贴压。

2. 电针

取肾俞、次髎穴，用连续波或疏密波，通电 10～20 分钟。

3. 穴位注射

选关元、三阴交、肾俞、足三里等穴，用黄芪注射液或当归注射液，每次选取 2～3 穴，每穴注入药液 0.5～1mL，隔天1 次。

4. 穴位埋线

取中极、气海、关元、三阴交、志室、膀胱俞、次髎、肾俞等穴，每次选 3～4 穴，用一次性埋线针，将羊肠线埋入穴位，10～15 天 1 次。

5. 温针灸

取八髎穴，上髎、下髎穴采用直刺，其余两穴稍向内倾斜，在进针行补法得气之后，以针感放射至会阴部为宜，在针柄上穿置长 1～1.5cm 的艾炷施灸，每 2 天 1 次。

六、中药治疗

命门火衰用右归丸加减；湿热下注用龙胆泻肝汤加减；心脾两虚用归脾汤加减。

七、西医治疗

对于内分泌功能紊乱者，可应用性激素或促性腺激素等药物治疗，如睾酮分泌不足可采取睾酮补充治疗，可使用选择性磷酸二酯酶 V 型抑制剂，如西地那非、伐地那非等。

八、注意事项

① 针灸治疗原发性阳痿效果较佳；对继发者，应治疗原发病。

② 治疗过程中宜配合心理治疗，予精神疏导，消除紧张心理。

③ 改变不良生活方式，防治高危因素，积极治疗糖尿病、高血压等原发性疾病。

④ 有许多药物，如降压药、抗精神病药、利尿药、激素、抗胆碱药、心血管系统药物等都可引起阳痿，故停用这些药物将有利于性功能的恢复，但应在专科医生指导下使用。

第三十八节　早泄

一、诊断要点

1. 西医病名及诊断

以性交时间极短即行射精，或性交前即射精，不能进行正常性生活为主要表现。多见于西医的男子性功能障碍、生殖器质性病变、内分泌失调等疾病表现为早泄者。

2. 中医病名及诊断

以性交之始即行排精，甚至性交前即泄精为主症。

二、中医病因病机

（1）病因　多与房劳过度、肾精亏耗、禀赋素亏、遗精日久、阴阳俱虚有关。

（2）病机　精室受扰，精关不固。

（3）病位　在肾、肝，与心、脾关系密切。

（4）病性　虚证多见。

三、辨证

（1）阴虚火旺　欲念时起、阳事易举或举而不坚、临房早泄、梦遗滑精、腰膝酸软、五心烦热、潮热盗汗、舌质红、少苔、脉细数。

（2）肾气不固　遗精日久、畏寒肢冷、面白无华、气短乏力、阳痿精薄、腰膝酸软、小便清长、夜尿多、舌质淡、苔薄白、脉沉细弱。

四、针灸治疗

1.治法及取穴

分型	治法	取经	主穴	配穴
阴虚火旺	滋阴潜阳，固摄精室	足厥阴肝经、足少阴肾经	照海、肾俞、太溪、三阴交、关元、志室	加行间；伴潮热盗汗加合谷、复溜
肾气不固	补益肾气，固摄精室	督脉、任脉、足太阳膀胱经		加命门；伴小便清长加中极、膀胱俞

2.方义

照海为八脉交会穴，通阴跷脉，且阴跷脉过阴器，与肾经原穴太溪及腰部的肾俞、志室穴共用，可滋养肾阴、坚固阴器而涩精液；三阴交为足三阴经交会穴，关元穴可大补元气，配合使用可加强补肾作用。

3.针法

根据证候虚实，毫针补泻，或平补平泻，或针灸并用。

五、其他疗法

1.耳针

取神门、肾、交感、心、外生殖器、睾丸等穴，毫针中强度刺激，留针 30 分钟，或用王不留行贴压。

2. 穴位注射

取选关元、三阴交、肾俞、气海等穴，用当归注射液，每次选取 4 穴，每穴注入药液 0.5～1mL，隔天 1 次。

3. 穴位贴敷

选肾俞、关元、足三里、三阴交、神阙等穴，将煅龙骨、五味子、五倍子、吴茱萸、肉桂、冰片研成末用醋调，每次贴 4～6 小时，每周 1 次。

4. 电针

取照海、肾俞、太溪、三阴交、关元、志室等穴，每次选 1～2 组，用连续波或疏密波，留针 20～30 分钟，每天 1 次。

5. 温针灸

取肾俞、八髎穴、太溪等穴，在进针行补法得气之后，在针柄上穿置 1～1.5cm 的艾炷，温灸针柄，每天 1 次。

六、中药治疗

阴虚火旺用知柏地黄丸加减；肾气不固用金匮肾气丸加减。

七、西医治疗

药物治疗主要是 5-羟色胺再摄取抑制剂，如舍曲林和帕罗西汀；三环类抗抑郁药如氯米帕明和氟西汀等；局部用药有利多卡因喷雾剂或软膏。

八、注意事项

① 针灸治疗本病有较好疗效。

② 治疗期间宜节制性欲，调养精神。

③ 妻子参与治疗十分重要，对早泄的心理治疗要取得患者妻子的配合。

④ 早泄的病因不只是心理性和阴茎局部性因素，还应考虑泌尿、内分泌及神经等系统疾病因素。

第三十九节 淋证

一、诊断要点

1. 西医病名及诊断

指致病菌在尿路内繁殖，引起下尿道、膀胱、输尿管、肾盂或肾实质感染所致的疾病。多见于西医的泌尿系感染，结石，结核，肿瘤和急、慢性前列腺炎，乳糜尿等。

2. 中医病名及诊断

以小便频数、淋沥不尽，尿道涩痛，小腹拘急为主症。

二、中医病因病机

（1）病因　与饮食不节、年老体弱、房事过度、情志不畅等因素有关。

（2）病机　湿热蕴结下焦，膀胱气化不利。

（3）病位　在膀胱，与肝、脾、肾有关。

（4）病性　实证或虚实夹杂证。

三、辨证

（1）热淋　小便频急、量少、色黄浑浊，尿路灼热刺痛，小腹坠胀，或有寒热、口苦、大便秘结，舌质红，苔黄腻，脉滑数。

（2）石淋　尿中夹砂石，排尿涩痛，或排尿时突然中断，尿道窘迫疼痛，少腹拘急，往往突发一侧腰腹绞痛难忍，甚则牵及外阴，尿中带血，舌质红，苔薄黄，脉弦或带数。

（3）血淋　小便热涩刺痛、尿色深红或夹有血块、小腹微有胀痛、舌质红、少苔、脉细数。

（4）气淋　少腹及会阴部胀痛不适，排尿乏力，小便断续，甚则点滴而下，尿意频急，少气，神疲，腰酸，舌质淡，苔薄，脉细弱。

（5）**膏淋** 小便混浊乳白或如米泔水、上有浮油，或伴有絮状凝块物，或混有血液、血块，尿道热涩疼痛，尿时阻塞不畅，口干，舌质红，苔白腻，脉濡数。

四、针灸治疗

1. 治法及取穴

分型	治法	取经	主穴	配穴
热淋	清热利湿通淋	足太阴脾经、足太阳膀胱经	膀胱俞、中极、肾俞、阴陵泉	加三阴交、秩边、水道；伴发热加合谷、外关
石淋	清热利湿，通淋排石	足太阳膀胱经、足太阴肾经		加委阳、然谷；伴血尿加血海、三阴交
气淋	理气疏导，通淋利尿	足太阳膀胱经、足太阴脾经		加三焦俞、三阴交；伴排尿乏力加气海、关元
血淋	清热通淋，凉血止血	足少阴肾经、足阳明胃经		加太溪、秩边、水道；伴小腹胀痛加太冲、合谷
膏淋	清热利湿，分清泄浊	足少阴肾经、任脉		加太溪、关元；伴口干加照海

2. 方义

淋证以膀胱气机不利为主，故取膀胱的募穴中极、背俞穴膀胱俞，此为俞募配穴，用之可疏利膀胱气机；肾与膀胱相表里，配合使用肾俞穴可通利水道；阴陵泉为脾经合穴，可健脾利湿、利尿通淋。

3. 针法

根据证候虚实，毫针补泻，或平补平泻，或针灸并用。中极穴注意针刺深度及角度。

五、其他疗法

1. 耳针

取神门、肾、交感、膀胱、肾上腺等穴，毫针强刺激，留针 30 分钟，或用王不留行籽贴压。

2. 电针

取肾俞、三阴交穴，用连续波或疏密波，留针 20～30 分钟，每天 1 次。

3. 艾灸

取肾俞、关元、气海、中极、三阴交等穴，温和灸，以皮肤潮红为度。多用于虚证。

4. 皮肤针

取三阴交、曲泉、关元、曲骨、归来、水道穴，以及腹股沟部、第三腰椎至第五腰椎夹脊、人髎穴，叩至皮肤潮红。

5. 头针

取双侧额旁 3 线、额中线，留针 3 小时，每隔 1 小时行针 1 次，并配合小腹按摩，向尿道方向加压。

六、中药治疗

热淋用八正散加减；石淋用石韦散加减；气淋用沉香散加减；血淋用小蓟饮子加减；膏淋用萆薢分清饮加减。

七、西医治疗

对细菌感染轻症病例，可服复方磺胺甲基异恶唑、氧氟沙星、左氧氟沙星；对于重症病例，静脉使用喹诺酮类药物或广谱的头孢类抗生素治疗。

八、注意事项

① 针灸治疗结石急性发作时可镇痛、促进结石下移；若发生严重感染或结石体积较大，应当综合治疗。

② 治疗期间宜清淡饮食、避免纵欲过度、保持心情舒畅，以

提高机体的抗病能力。

③ 应该及时有效控制糖尿病、尿路梗塞等基础疾病，必要时需要与内分泌科等相关专业医生共同治疗。

④ 注意外阴清洁，不憋尿，多饮水，每 2～3 小时排尿 1 次。妇女在月经期、妊娠期、产后更应注意外阴卫生，以免体虚受邪。

第四十节　黄疸

一、诊断要点

1. 西医病名及诊断
是高胆红素血症的临床表现，即血中胆红素浓度升高，使巩膜、皮肤、黏膜以及其他组织和体液发生黄染的现象。包括肝源性黄疸、阻塞性黄疸和溶血性黄疸。

2. 中医病名及诊断
称为"黄瘅"，以目黄、肤黄、尿黄为主症。

二、中医病因病机

（1）病因　多与感受湿热之邪、饮食不节、脾胃虚弱有关。
（2）病机　湿浊阻滞，胆液不循常道而外溢。
（3）病位　在胆，与肝、脾、胃关系密切。
（4）病性　虚实夹杂证。

三、辨证

（1）阳黄　起病急，病程短，身目俱黄，黄色鲜明，腹部胀满，呕恶欲吐，大便秘结，发热口渴，小便短少、色黄，舌质红，苔黄腻，脉弦数。
（2）阴黄　起病缓、病程长，身目色黄晦暗、脘痞腹胀、食少便溏、神疲乏力、畏寒肢冷、舌质淡、苔腻、脉濡缓或沉迟。

四、针灸治疗

1. 治法及取穴

分型	治法	取经	主穴	配穴
阳黄	清热化湿，疏泄肝胆	足厥阴肝经、足阳明胃经	胆俞、阳陵泉、阴陵泉、至阳	加太冲、内庭，伴胸闷呕吐加内关、膻中
阴黄	温化寒湿，健脾利胆	足阳明胃经、足太阴脾经		加脾俞、中脘、足三里、三阴交，伴腹胀便溏加天枢、大肠俞

2. 方义

取胆的背俞穴胆俞与其下合穴阳陵泉，可疏调胆腑，胆腑功能正常则胆汁自循常道；阴陵泉为脾经合穴，可健脾利湿，令湿邪从小便而出；至阳为治疗黄疸的经验穴，可宣通阳气以化湿退黄。

3. 针法

针刺为主，阳黄用泻法，阴黄用补法。

五、其他疗法

1. 耳针

取肝、胆、脾、胃、三焦、皮质下等穴，毫针中强度刺激，留针30分钟，或用王不留行贴压。

2. 穴位注射

选阳陵泉、足三里、胆俞、肝俞等穴，每次选2～4穴，用维生素 B_1 注射液、B_{12} 注射液，每穴 0.5～1mL，隔天 1 次。

3. 电针

取膈俞、胆俞、日月、不容、阳陵泉、阴陵泉、胆囊、至阳等穴，每次选 1～2 组，用连续波或疏密波，留针 20～30 分钟，每天 1 次。

4. 灸法

中脘穴配内关穴，或中脘穴配足三里穴，交替隔姜灸，每天1次。

5. 穴位埋线

取阳陵泉、膈俞、中脘、阴陵泉、胆囊、至阳等穴，每次选2～4穴，将羊肠线埋入穴位深部，每10～15天1次。

六、中药治疗

阳黄用茵陈蒿汤加减；阴黄用茵陈术附汤加减。

七、西医治疗

如黄疸为溶血所致，则应积极消除引起溶血的病因，溶血严重者可适当输血治疗；若黄疸系肝细胞变性、坏死所致者，应积极进行护肝治疗，如熊去氧胆酸等；如肿瘤、结石引起胆道阻塞时，采用手术治疗。

八、注意事项

① 针灸治疗急性黄疸型肝炎有较好疗效；对其他原因引起的黄疸，针灸也可配合使用。

② 治疗期间宜清淡饮食，忌饮酒及辛辣食品，保持心情舒畅，避免过劳。

③ 无论何种原因所致黄疸，患者均需休息。

④ 对疑有病毒性肝炎所致黄疸者，应及早隔离，其生活用品、注射器等均应妥善处理，防止交叉感染。

⑤ 对皮肤瘙痒者应注意皮肤清洁，每天用温水洗浴或擦浴，局部可擦用炉甘石洗剂等止痒剂，或按医嘱口服抗胆胺类止痒药物。

第七章　外科病针灸治疗

第一节　乳腺炎

一、诊断要点

1. 西医病名及诊断

相当于急性乳腺炎，多见于产后哺乳的妇女，以乳房红肿热痛、乳汁排出不畅为主要表现。

2. 中医病名及诊断

名为"乳痈"，以患侧乳房红肿、局部肤温增高、可触及硬块、局部压痛为主证。

二、中医病因病机

（1）病因　多与忧思恼怒、过食辛辣厚味、乳房不洁、火热邪毒内侵等因素有关。

（2）病机　胃热肝郁，火毒凝结。

（3）病位　在乳房，与肝、胃两经有关。

（4）病性　初期及成脓期属实证，溃脓期属虚实夹杂证。

三、辨证

（1）气滞热壅（初期）　患侧乳汁淤积，排乳不畅，局部皮肤微红、肿胀疼痛、触之有肿块，伴发热、口渴、纳差，舌质红，苔黄，脉数。

（2）热毒炽盛（成脓期）　肿块逐渐增大、焮红疼痛，持续性、波动性疼痛加剧，伴高热、口渴、小便短赤、大便秘结，舌质红，苔黄腻，脉洪数。

（3）正虚邪恋（溃脓期）　脓肿形成、触之有波动感、经切开或自行破溃后脓液大量流出，溃脓后寒热渐退，肿消痛减，疮口愈合，伴纳差乏力、面色少华，舌质淡，苔薄，脉弱无力。

四、针灸治疗

1. 治法及取穴

分型	治法	取经	主穴	配穴
气滞热壅	清热散结，通乳消肿	手阳明大肠经、足厥阴肝经	膻中、乳根、期门、肩井、足三里	加合谷、太冲、曲池；伴乳房胀痛甚加少泽、足临泣、通里
热毒炽盛	泻热解毒，通乳透脓	足阳明胃经、督脉		加内庭、大椎；伴恶寒、发热加合谷、外关
正虚邪恋	补益气血，调和营卫	任脉、足太阴脾经		加气海、三阴交、膏肓；伴烦躁、口苦加行间、内关

2. 方义

膻中、乳根穴位于乳房局部，膻中为气之会穴，可疏调气机、解郁通乳，乳根、足三里穴可降胃火、清泻阳明之热；期门穴临近乳房，又为肝之募穴，善疏肝理气、化滞消肿；肩井为治疗乳房肿痛的经验效穴。

3. 针法

气滞热壅及热毒炽盛期宜以针刺为主，施泻法；正虚邪恋期宜针灸并用，施补法或平补平泻。膻中穴向患侧乳房横刺；乳根穴向上刺入乳房底部，不可直刺、深刺；期门穴沿肋间隙向外斜刺或刺向乳房，不能直刺深刺；肩井穴不可向下深刺，以免伤及肺间，针尖应向前或后下方刺；足三里穴常规针刺。

五、其他疗法

1. 挑刺

在肩胛骨下部或脊柱两旁找压之不褪色的淤血点，用三棱针挑破，使之出血少许。背部淤血点不明显，可在患侧膏肓穴上2横指处挑刺。

2. 刺络拔罐

初期取大椎、第四胸椎夹脊、乳根（患侧）。在所取穴处用三棱针点刺出血，后加拔火罐，每天1次。

3. 耳针

取乳腺、内分泌、神门、胃、肾上腺、胸椎等穴，毫针强刺激，留针20～30分钟，每天1次。

4. 艾灸

取肩井、乳根、足三里、曲池穴，艾条温和灸患侧穴位，每穴5～10分钟，每天1次。

六、中药治疗

气滞热壅用瓜蒌牛蒡汤加减；热毒炽盛用透脓散加减；正虚邪恋用托里消毒散加减。

七、西医治疗

未溃脓前，可使用针对金黄色葡萄球菌的抗生素治疗，如青霉素、头孢类抗生素等；急性乳腺炎到了脓肿形成阶段，需要及时切开引流。

八、注意事项

① 针灸治疗本病，初期效果良好。初期可配合按摩、热敷，提高疗效。

② 应尽早给婴儿吸吮母乳，既可增加泌乳量，又可促进排乳通畅，防止淤乳，这对预防乳腺炎十分重要。

③ 宜清淡饮食，忌食辛辣肥甘之品。

④ 哺乳期妇女应保持乳头清洁；发病期间停止喂养，但应及时吸乳，防止乳汁积聚，如此时需断乳，宜缓慢进行。

第二节 乳腺增生

一、诊断要点

1. 西医病名及诊断

相当于乳腺囊性增生病，多见于中青年女性，以乳房胀痛、肿块，且与月经周期相关为主要表现。

2. 中医病名及诊断

属"乳癖"范畴。以乳房疼痛、肿块为主症。

二、中医病因病机

（1）病因　多与情志内伤、冲任失调等因素有关。
（2）病机　肝郁不舒，气滞痰凝。
（3）病位　在乳房，与胃、肝、脾关系密切。
（4）病性　或实证，或虚证，或虚实夹杂证。

三、辨证

（1）肝郁痰凝　乳房肿块和疼痛随喜怒消长，伴善郁易怒、胸闷胁胀、心烦口苦、恶心呕吐、头重身重，舌质红，苔薄黄，脉弦滑。

（2）冲任失调　多见于中年妇女，乳房肿块和疼痛在月经前加重、经后缓解，伴腰酸乏力、神疲倦怠、月经色淡量少或闭经，舌质淡，苔白，脉沉细。

四、针灸治疗

1. 治法及取穴

分型	治法	取经	主穴	配穴
肝郁痰凝	疏肝理气，化痰散结	足厥阴肝经、足少阳胆经	膻中、乳根、屋翳、期门、丰隆、局部肿块围刺	加太冲、肩井；伴恶心呕吐内关、中脘

分型	治法	取经	主穴	配穴
冲任失调	调理冲任，软坚散结	任脉、足太阴脾经	膻中、乳根、屋翳、期门、丰隆、局部肿块围刺	加关元、三阴交；伴腰酸乏力加肝俞、肾俞

2.方义

膻中、乳根穴均位于乳房局部，膻中为气之会穴，乳根穴属于胃经，刺之可宽胸理气、行气通络；屋翳为局部取穴，可通乳络、散结除滞；期门穴临近乳房，又为肝之募穴，可疏肝理气、散结化滞；丰隆为胃之络穴，擅于除湿化痰、通络消肿；局部围刺可疏通局部气血、散瘀除滞。

3.针法

根据证候虚实，以泻法为主，或平补平泻，或针灸并用。膻中穴向患侧乳房横刺；乳根穴向上刺入乳房底部，屋翳、期门穴沿肋间隙向外斜刺或刺向乳房。三穴均不能直刺、深刺，以免伤及内脏。

五、其他疗法

1.皮内针

取屋翳穴，将皮内针由内向外平刺入皮下，以患者活动两臂不觉胸部疼痛为宜，用胶布固定，留针2～3天，留针期间每天按压2～3次。

2.耳针

取内分泌、乳腺、神门、胃、肝等穴，毫针中度刺激，留针30分钟，或用王不留行贴压。

3.皮肤针

取中府、天池、膺窗、心俞、厥阴俞、膈俞等穴，皮肤针叩刺至皮肤微微渗血或皮肤潮红，每天1次。

4.电针

取膻中、乳根、屋翳、期门、丰隆、三阴交等穴，加以电针疏密波刺激，强度以患者感觉舒适为宜，留针30分钟，每天1次。

5. 温针灸

取膻中、屋翳、乳根、足三里、肩井、阴陵泉、肝俞、肾俞、太溪等穴，采用温针灸治疗，每次选 3～5 穴，每天 1 次。

6. 穴位埋线

取足三里、丰隆、乳根(患侧)、太冲、阳陵泉、关元、三阴交等穴，每次选 3～5 穴，10～15 天 1 次。

7. 穴位注射

以肝俞、乳根、阿是穴、膈俞交替取穴，选用丹参注射液，每次选 2～3 个穴位，每穴注射 0.5～1mL。

六、中药治疗

肝郁痰凝用逍遥蒌贝散加减；冲任失调用二仙汤合四物汤加减。

七、西医治疗

治疗的关键是抗雌激素治疗，首选雌激素受体拮抗剂他莫昔芬。另外，黄体酮、甲睾酮、达那唑等激素类药均有较大副作用，不宜长期服用。有手术适应证者宜手术治疗。

八、注意事项

① 针刺对本病有较好的疗效，但该病为有形结块，需坚持长时间治疗方能收效。

② 可配合局部热敷。

③ 少数患者有癌变可能，应及时手术。

④ 宜保持心情舒畅；控制脂肪类食物摄入。

第三节　阑尾炎

一、诊断要点

1. 西医病名及诊断

相当于急、慢性阑尾炎，是因多种因素而形成的阑尾炎性改变，以转移性右下腹疼痛为主要症状。

2. 中医病名及诊断

属"肠痈"范畴。以上腹或脐周疼痛逐渐转移为右下腹疼痛为主症。

二、中医病因病机

（1）病因　多与饮食不节、寒温不适、忧思郁怒、食后急奔等因素有关。

（2）病机　气机壅塞、热瘀互结。

（3）病位　在腑，与阳明经、少阳经有关。

（4）病性　实证。

三、辨证

（1）气滞血瘀　上腹或脐周疼痛，逐渐转移至右下腹，疼痛程度逐渐加剧，部位固定拒按，伴恶寒、发热、恶心呕吐，舌质红，苔白腻，脉弦紧。

（2）瘀滞化热　右下腹疼痛加剧，呈跳痛或刺痛，可触及包块，有明显压痛、反跳痛，伴发热口干、脘腹胀满、便秘溲赤，舌质红，苔黄腻，脉弦滑数。

（3）热毒炽盛　壮热、恶心、呕吐、便秘、小便短赤，伴纳差乏力、面色少华，舌质红绛、苔黄、脉洪数。

四、针灸治疗

1. 治法及取穴

分型	治法	取经	主穴	配穴
气滞血瘀	活血行气，通腑止痛	足厥阴肝经、足太阴脾经	上巨虚、足三里、曲池、天枢、阑尾	加血海、太冲；伴恶寒、发热加大椎
瘀滞化热	清热利湿，行气化瘀	手少阳三焦经、足阳明胃经		加腹结、支沟；伴脘腹胀满加太冲、合谷
热毒炽盛	清热解毒，祛瘀止痛	督脉、手厥阴心包经		加大椎；伴恶心、呕吐加内关、中脘

2. 方义

"合治内腑"，取大肠之下合穴上巨虚，胃之下合穴足三里，配合使用可理气散结、通调腑气；曲池为大肠经合穴，可清泻肠腑邪热；天枢穴为大肠募穴，配合阑尾穴可疏通大肠气机、导滞通腑；阑尾穴为治疗肠痈的经验穴。

3. 针法

根据证候虚实，毫针补泻，以泻法为主，或平补平泻，留针30～60分钟。根据病情需要，每天针刺治疗可达 2 次及以上。

五、其他疗法

1. 穴位贴敷

取芒硝 30g，生大黄粉 10g，冰片 5g，独头蒜 1 枚，混匀，共捣烂成膏状，贴敷于阿是穴，每天 1 次。

2. 耳针

取阑尾、大肠、交感、神门、脾，毫针强刺激，留针 30 分钟，每天 1 次。

3. 艾灸

慢性阑尾炎取足三里、阑尾穴，艾条温和灸，每次 30 分钟，每天 1 次。

4. 刺络放血

用三棱针于阑尾穴、大肠俞交替刺络放血，每天 1 次。

六、中药治疗

气滞血瘀用大黄牡丹汤合红藤煎加减；瘀滞化热用大柴胡汤加减；热毒炽盛用大黄牡丹汤合透脓散加减。

七、西医治疗

原则上一经确诊，应尽早手术切除阑尾；不同意手术或有手术禁忌证者，可选用有效的抗生素及补液治疗。应选用抑制厌氧菌及需氧菌的广谱抗生素，临床上以头孢类抗生素联合甲硝唑应用最多。

八、注意事项

① 腹痛在没有明确诊断之前不可随便用止痛药，因为止痛后掩盖了病情，容易延误诊断而造成严重后果。

② 阑尾炎病情及体征变化较大，有很多患者表现不典型，应当及时去医院就诊，以免延误诊断、治疗。

③ 慢性阑尾炎局部可配合艾条温和灸或隔姜灸。

④ 治疗期间宜禁食或清淡流质饮食。

第四节　胆囊炎

一、诊断要点

1. 西医病名及诊断
是细菌感染、胆汁流出道梗阻、胆汁的刺激、胰液向胆道反流、胆红素和类脂质代谢失调、严重创伤或重大手术等所引起的胆囊炎性疾病。可分为急性胆囊炎和慢性胆囊炎。以右上腹疼痛为主，伴有恶心呕吐等症状。

2. 中医病名及诊断
属中医"胁痛""黄疸"范畴。症见右上腹或剑突下持续胀痛或阵发性绞痛，可向右肩背部放射，可伴发热、恶心呕吐，或有黄疸，或嗳气反酸等消化不良症状。

急性期发作可参照胆绞痛诊治。

二、中医病因病机

（1）病因　饮食不节、感受外邪、情志抑郁。

（2）病机　肝胆疏泄失常、脉络不通。

（3）病位　在胆，与肝关系密切。

（4）病性　实证为主。

三、辨证

（1）肝气郁滞　胁肋部胀痛，伴口苦咽干、胃脘胀痛，舌质红，苔黄，脉弦。

（2）湿热蕴结 胁肋部胀痛，伴腹部胀满、恶心不欲食，舌质红，苔腻，脉滑。

四、针灸治疗

1. 治法及取穴

分型	治法	取经	主穴	配穴
肝气郁滞	疏肝理气，行气止痛	足厥阴肝经、足少阳胆经	胆囊、胆俞、日月、阳陵泉、肝俞、中脘	加太冲、期门；伴胃脘胀满加中脘、足三里
湿热蕴结	清热利湿，行气止痛	足阳明胃经、手阳明大肠经		加丰隆、曲池；伴恶心加内关、中脘

2. 方义

本病病机主要为脾失健运、肝失疏泄、湿热内生。胆囊穴为治疗胆病的经验用穴；胆俞为背俞穴，外散胆腑之热，与日月穴相配为俞募配穴法，可疏通肝胆气机；阳陵泉为胆经下合穴，可疏肝利胆、行气止痛；肝俞穴可疏肝利胆理气；中脘穴可和胃健脾、降逆利湿，与日月、阳陵泉穴合用专利排石。

3. 针法

根据证候虚实，泻法为主，或平补平泻。日月穴沿肋间隙平刺，勿深刺，以免刺伤内脏。

五、其他疗法

1. 电针

取阳陵泉、胆囊、胆俞、肝俞、中脘、足三里等穴，每次选1～2组，用连续波或疏密波，留针20～30分钟，每天1次。

2. 耳针

取肝、胆、神门、三焦、胸等穴，毫针中强度刺激，留针30分钟，每天1次，或用王不留行贴压。

3. 穴位注射

取胆囊穴及胆俞穴，选用丹参注射液，每穴 0.5~1mL，隔天 1 次。

4. 皮肤针

用皮肤针轻叩右侧胁肋部痛点，及肝俞、胆俞、胆囊穴，以微弱出血为度。

5. 穴位埋线

取阳陵泉、膈俞、中脘、胆俞、肝俞等穴，将消毒肠线埋入穴中，10~15 天 1 次。

六、中药治疗

肝气郁滞用柴胡疏肝散加减；湿热蕴结用龙胆泻肝汤加减。

七、西医治疗

针对水、电解质紊乱和酸碱失衡选用对症支持药物；可选用对革兰阴性菌及厌氧菌有效的抗生素；选用解痉、镇痛药物，如消旋山莨菪碱（654-2）、盐酸哌替啶（杜冷丁）等。对重症及疗效不佳者应考虑手术治疗。

八、注意事项

① 应当密切观察病情，当胆囊管梗阻或因急性炎症使胆囊内压力升高时，可引起胆囊壁的血液循环管障碍、胆囊坏疽，并可发生穿孔。

② 急性发作期的重症患者应禁食，可静脉补给各种营养素；当能进食时，应禁食脂肪和刺激性食物，短期可食用含高糖类的流质饮食。

③ 少量多餐，可反复刺激胆囊收缩，促进胆汁排出，达到引流的目的。

④ 讲究卫生，防止肠道蛔虫的感染。

⑤ 保持心情舒畅，保证足够睡眠。

第五节　肋间神经痛

一、诊断要点

1. 西医病名及诊断

由于不同原因的损害，如胸椎退变、胸椎损伤、胸椎结核、肿瘤、胸椎硬脊膜炎、强直性脊柱炎等疾病，或纵隔、肋骨、胸膜病变，肋间神经受到上述疾病产生的压迫、刺激，出现炎性反应，而出现胸部肋间或腹部呈带状疼痛，或疼痛以一个或几个肋间部位从背部沿肋间向胸腹前壁放射，呈半环状分布。

2. 中医病名及诊断

属"胁肋痛"范畴。以一侧或双侧胁肋部疼痛为主症。

二、中医病因病机

（1）病因　与肝气郁结、瘀血阻络、湿热蕴结、肝阴不足有关。

（2）病机　肝胆疏泄失常，不通则痛或不荣则痛。

（3）病位　在肝胆，与太阴经、少阳经、厥阴经、阳明经关系密切。

（4）病性　实证或虚证。

三、辨证

（1）肝郁胁痛　胁肋作痛或左或右、痛无定处、常因情绪波动时发作，伴胸闷、嗳气反酸、善怒少寐，舌质红，苔薄白，脉弦。

（2）湿热胁痛　胁痛偏于右侧，如刺如灼，急性发作时伴有恶寒发热、口苦、心烦、恶心呕吐、畏进食油腻，舌质红，苔腻，脉滑。

（3）瘀血胁痛　胁痛固定不移、持续不断，有慢性胁痛或跌扑损伤病史，胁下胀痛拒按，或有痞块，舌质红，偶见瘀点、瘀斑，脉弦。

（4）阴虚胁痛　胁痛隐隐、痛无定处、无重着感、劳累和体位变动时疼痛明显，面色少华，颧红，低热，自汗，头晕目眩，心悸，舌质红，少苔，脉细数。

四、针灸治疗

1. 治法及取穴

分型	治法	取经	主穴	配穴
肝郁胁痛	疏肝理气，行气止痛	足厥阴肝经、足少阳胆经	期门、肝俞、日月、阳陵泉	加太冲、侠溪；伴嗳气反酸加中脘、足三里
湿热胁痛	清热利湿，行气止痛	足阳明胃经、手阳明大肠经		加丰隆、曲池；伴恶心加内关、中脘
瘀血胁痛	活血化瘀，行气止痛	足太阴脾经、足太阳膀胱经		加大包、膈俞、三阴交；跌扑损伤可取局部阿是穴
阴虚胁痛	滋阴养血，和络定痛	足太阴脾经、手少阴心经		加阴郄、血海、三阴交；伴潮热加膏肓

2. 方义

期门为肝之募穴，配肝俞穴为俞募配穴法，可疏肝理气；日月为胆之募穴，与期门穴共奏疏利肝胆气血之效；肝与胆相表里，肝脉布胁肋，胆脉循胁里、过季胁，阳陵泉为胆经下合穴，能疏肝理气、清热利湿、活血止痛。诸穴合用可疏肝利胆、行气止痛。

3. 针法

根据证候虚实，毫针补泻，以泻法为主，或平补平泻，可针灸并用。日月、期门穴沿肋间隙平刺，用泻法。

五、其他疗法

1. 耳针

取肝、胆、神门、内分泌、胸等穴，毫针中强度刺激，留针30分钟，每天1次，或用王不留行贴压。

2. 穴位注射

取相应节段的夹脊穴，用维生素 B_{12} 注射液注入，每穴0.5~1mL，隔天1次。

3. 皮肤针

用梅花针于胁肋部痛点及与痛点成水平的背俞穴上、中、下三个俞穴叩刺，予中度刺激，并加拔火罐。

4. 电针

取日月、肝俞、胆俞、期门、阳陵泉、行间等穴，每次选1~2组，用连续波或疏密波，留针20~30分钟，每天1次。

六、中药治疗

肝郁胁痛用柴胡疏肝散加减；湿热胁痛用龙胆泻肝汤加减；瘀血胁痛用血府逐瘀汤加减；阴虚胁痛用一贯煎加减。

七、西医治疗

积极治疗原发病。若是带状疱疹引起的，选用抗病毒药物，如阿昔洛韦等；止痛药物，如布洛芬等；营养神经药物，如维生素 B_1、甲钴胺等。

八、注意事项

① 劳动时注意提高防护意识，搬抬重物姿势要正确，提防胸肋软骨、韧带损伤。

② 胸椎段脊髓肿瘤，特别是髓外瘤，常压迫神经根而有肋间神经痛的症状。因此，应当系统检查，明确诊断。

③ 针灸治疗肋间神经痛有较好疗效，宜早治疗。

④ 宜清淡饮食，忌食辛辣肥甘。

⑤ 保持心情舒畅，保证足够睡眠。

第六节　尿潴留

一、诊断要点

1. 西医病名及诊断

指膀胱内充满尿液而不能自行排出。可分为阻塞性尿潴留和非阻塞性尿潴留。以排尿困难为主要表现。

2. 中医病名及诊断

属"癃闭"范畴。以排尿困难，甚则小便不通为主症。

二、中医病因病机

（1）病因　多与久病体弱、情志不畅、感受外邪、饮食不节、产后、术后等因素有关。

（2）病机　三焦气化失司，水道不利。

（3）病位　在膀胱，与肾、三焦关系密切。

（4）病性　实证或虚实夹杂证。

三、辨证

（1）湿热下注　小便量少、热赤或闭塞不通，伴小腹胀满、口干不欲饮，舌质红，苔黄腻，脉濡滑。

（2）肝郁气滞　小便不通或通而不畅，伴小腹胀急、胁痛、口苦，多因精神紧张或惊恐而发，舌质淡，苔薄，脉弦。

（3）肾气亏虚　小便不通或点滴不尽，伴腰膝酸软、神疲乏力，舌质淡，苔薄，脉沉细。

四、针灸治疗

1. 治法及取穴

分型	治法	取经	主穴	配穴
湿热下注	清热利湿，通利小便	足太阴脾经、任脉	关元、三阴交、膀胱俞、秩边	加中极、阴陵泉；伴小腹胀痛加太冲
肝郁气滞	疏肝解郁，通利小便	手阳明大肠经、足厥阴肝经		加太冲、合谷；伴小腹急胀加水道、归来
肾气亏虚	温肾益气，补肾利尿	足太阳膀胱经、督脉		加肾俞、命门；伴神疲乏力加气海、合谷

2. 方义

关元为任脉与足三阴交会穴，三阴交为足三阴交会穴，可调理足三阴经气、助膀胱气化；膀胱俞为膀胱背俞穴，可促进膀胱气化功能；秩边为膀胱经穴，可利下焦，主癃闭下重、大小便难，可疏导膀胱气机。

3. 针法

根据证候虚实，毫针补泻，以泻法为主，或平补平泻，可针灸并用。秩边深刺2.5～3寸，以针感向会阴部放射为度。湿热下注及肝郁气滞以泻法为主；肾气亏虚秩边用泻法，余各穴用补法。

五、其他疗法

1. 耳针

选肾、膀胱、尿道、三焦、神门等穴，毫针中强度刺激，留针30分钟，每天1次，或用王不留行贴压。

2. 电针

选取水道、归来、维道穴，以疏密波刺激，通电10～20分钟。

3. 穴位注射

取水道、中极、三阴交、次髎、膀胱俞等穴，每次 2 个穴位，选新斯的明注射液，注射针直刺入穴位中，轻轻提插捻转得气后，注射药液 0.5～1mL，每天 1 次。

4. 艾灸

取肾俞、三焦俞、气海、关元、委阳、水道等腧穴，温和灸，每穴灸 10～15 分钟，每天 1 次，以皮肤红晕为度。

六、中药治疗

湿热下注用八正散加减；肝郁气滞用沉香散加减；肾气亏虚用肾气丸加减。

七、西医治疗

治疗原则是解除病因，恢复排尿。如病因不明或梗阻一时难以解除，应当先引流膀胱尿液解除病痛，然后做进一步检查以明确病因并进行治疗。增加膀胱收缩力的药物有拟副交感神经调节药物，如新斯的明等；降低尿道出口阻力的药物可使用 α 受体阻滞剂，如阿夫唑嗪、哌唑嗪等。

八、注意事项

① 针灸治疗尿潴留有较好疗效。若经治疗后仍不能排尿者应及时留置尿管。

② 嘱患者放松心情，调畅情志。

③ 指导患者养成及时、定时排尿的习惯；教会患者自我放松的正确方法。

④ 对需绝对卧床休息或某些手术的患者，事先应有计划地训练其床上排尿，以避免术后不适应排尿姿势的改变而造成尿潴留，增加患者痛苦。

⑤ 配合局部热敷或艾灸。

第七节 肠梗阻

一、诊断要点

1. 西医病名及诊断

指肠内容物在肠道中通过受阻,分为机械性肠梗阻和非机械性肠梗阻,主要表现为腹痛、腹胀、呕吐及大便闭结。

2. 中医病名及诊断

中医属"腹胀""关格"范畴。主要以腹胀,腹痛,呕吐,无排便、排气为主要症状。

二、中医病因病机

（1）病因　饮食不节、外感寒邪及蛔虫积阻。
（2）病机　肠腑闭阻,腑气不通。
（3）病位　在腑,与大肠、小肠有关。
（4）病性　实证。

三、辨证

（1）热结腑实　腹痛拒按,伴呕吐、口苦口干、大便闭结,舌质红,苔黄腻,脉滑数。
（2）寒邪凝滞　腹痛拒按、得温痛减,伴恶寒、面色青冷,舌质淡,苔白,脉沉紧。
（3）虫积阻结　腹痛拒按、时作时止,腹部可触及痞块,伴面黄肌瘦、呕吐,舌质淡,苔白,脉弦。

四、针灸治疗

1. 治法及取穴

分型	治法	取经	主穴	配穴
热结腑实	泻热通腑,荡涤积滞	手阳明大肠经、手少阳三焦经	上巨虚、下巨虚、天枢、关元、	曲池;伴大便秘结加加支沟、丰隆

分型	治法	取经	主穴	配穴
寒邪凝滞	温中散寒,缓急止痛	督脉、任脉	足三里、大肠俞、小肠俞	命门;伴恶寒加大椎
虫积阻结	驱虫消积,安蛔止痛	经外奇穴、手厥阴心包经		百虫窝;伴呕吐加内关

2.方义

大肠俞、小肠俞为大小肠之背俞穴,天枢、关元分别为大小肠之募穴,为俞募配穴法;上巨虚为大肠下合穴,下巨虚为小肠下合穴,足三里为胃下合穴,"合治内腑",可加强胃肠功能,以行气止痛。诸穴合用可通调腑气。

3.针法

根据证候虚实,毫针补泻,以泻法为主,或平补平泻,可针灸并用。

五、其他疗法

1.耳针

取大肠、小肠、神门、皮质下、腹等穴,强刺激,留针30分钟,每天1次。

2.电针

取上巨虚、天枢穴,以疏密波刺激,通电10~20分钟。

3.温针灸

取中脘、关元、天枢和足三里穴,针刺得气后,留针后在针尾上留置约1cm长的艾炷一段,点燃至燃尽为止,3天为1个疗程。

4.穴位注射

取胃俞、脾俞、三焦俞、足三里等穴,每次2个穴位,选用当归注射液,每穴注射药液0.5~1mL,交替选穴,每天1次。

5.穴位敷贴

取足三里、上巨虚、神阙穴。用芒硝粉或元明粉贴于穴位上,每次4~6小时,每天1次。

6. 穴位埋线

取足三里、大肠俞、胃俞、天枢、中脘穴，以埋线针将羊肠线埋入穴位内，每 10～15 天 1 次。

六、中药治疗

热结腑实用大承气汤加减；寒邪凝滞用大黄附子细辛汤加减；虫积阻结用乌梅丸加减。中药灌肠以承气汤为主加减。

七、西医治疗

胃肠减压并针对正水、电解质紊乱和酸碱失衡选用对症支持药物；使用针对需氧和厌氧的抗生素；有手术指征者应手术治疗。

八、注意事项

① 发病期间应当禁食。

② 肠梗阻诊断成立后，除了对梗阻部位、病因诊断外，必须对病情进行分析，即对梗阻的程度和性质做出诊断，提出处理对策。

③ 对坏死性肠梗阻及绞榨性肠梗阻宜手术治疗，以免延误病情。

第八节　尿失禁

一、诊断要点

1. 西医病名及诊断

是由于膀胱括约肌损伤或神经功能障碍而丧失排尿自控能力，尿液不自主流出。可分为充溢性尿失禁、无阻力性尿失禁、反射性尿失禁、急迫性尿失禁和压力性尿失禁五类。

2. 中医病名及诊断

称为"小便不禁"。以清醒状态下，不能控制排尿，尿液自行排出为主症。

二、中医病因病机

（1）病因　多与禀赋不足、老年肾虚、暴受惊恐、跌打损伤、病后体虚有关。

（2）病机　三焦气化失司，膀胱不约。

（3）病位　在膀胱，与肾、脾、肺关系密切。

（4）病性　或虚证，或实证，或虚实夹杂证。

三、辨证

（1）下焦虚寒　尿出不禁、小便清长、畏寒肢冷、腰膝酸软、神疲乏力、舌质淡、苔白、脉细无力。

（2）湿热下注　小便频数、尿时不禁、溺热赤臭，伴腰膝疲软，舌质红、苔黄腻、脉滑数。

四、针灸治疗

1. 治法及取穴

分型	治法	取经	主穴	配穴
下焦虚寒	温补肾阳，固涩止遗	足太阴脾经、足少阴肾经	关元、中极、肾俞、膀胱俞、三焦俞	加三阴交；伴腰膝酸软加太溪
湿热下注	清利湿热	足太阴脾经、手阳明大肠经		加阴陵泉；伴溺热加曲池

2. 方义

肾与膀胱相表里，故选取肾和膀胱的背俞穴，中极为膀胱经募穴，三穴合用可补益肾气、固摄下元；关元为三焦之气所出之穴，用之可固本培元；三焦俞可通调三焦之气，促进气化功能。

3. 针法

根据证候虚实，毫针补泻，或平补平泻，或针灸并用。

五、其他疗法

1. 耳针

取神门、肾、交感、尿道、三焦、内分泌等穴，毫针中强度刺激，留针 30 分钟，或用王不留行贴压。

2. 电针

取秩边、膀胱俞穴，用连续波或断续波，通电 10～20 分钟。

3. 头针

取顶中线、额旁 3 线，皆用泻法，交替行针，行针时先做前后二阴运动，有意做控制小便动作，反复行针 1～3 分钟。

4. 穴位贴敷

选肾俞、关元、足三里、中极、命门等穴位，用覆盆子、肉桂、吴茱萸、麝香、冰片等共研为末，用醋或黄酒调匀贴敷穴位。

5. 穴位埋线

取足三里、肾俞、三阴交、关元、中极等穴，每次 2～3 穴，埋入羊肠线，10～15 天 1 次。

6. 穴位注射

取曲骨、中极穴及其左右旁开 2 寸，采用山莨菪碱注射液，每次 2～3 穴，每穴注射 0.5mL，隔天 1 次。

7. 艾灸

取关元、气海、命门、膀胱俞、三焦俞等穴，温和灸，也可用隔姜或附子饼灸，每天 1 次。

六、中药治疗

下焦虚寒用菟丝子丸加减；湿热下注用八正散加减。

七、西医治疗

在病因治疗基础上，减少逼尿肌的过度活跃的药物中，抗胆碱能药如溴丙胺太林、奥昔布宁；钙离子通道拮抗剂如维拉帕米等。增加膀胱出口阻力的药物中，α 受体激动剂有苯丙醇胺等；β 受体激动剂有克仑特罗等。

八、注意事项

① 针灸治疗功能性所致的尿失禁有较好疗效，因器质性病变引起的宜治疗原发疾病。

② 确定尿失禁的原因和类型，评估患者排尿自制力。

③ 如果患者的尿失禁由神经系统疾病引起，监测患者是否有尿潴留，并给予定期导尿。

④ 保持患者会阴部皮肤清洁干燥。

⑤ 治疗中宜注意休息，节制房事，多进食营养之品。

第九节　慢性前列腺炎

一、诊断要点

1. 西医病名及诊断

包括慢性细菌性前列腺炎和非细菌性前列腺炎，表现为尿后淋沥、尿道口有分泌液渗出、腰酸、会阴区不适，常伴性欲减退及遗精等一系列症状。

2. 中医病名及诊断

名为"淋浊"，以小便点滴淋沥、疼痛、溺道窍端有脓状黏液排出为主症。

二、中医病因病机

（1）病因　与饮食不节、思虑过度、年老体弱、房事过度等因素有关。

（2）病机　膀胱泌别失职、脾虚精微下渗、肾虚失于固摄。

（3）病位　在下焦，与肾、膀胱、脾关系密切。

（4）病性　虚实夹杂证。

三、辨证

（1）湿热蕴结　尿频、尿急、尿痛，尿道灼痛，排尿终末或大便时偶有白浊，会阴、腰骶、阴囊、睾丸、少腹坠胀疼痛，阴囊潮湿，尿后滴沥，舌质红，苔黄或黄腻，脉滑数。

（2）气滞血瘀　病程日久，少腹、会阴、睾丸、腰骶、腹股沟坠胀隐痛或痛如针刺，时轻时重，久坐、受凉时加重，舌质暗或有瘀点瘀斑，脉沉涩。

（3）脾肾阳虚　病久体弱，腰骶酸痛，倦怠乏力，精神萎靡，少腹拘急、手足不温、小便频数清长、滴沥不尽、阳事不举、劳则精浊溢出，舌质淡、苔白、脉沉无力。

四、针灸治疗

1.治法及取穴

分型	治法	取经	主穴	配穴
湿热蕴结	清热利湿	足阳明胃经、足少阳胆经	气海、关元、中极、三阴交	加天枢、阴陵泉；伴食欲不振加中脘
气滞血瘀	活血化瘀	足厥阴肝经、足太阴脾经		加血海、太冲；伴肛门坠胀加太冲
脾肾阳虚	温补脾肾，化气通淋	足太阳膀胱经、督脉		加脾俞、肾俞；伴阳事不举加太溪、命门

2.方义

取任脉气海穴以鼓动元气、温补下元；关元为任脉与三阴经的交会穴，可交通阴阳、清利小便；中极位于下腹部，为膀胱之募穴，可疏调局部气机；三阴交为足三阴经的交会穴，取之可调理肝、脾、肾，以达通利之功。

3.针法

主穴用补法，配穴按虚补实泻法操作。

五、其他疗法

1.耳针

取尿道、神门、脾、肾、内分泌、盆腔等穴，毫针中等刺激，留针 20～30 分钟，每天 1 次。

2. 皮肤针

中度叩刺腰椎至骶椎的两侧、腹股沟部、会阴，每天 1 次。

3. 电针

取气海、关元、中极、三阴交等穴，每次选 1～2 组，用连续波或疏密波，留针 20～30 分钟，每天 1 次。

4. 穴位埋线

取水分、气海、关元、曲骨、水道、归来等穴，每次选 2～3 穴，将羊肠线埋入穴位深部，每 10～15 天治疗 1 次。

5. 温针灸

取关元、中极、气海、足三里、三阴交、血海、阴陵泉等穴，每次选 2～3 穴，进针得气后，使用补法，留针 20 分钟，取长 1～1.5cm 艾炷插在上述穴位针柄处点燃施灸疗，每穴灸 2 炷，每天 1 次。

六、中药治疗

湿热蕴结用八正散加减；气滞血瘀用血府逐瘀汤加减；脾肾阳虚用补中益气丸合肾气丸加减。

七、西医治疗

慢性细菌性前列腺炎以口服抗生素为主，选择敏感药物；慢性非细菌性前列腺炎，致病原为支原体、衣原体，可用米诺环素、多西环素。α 受体阻滞剂可以解痉、改善症状。

八、注意事项

① 针灸治疗本病周期较长。

② 治疗过程中宜清淡饮食、调畅情志。

③ 经久不愈的前列腺炎患者中一半以上存在明显的精神心理因素，人格特征改变，消除精神紧张有利于疾病的治疗。

④ 尽量减少对会阴部的压迫。尽量不穿紧身裤，避免长期骑车、骑马等骑跨动作。

第十节 男性不育症

一、诊断要点

1. 西医病名及诊断

是指育龄夫妇有 1 年以上规律的性生活，并未采取任何避孕措施，主要因为男方原因造成女方无法自然受孕。

2. 中医病名及诊断

属中医"无嗣""无子"。症见男子婚后 1 年以上，性生活正常，未行避孕，不能使女方怀孕。

二、中医病因病机

（1）病因 常与禀赋不足、恣情纵欲、劳伤久病等因素有关。

（2）病机 脏腑虚损，生精无源。

（3）病位 在下焦，与肝、肾、脾密切相关。

（4）病性 虚证。

三、辨证

（1）肾阳不足 精清精冷，性欲减退，阳痿早泄，精子稀少、存活率低、活动力弱，射精无力，腰膝酸软，精神萎靡，面色苍白，小便清长，夜尿量多，畏寒肢冷，舌质淡胖，苔白，脉沉细弱。

（2）肾阴亏虚 精液量少、精子过少、畸形精子过多、五心潮热、盗汗口干、腰膝酸软、早泄遗精、性欲强、阳强易举、舌质红、苔少、脉细数。

（3）肾精亏损 精液量少、清稀，腰膝酸软，神疲肢倦，性功能减退，健忘恍惚，耳鸣头晕，舌质淡，苔薄，脉细。

四、针灸治疗

1.治法及取穴

分型	治法	取经	主穴	配穴
肾阳不足	温肾壮阳，滋肾助精	督脉、足太阳膀胱经	关元、气海、肾俞、三阴交、中极	加命门；伴头痛加印堂，伴精神萎靡加足三里、脾俞
肾阴亏虚	滋阴降火益精	足少阴肾经		加太溪、复溜；伴咽干加照海
肾精亏损	补肾填精	足少阴肾经、足阳明胃经		加足三里、太溪；伴头晕加百会、风池

2.方义

关元是足三阴经与任脉的交会穴，配合任脉之气海，用以调理精宫和肝脾肾；肾主生殖，取肾的背俞穴肾俞可以补肾气，益生殖；三阴交为足三阴交会穴，可调补足三阴经气机，又可理气活血，清利湿热；中极，可益气助阳。

3.针法

根据证候虚实，毫针补泻，以补法为主，或平补平泻，或针灸并用。

五、其他疗法

1.耳针

取神门、肾、交感、外生殖器、睾丸等穴，毫针中强度刺激，留针30分钟；或用王不留行贴压。

2.穴位注射

取足三里、肾俞、三阴交、关元、命门等穴，采用当归注射液，每次2～4穴，每穴0.5～1mL，每2天1次。

3.穴位埋线

取穴关元、中极、三阴交、命门、气海等穴，每次选2～3穴，将羊肠线埋入穴位深部，每10～15天治疗1次。

4. 艾灸

取大赫、曲骨、三阴交、关元、中极、水道、肾俞、命门等穴，每次选 2～4 穴，隔姜或附子饼灸，每天 1 次。

5. 电针

取关元、气海、肾俞、三阴交、中极等穴，每次选 1～2 组，用连续波或疏密波，留针 20～30 分钟，每天 1 次。

六、中药治疗

肾阳不足用右归饮加减；肾阴亏虚用六味地黄丸加减；肾精亏损用五子衍宗丸加减。

七、西医治疗

性腺功能低下可用促性腺激素治疗，有手术适应证者可手术治疗，此外还可采用人类辅助生殖技术。

八、注意事项

① 针灸治疗本病有较好疗效。

② 避免任何能够使睾丸温度升高的因素，如长时间骑自行车、泡热水澡、穿牛仔裤等。

③ 要改变不良的习惯，戒烟戒酒，不要吃过于油腻的东西；另外，还要注意避免接触生活当中的有毒物品。

④ 治疗期间宜清淡饮食、调畅情志。

第十一节 脱肛

一、诊断要点

1. 西医病名及诊断

指直肠壁部分或全层向下移动，相当于直肠脱垂。多见于儿童和中老年妇女。

2. 中医病名及诊断

名为"脱肛"，以肛门坠胀、肠端脱出为主症。

二、中医病因病机

（1）病因　与久病体虚、劳伤过度、产育过多、恣食辛辣厚味等有关；久咳、久泻、久痢、便秘、痔疮等因素可诱发或加重本病。

（2）病机　中气下陷，或湿热下注。

（3）病位　在大肠，与肝、脾、肾有关。

（4）病性　以虚证为主，或本虚标实。

三、辨证

（1）中气下陷　大便或咳嗽、远行时肛门内肿物脱出，轻重不一，色淡红，肛门坠胀，面色萎黄，神疲乏力，舌质淡，苔白，脉细弱。

（2）湿热下注　直肠脱出难回纳、肿胀灼热，肛门胀痛，小便黄赤，舌质红，苔黄，脉滑数。

四、针灸治疗

1. 治法及取穴

分型	治法	取经	主穴	配穴
中气下陷	健脾益气，升提固涩	督脉、足太阳膀胱经、任脉	大肠俞、百会、长强、承山	加脾俞、气海、足三里；伴食欲不振加中脘
湿热下注	清热利湿	足太阳膀胱经、足太阴脾经		加阴陵泉、飞扬；伴肛门坠胀加太冲

2. 方义

百会是督脉与足太阳经的交会穴，灸百会穴可使阳气旺盛，有提升收涩之功；长强穴为督脉之别络，位于肛门附近，可增强肛门的约束功能；大肠俞穴为大肠经气转输之处，可调节大肠腑气；承山为膀胱经穴，足太阳经别入肛中，可调理肛门气机。

3. 针法

百会穴用补法或灸法，其余主穴用平补平泻法，配穴按虚补实泻法操作。

五、其他疗法

1. 挑刺

在第 3 腰椎至第 2 骶椎之间，脊柱旁开 1.5 寸处的纵线上任选一处皮肤反应点，用三棱针，挑破出血。

2. 耳针

取直肠、大肠、神门、脾、皮质下、内分泌等穴，毫针强刺激，留针 20～30 分钟，每天 1 次。

3. 艾灸

取百会、长强、神阙穴，隔姜或附子饼灸，每天 1 次。

4. 穴位注射

取足三里、脾俞、肾俞等穴，选生脉注射液或黄芪注射液，每穴注射 0.5～1mL，双侧交替注射，每周 1 次。

5. 穴位埋线

取双侧次髎穴，将羊肠线埋入穴位深部，每 10～15 天治疗 1 次。

6. 电针

取大肠俞、百会、承山、足三里、脾俞、肾俞等穴，每次选 1～2 组，用连续波或疏密波，留针 20～30 分钟，每天 1 次。

六、中药治疗

中气下陷用补中益气汤加减；湿热下注用萆薢渗湿汤加减。中药熏洗疗法用苦参汤加石榴皮、五倍子等，煎水熏洗。

七、西医治疗

使用硬化剂如 5% 石炭酸植物油等注射至脱垂部位黏膜下层内，或骨盆直肠间隙与直肠后间隙，使黏膜与肌层，直肠与周围组织产生无菌性炎症，粘连固定。成人的完全性直肠脱垂则以手术治疗为主。

八、注意事项

① 针灸治疗脱肛效果较好；重度脱肛或局部感染者应综合治疗。

② 针对诱发原因，如慢性咳嗽、慢性腹泻等，要治疗原发疾病。

③ 不要久站久坐，适当增加运动，特别是提肛运动。

④ 每天定时大便，每次大便时间不宜过长，以 5 分钟左右为宜。

⑤ 便前便后坐浴熏蒸，保持肛门的清洁。

第八章 皮肤病针灸治疗

第一节 荨麻疹

一、诊断要点

1. 西医病名及诊断

（1）急性荨麻疹 急性发病，典型皮损为大小不等的风团、红斑和丘疹，成批出现，无规律性，瘙痒明显。部分患者可出现呼吸道症状，如胸闷、呼吸困难，甚至窒息；也可出现胃肠道症状，如腹痛、腹泻。皮肤划痕试验阳性。

（2）慢性荨麻疹 皮损反复出现，可在数分钟到数小时内自行消退，不超过 24 小时，可反复发作数年。皮肤划痕试验阳性。

2. 中医病名及诊断

名为"瘾疹"，以皮肤突起风团、剧痒为主要特征。一年四季均可发生，尤以春季为发病高峰。临床根据病程长短，一般把起病急、病程在 3 个月以内者称为"急性荨麻疹"；风团反复发作、病程超过 3 个月以上者，称为"慢性荨麻疹"。

二、中医病因病机

（1）病因 内因禀赋不足；外因风邪为患。

（2）病机 营卫不和，邪客腠理；营血不足，肌肤失养，生风生燥。

（3）病位 在全身皮肤，以阳明经、太阴经为主，并与督脉、太阳经有关。

（4）病性 本虚标实或虚证。

三、辨证

（1）风热犯表　风团红色、灼热剧痒、遇热加重，发热，咽喉肿痛，舌质红，苔薄黄，脉浮数。

（2）风寒束表　风团白色、遇风寒加重、得暖则减，恶寒，舌质淡，苔薄白，脉浮紧。

（3）血虚风燥　风疹反复发作、迁延日久、午后或夜间加剧，心烦少寐，口干，手足心热，舌质红，少苔，脉细数无力。

（4）胃肠积热　风团色红、成块成片，脘腹疼痛，恶心呕吐，便秘或泄泻，舌质红，苔黄腻，脉滑数。

四、针灸治疗

1.治法及取穴

分型	治疗	取经	主穴	配穴
风热犯表	疏散风热，疏通经络	督脉、足太阳膀胱经、手太阴肺经	曲池、合谷、血海、三阴交、膈俞	加大椎、风门；伴咽喉肿痛加少商
风寒束表	祛风散寒，疏通经络	足太阳膀胱经、督脉		加风门、肺俞；伴恶寒加大椎
血虚风燥	益气养血，润燥祛风	足太阳膀胱经、手厥阴心包经		加风门、脾俞；伴失眠加内关
胃肠积热	清泻胃肠，通调腑气	手厥阴心包经、手少阳三焦经		加内庭、支沟；伴便秘或泄泻加足三里

2.方义

曲池、合谷穴同属阳明经，可通经络、行气血、疏风清热；血海穴属太阴经，有养血、凉血之功；膈俞穴属血会，能活血止痒，与血海穴相配，有"治风先治血，血行风自灭"之意；三阴交为足三阴经交会穴，可养血活血、润燥止痒。

3. 针法

根据证候虚实，毫针补泻，或平补平泻，或针灸并用。风寒束表者可在风门、大椎加用灸法。急性者每天治疗 1～2 次；慢性者隔天 1 次；荨麻疹发作与月经有关者可于每次月经来潮前 3～5 天开始治疗。

五、其他治疗

1. 皮肤针

取风池、曲池、血海、夹脊穴，中强度手法叩刺，以皮肤充血或隐隐出血为度。急性者每天 1～2 次；慢性者隔天 1 次。

2. 三棱针

取曲泽、委中、大椎、风门、血海、膈俞、肺俞等穴，每次选用 2～4 个穴位，用三棱针点刺，加拔火罐，留置 10～15 分钟。

3. 拔罐

取神阙穴，用大号玻璃罐拔之，先留罐 5 分钟，起罐后 5 分钟，再拔 5 分钟，如此反复拔 3 次；也可以用闪罐法反复拔罐至穴位局部充血，隔天 1 次。

4. 耳针

取肺、胃、肠、肝、肾、肾上腺、神门、风溪等穴，毫针浅刺，中强度刺激；也可在耳背静脉放血数滴；或用埋针法、压丸法。

5. 穴位注射

取合谷、曲池、血海、三阴交、大椎、膈俞等穴，每次选用 1～2 穴，用复方丹参注射液，每穴 0.5～1mL。

6. 自血疗法

从患者的静脉里抽取 5～10mL 血液，随即直接注射到曲池、血海、膈俞穴，每周 1～2 次。

六、中药治疗

风热犯表用银翘散加减；风寒束表用小青龙汤加减；血虚风

燥用消风散合四物汤加减；胃肠积热用麻子仁丸加减。外用可取香樟木或晚蚕沙 30～60g，煎汤熏洗。

七、西医治疗

急性者可选用抗组胺制剂、钙剂、硫代硫酸钠等；严重者可短期内应用类固醇皮质激素；发疹急骤而广泛，或喉头水肿、呼吸困难，或伴胃肠道症状者，可皮下或肌内注射 0.1% 肾上腺素，或静脉滴注氢化可的松或地塞米松。

八、注意事项

① 针灸治疗本病效果较佳。
② 对慢性荨麻疹应查明原因，对因治疗。
③ 治疗期间慎起居，避寒冷，忌食鱼腥、虾蟹、酒类、咖啡、葱蒜及辛辣等刺激性食物；保持大便通畅。

第二节　湿疹

一、诊断要点

1. 西医病名及诊断

（1）急性湿疹　起病较快，皮损常为片状或弥漫性，无明显边界。皮损为多数密集的粟粒大小的丘疹、丘疱疹，基底潮红，由于搔抓，丘疹、丘疱疹或水疱顶端抓破后流滋、糜烂及结痂，皮损中心较重，外周有散在丘疹、红斑、丘疱疹，故边界不清。如不转化为慢性，1～2 个月脱去痂皮而愈。

（2）亚急性湿疹　皮损较急性湿疹轻，以丘疹、结痂、鳞屑为主，仅有少量水疱及轻度糜烂，自觉剧烈瘙痒、夜间尤甚。

（3）慢性湿疹　皮损多局限于某一部位，如小腿、手足、肘窝、膝窝、外阴、肛门等处。表现为皮肤肥厚粗糙、触之较硬、色暗红或紫褐，皮纹显著或苔藓样变，皮损表面常附有鳞屑，伴抓痕、血痂、色素沉着，部分皮损可出现新的丘疹和水疱，抓破后有少量流滋。

2.中医病名及诊断

名为"湿疮",又因其症状及病变部位的不同而名称各异。如浸淫遍体、渗液极多者,称"浸淫疮";身起红粟、瘙痒出血者,称"血风疮";发于脐部者,称"脐疮";发于肘、膝窝处者,称"四弯风";发于手掌者,称"鹅掌风";发于小腿者,称"湿毒疮";发于肛门者,称"肛圈藓";发于阴囊者,称"绣球风"或"肾囊风"。皮损常为对称分布、多形损害,瘙痒剧烈,有渗出倾向,反复发作,易成慢性。根据病程可分为急性、亚急性、慢性三类。急性湿疮以丘疱疹为主,炎症明显,易渗出;慢性湿疮以苔藓样变为主,易反复发作。

二、中医病因病机

（1）病因 禀赋不足,风湿热邪客于皮肤。

（2）病机 脉络空虚,外邪入侵。

（3）病位 在皮肤,与太阴经、太阳经有关。

（4）病性 本虚标实。

三、辨证

（1）湿热浸淫 起病急,初期皮损潮红灼热、肿胀,伴身热、心烦、口渴、大便干、小便短赤,舌质红,苔黄腻,脉滑数。

（2）脾虚湿蕴 发病缓慢,皮损潮红、抓后糜烂,可见鳞屑,伴纳少神疲、腹胀、便溏,舌质淡白胖嫩、边有齿痕,苔白腻,脉濡缓。

（3）血虚风燥 反复发作,病程较长,皮损色暗或有色素沉着、粗糙肥厚、呈苔藓样变,皮损表面有抓痕、血痂和脱屑,伴头昏乏力、腰酸肢软、口干不欲饮,舌质淡,苔白,脉弦细。

四、针灸治疗

1. 治法及取穴

分型	治法	取经	主穴	配穴
湿热浸淫	清热化湿，疏通经络	足太阳膀胱经、督脉	曲池、足三里、三阴交、阴陵泉、皮损局部	加脾俞；伴身热、心烦、口渴，加大椎、内关；伴大便干、小便短赤，加水道
脾虚湿蕴	健脾利湿，疏通经络	足太阴脾经、足太阳膀胱经		加太白；伴纳少神疲、腹胀、便溏，加脾俞、胃俞
血虚风燥	养血润燥，疏通经络	足太阴脾经、足太阳膀胱经		加膈俞、血海；伴头昏乏力、腰酸肢软，加肾俞、肝俞

2. 方义

曲池为手阳明经的合穴，既能清肌肤湿气，又可化胃肠湿热；足三里穴既能健脾化湿，又能补益气血，标本兼顾；三阴交、阴陵泉穴运脾化湿，除肌肤之湿热；针刺皮损局部，可疏通局部气血、清热利湿。

3. 针法

平补平泻，或针灸并用。皮损局部用皮肤针重叩出血后，再拔火罐。急性期每天 1 次；慢性期隔天 1 次。

五、其他治疗

1. 皮肤针

轻叩夹脊穴及足太阳经第 1 侧线，以皮肤红晕为度，每天 1 次。

2. 耳针

急性湿疹取肺、神门、肾上腺穴，以及耳背静脉；慢性湿疹加肝、皮质下穴。耳背静脉点刺出血；余穴均用毫针刺法，快速捻转，留针 1～2 小时。

3.穴位注射

取曲池、足三里、血海、大椎等穴，每次取 2 穴，选用维生素 B_1 注射液、维生素 B_{12} 注射液、板蓝根注射液，每穴注入 0.5～1mL，隔天 1 次。

4.艾灸

温和灸湿疹局部，以及足三里、涌泉、合谷等穴，每天 1 次（每处 10～20 分钟）。

六、中药治疗

湿热浸淫用三仁汤加减；脾虚湿蕴用除湿胃苓汤；血虚风燥用消风散合四物汤加减。

七、西医治疗

以局部用药为主。糖皮质激素有糠酸莫米松乳膏等；免疫抑制剂有他克莫司软膏、吡美莫司乳膏等；外用非甾体类抗炎镇痛药有氟芬那酸丁酯等。

八、注意事项

① 针灸治疗湿疹效果明显，可以提高机体免疫反应能力，是治疗本病的有效方法。其缓解症状较快，但根治有相当难度。

② 避免外界刺激，回避致敏因素。患处应避免搔抓，忌用热水烫洗或用肥皂等刺激物洗涤；不穿尼龙、化纤内衣和袜子。

③ 注意饮食和情志的调节。忌食鱼虾、浓茶、咖啡、酒类等；畅达情志，避免精神紧张；防止过度劳累。

第三节　皮肤瘙痒症

一、诊断要点

1.西医病名及诊断

名为皮肤瘙痒症。皮肤阵发性瘙痒，搔抓后常出现抓痕、血痂、色素沉着和苔藓样变等继发性损害。

2.中医病名及诊断

名为"风瘙痒"。好发于青壮年及老年,多见于冬季,少数也有夏季发作者。主要表现为阵发性瘙痒,尤以夜间为重,饮酒之后、情绪变化、被褥温暖及搔抓摩擦可使瘙痒发作或加重。无原发性皮肤损害,由于剧烈搔抓,可引起条状表皮剥脱和血痂,亦可有湿疹样变、苔藓样变及色素沉着等继发性皮损。患者常因瘙痒剧烈而影响睡眠,伴有头晕、精神抑郁及食欲不振等症状。

二、中医病因病机

（1）病因 禀赋不足,外感之邪侵袭。

（2）病机 肝肾阴虚、血虚风燥、肌肤失养或风湿蕴于肌肤不得宣发疏泄。

（3）病位 在皮肤,主要以阳明经、太阳经、太阴经为主,并与督脉有关。

（4）病性 或虚证,或实证。

三、辨证

（1）脾虚卫弱 阵发性瘙痒、遇风触冷瘙痒加剧、食欲不振、气短无力、舌质淡、苔白、脉细弱。

（2）肝肾亏损 夜间瘙痒为主,皮肤干燥多屑、肥厚、呈草席状,腰酸膝软,夜寐不安,舌质淡,苔黄,脉沉细。

（3）气血两燔 皮肤弥漫潮红、瘙痒剧烈、抓痕血迹斑斑,发热口渴,小便短赤,舌质红,苔黄,脉数。

四、针灸治疗

1.治法及取穴

分型	治疗	取经	主穴	配穴
脾虚卫弱	健脾化湿,疏通经络	足太阳膀胱经、足阳明胃经	曲池、血海、风市、膈俞	脾俞;伴气短无力加肺俞

分型	治疗	取经	主穴	配穴
肝肾亏损	滋养肝肾，疏通经络	足太阳膀胱经、足少阴肾经	曲池、血海、风市、膈俞	肝俞、肾俞、太溪；伴夜寐不安加内关
气血两燔	清热凉血，疏通经络	手少阳三焦经、手阳明大肠经		外关、合谷；伴发热口渴加大椎

2.方义

曲池为手阳明大肠经的合穴，既清皮肤之热，又清肠胃湿热，起到搜风止痒的作用；血海穴可养血润燥、祛风止痒；风市乃祛风之要穴；膈俞穴属血会，能活血止痒，配血海穴，寓"治风先治血，血行风自灭"之意。

3.针法

根据证候虚实，毫针补泻，或平补平泻，或针灸并用。膈俞向下或朝脊柱方向斜刺 1 寸左右。

五、其他疗法

1.耳针

取神门、交感、肾上腺、内分泌、肺、痒点等穴，常规针刺，留针 30 分钟，每天 1 次。

2.穴位注射

取肩髎、血海、风门、曲池、足三里等穴，每次选 2～3 穴，用当归注射液或丹参注射液，每穴缓慢推注 0.5～1mL。

3.放血疗法

消毒患者耳背清晰静脉，用一次性注射针头点刺，放血 2～3 滴，两耳交替使用，隔天 1 次。

六、中药治疗

脾虚卫弱用归脾丸加减；肝肾亏损用六味地黄丸加减；气血两燔用犀角地黄汤加减。

七、西医治疗

可应用各种抗组胺类药物，如酮替芬、西替利嗪等；胆汁淤积性瘙痒症可用阿片受体拮抗剂，如纳洛酮等。

八、注意事项

① 本病应与湿疹、皮炎、荨麻疹、疥疮、脂溢性皮炎等相鉴别。

② 避免过度搔抓，以防抓破皮肤，继发感染。

③ 避免用碱性强的肥皂洗浴，且忌用热水烫洗。

④ 内衣要用柔软宽松的棉织品或丝织品，不宜用毛织品。

⑤ 忌食辛辣刺激性食物及浓茶，少食鱼、虾等海味发物，多吃蔬菜、水果，戒烟酒。

第四节　带状疱疹

一、诊断要点

1. 西医病名及诊断

名为带状疱疹，是由水痘 - 带状疱疹病毒引起的急性感染性皮肤病。皮肤上出现红斑、水疱或丘疱疹，累累如珠串，排列成带状，局部刺痛，沿一侧周围神经分布区出现，好发于肋间神经、颈神经、三叉神经及腰神经分布区域。

2. 中医病名及诊断

名为"蛇串疮"，亦称为"火带疮""蛇丹""缠腰火丹"。发病前常有轻度发热、疲倦乏力、食欲不振、全身不适、皮肤灼热刺痛等症状，亦可不发生前驱症状而直接出现丘疱疹。皮损部神经痛为本病的主症之一，但疼痛程度不一，且不与皮损严重程度成正比。疱疹好发于腰腹之间，其次是颈项、面部，呈带状排列，刺痛。皮疹完全消退后可能仍遗留后遗神经痛。

二、中医病因病机

（1）病因　常与情志不畅、过食辛辣厚味、感受时毒等因素有关。

（2）病机　肝经火毒蕴积，气血凝滞，经络阻塞不通。

（3）病位　在皮肤，以厥阴经为主，并与少阳经、太阴经有关。

（4）病性　本虚标实。

三、辨证

（1）肝经郁热　皮损鲜红、疱壁紧张、灼热刺痛，口苦咽干，心烦易怒，大便干燥，小便黄，舌质红，苔薄黄或黄厚，脉弦滑数。

（2）脾虚湿蕴　皮损色淡、疼痛不显、疱壁松弛，口不渴，食少腹胀，大便时溏、色淡，苔白或白腻，脉沉缓或滑。

（3）气滞血瘀　皮疹减轻或消退后局部疼痛不止，放射到附近部位，痛不可忍，坐卧不安，舌质暗，苔白，脉弦细。

四、针灸治疗

1.治法及取穴

分型	治疗	取经	主穴	配穴
肝经郁热	清泄肝火，通经止痛	足少阳胆经、足厥阴肝经	支沟、阴陵泉、行间、夹脊、皮损局部	加侠溪、阳陵泉；伴心烦加内关、太冲
脾虚湿蕴	利湿通络	足太阴脾经、足阳明胃经		加大都、三阴交、血海；伴便溏加足三里
气滞血瘀	理气活血，通络止痛	手太阳小肠经、足少阳胆经		加阳白、太阳、颧髎；痛不可忍加合谷、太冲

2.方义

支沟为手少阳三焦经穴，阴陵泉为足太阴脾经合穴，两穴相配能清泻三焦邪热、健脾化湿；行间是足厥阴经荥穴，具有疏肝泻热之功；皮损局部针后加灸及拔罐可活血通络、祛瘀泻毒；相应夹脊穴调畅患部气血。

3. 针法

根据证候虚实，毫针补泻，或平补平泻。皮损局部围刺并加灸拔罐，每天 1 次。

五、其他疗法

1. 皮肤针

叩刺疱疹及周围皮肤，以刺破疱疹、疱内液体流出、周围皮肤充血或微出血为度，可加拔火罐，每天 1~2 次。

2. 耳针

取心、肝、脾、肺、大肠、交感、皮质下及皮疹所在部位的相应耳穴，行针刺或药丸按压。

3. 激光照射

用氦-氖激光仪分区散焦照射皮损局部，距离 40~60cm，每分区照射 10 分钟。

4. 火针加拔罐

先将烧红的火针点刺疱疹部位，以刺破疱疹为度，然后迅速将罐扣在疱疹部位，留罐 3~5 分钟，待疱内液体充分流出后起罐。

5. 电针

以疱疹分布密集部为中心，插入 1 针为正极，其余 3 或 4 针以等分圆的形式（直径≤5cm）分别刺入周围皮肤为负极，可直刺或针尖向正极方向斜刺，用电针仪将 3 或 4 根正极接在同一中心针上，负极分别接在周围针上，用连续波，强度以能耐受为度，每次半小时；如疱疹面积过大，可考虑多分布几个围刺法。

6. 壮医药线

取支沟、阴陵泉、行间、夹脊穴，以及皮损局部。用右手食指和拇指持线的一端，露出线头 1~2cm，将露出的线端在灯火上点燃，如有火苗必须扑灭，只需露出线头有圆珠状炭火星即可；将有炭火星线端对准穴位，顺应手腕和拇指的屈曲动作，拇指指腹稳重而敏捷地将圆珠状炭火星线头直接点于穴位上，一按火灭即起 1 壮，一般每穴点灸 1~3 壮。

六、中药治疗

肝经郁热用龙胆泻肝汤加减；脾虚湿蕴用参苓白术散加减；气滞血瘀用四物汤加减。

七、西医治疗

抗病毒药物有阿昔洛韦、伐昔洛韦等；糖皮质激素有泼尼松等；止痛药物有布洛芬、吲哚美辛片等。

八、注意事项

① 针灸治疗本病止痛效果明显，并能减少后遗神经痛的症状。若早期就采用针灸治疗，多数患者可在1周内痊愈。

② 若疱疹处皮损严重，可在患处用2%龙胆紫涂擦，防止继发感染。

③ 本病应与湿疹、单纯疱疹、接触性皮炎、虫咬皮炎等相鉴别。

第五节　斑秃

一、诊断要点

1.西医病名及诊断

名为斑秃。头发突然成片迅速脱落，脱发区皮肤光滑，呈圆形、椭圆形或不规则形，数目不等，大小不一，可相互连接成片；边缘的头发松动、容易拔出，拔出时可见发根近端萎缩、呈上粗下细的感叹号样。

2.中医病名及诊断

名为"油风"，又名"鬼剃头"。本病好发于青年人。突然出现圆形或椭圆形秃发斑，数目不等，大小不一。局部皮肤无炎症现象，平滑光亮，无任何自觉症状。

二、中医病因病机

（1）病因　过食辛辣、肥甘厚味、情志抑郁、跌扑损伤或久病等因素有关。

（2）病机　经络阻塞，或脉络空虚，血不养发。

（3）病位　在头部毛发区，以厥阴经、少阴经、督脉为主，并与阳明经有关。

（4）病性　虚实夹杂证。

三、辨证

（1）气血两虚　唇白、心悸、气短语微、头昏、嗜睡、倦怠无力、舌质淡、苔薄白、脉细弱。

（2）肝肾不足　面色㿠白、肢体畏寒、头昏耳鸣、腰膝酸软、舌质淡有裂纹、苔少或无苔、脉沉细无力。

（3）血热风燥　头部烘热、性情急躁、心烦易怒、急躁不安，个别患者会相继出现眉毛、胡须脱落的现象，偶有头皮瘙痒，舌质红，苔少，脉细数。

（4）气滞血瘀　脱发前出现头痛或头皮刺痛，继而出现斑块脱发，夜多噩梦，烦热不眠，舌质暗红或有瘀点，苔少，脉沉涩。

四、针灸治疗

1. 治法及取穴

分型	治疗	取经	主穴	配穴
气血两虚	益气养血，疏通经络	足太阴脾经、足阳明胃经	脱发区、百会、通天、大椎、肝俞、肾俞	加血海；伴乏力足三里、气海
肝肾不足	补益肝肾，疏通经络	督脉、足少阴肾经		加命门；伴耳鸣、腰膝酸软加太溪
血热风燥	疏散风热，行气通络	手阳明大肠经、督脉		加曲池、大椎；伴发热、心烦加内关
气滞血瘀	行气活血，化瘀通络	足太阳膀胱经、足厥阴肝经		加膈俞；伴烦热不眠加太冲、内关

2.方义

局部取百会、通天穴，以及脱发区，可疏通局部经络气血；大椎穴属督脉，诸阳之会，可激发诸阳经之气、补气生血。肝俞、肾俞穴可滋补肝肾、养血生发。

3.针法

根据证候虚实，毫针补泻，或平补平泻，或针灸并用。脱发区从病灶部位四周中心沿皮刺。肝俞不可直刺、深刺。

五、其他疗法

1.皮肤针

取脱发区、夹脊穴或相关背俞穴。先从脱发边缘呈螺旋状向中心区叩刺，再叩刺夹脊穴或背俞穴，范围在 0.5～1cm，至局部皮肤微出血，隔天 1 次。脱发区在叩刺后用生姜片外擦，或外搽斑蝥酊剂、旱莲草酊剂、侧柏叶酊剂，能提高生发效果。

2.穴位注射

取阿是穴、头维、百会、风池、足三里、血海、肾俞等穴，每次选 2～4 穴，用维生素 B_{12} 注射液或三磷酸腺苷注射液，每穴注射 0.5mL 药液，隔天 1 次。

3.艾灸

取脾俞、膈俞、心俞、足三里、风池、阿是穴等穴，温和灸或隔姜灸患处，每次施灸 15～20 分钟，每天 2 次。

六、中药治疗

气血两虚用八珍汤；肝肾不足用六味地黄汤加减；血热风燥用消风散加减；气滞血瘀用四物汤。

七、西医治疗

药物治疗有糖皮质激素、甘草皂苷、环孢素 A 等；外用药物有糖皮质激素、米诺地尔等；其他疗法还有物理及光化学疗法、手术毛发移植等。

八、注意事项

① 针灸治疗本病效果佳，可调整神经系统功能、改善局部血液循环和局部毛发营养、增强毛囊活性、促使毛发新生；但对"全秃"疗效欠佳。

② 劳逸结合，保持心情舒畅，避免烦躁、忧愁、动怒等。

③ 加强营养，多食富含维生素的食物，纠正偏食的不良习惯。

④ 注意头发卫生，加强头发护理，不用碱性强的肥皂洗发，少用电吹风吹烫头发。

第六节　白癜风

一、诊断要点

1.西医病名及诊断

名为白癜风。皮肤斑白可发生于任何部位，单侧或对称，大小不等，形态各异，边界清楚，慢性病程。皮肤病理检查显示缺少黑素细胞及黑素颗粒。

2.中医病名及诊断

名为"白驳风"。皮损呈白色或乳白色斑点或斑片，逐渐扩大，边界清楚，边缘色素较正常皮肤增加，患处毛发也可变白。皮损后天发生，可发于任何年龄、任何部位，可对称或单侧分布，甚至沿神经走行呈带状分布。患处皮肤光滑，无脱屑、萎缩等变化，有的皮损中心可出现色素岛状褐色斑点。病程呈慢性。

二、中医病因病机

（1）病因　情志内伤，肝气郁结；亡精失血，伤及肝肾。

（2）病机　气血失和，脉络瘀阻。

（3）病位　在全身皮肤，以阳明经、督脉，并与太阳经、厥阴经有关。

（4）病性　虚证或虚实夹杂证。

三、辨证

（1）肝郁气滞　皮损呈白色或乳白色斑片，伴心烦易怒、胸胁胀痛、夜眠不安、月经不调，舌质淡红，苔薄，脉弦。

（2）肝肾不足　皮损呈白色斑点或斑片，伴头晕耳鸣、失眠健忘、腰膝酸软，舌质红，少苔，脉细弱。

四、针灸治疗

1. 治法及取穴

分型	治疗	取经	主穴	配穴
肝郁气滞	疏肝理气，活血通络	足太阳膀胱经、足厥阴肝经	曲池、大椎、血海、膈俞、三阴交、皮损局部	加肝俞、行间；伴夜眠不安加内关
肝肾不足	滋补肝肾，养血通络	足太阳膀胱经、足少阴肾经		加肝俞；伴头晕耳鸣、失眠健忘、腰膝酸软，加肾俞、太溪

2. 方义

曲池为手阳明大肠经的合穴，清血分之郁热；大椎穴可清热泻毒；血海穴可养血通络；膈俞穴属血会，可清热活血；三阴交穴为足三阴经之会，可通达三经、调畅气血；皮损局部围刺可疏通局部经气、化瘀解毒。

3. 针法

根据证候虚实，毫针补泻，或平补平泻，或针灸并用。皮损局部取 4～6 个点毫针围刺，针尖沿病灶基底部皮下向中心平刺。

五、其他疗法

1. 梅花针

局部弹刺，可配合外用药涂擦，每天 1 次。

2. 耳针

取肺、肾、内分泌、肾上腺，每次选 2～3 穴，单耳埋针，双耳交替，每周轮换。

3. 自血疗法

皮损范围较小者，可用针管从静脉抽血后，立即注射到白斑下，使皮损处出现青紫时停止，每周 2 次。

4. 穴位注射

取曲池、血海、膈俞、肺俞、风门、肾俞、三阴交等穴，以及皮损局部，每次选 2～3 穴，取当归注射液，每穴注入药液 0.2～0.4mL，隔天 1 次。

六、中药治疗

肝郁气滞用柴胡疏肝散加减；肝肾不足用六味地黄丸加减。

七、西医治疗

药物治疗有免疫调节剂，如转移因子、胸腺肽等；糖皮质激素有地塞米松等。外用药物有皮质激素、补骨脂素、氮芥及维生素 D 衍生物等。手术治疗有自体表皮或黑素细胞移植，局部可用光疗或光化学疗法。

八、注意事项

① 可进行适当的日光浴或理疗，要注意光照强度和时间。

② 避免滥用外擦药物，尤其是刺激性过强的药物，以防止损伤肌肤。

③ 坚持治疗，树立信心；愈后巩固治疗，防止复发。

第七节　痤疮

一、诊断要点

1. 西医病名及诊断

名为痤疮，是毛囊皮脂腺的一种慢性炎症性皮肤病。皮损初起为针头大小的毛囊性丘疹，或为白头粉刺、黑头粉刺，可挤出白色或淡黄色脂栓，因感染而成红色小丘疹，顶端可出现小脓包，易反复发生，常在饮食不节、月经前后加重，愈后可留暂时性色素沉着或轻度凹陷性瘢痕。炎症明显时自感疼痛，严重者称聚合型痤疮，感染部位较深，出现紫红色结节、脓肿、囊肿，甚至破溃形成窦道和瘢痕，或呈橘皮样改变，常伴皮脂溢出。

2. 中医病名及诊断

名为"粉刺"。起初为黑头粉刺为常见，表现为毛孔中出现小黑点，用手挤压可挤出黄白色脂栓；白头粉刺呈灰色小丘疹，无黑头，不易挤出脂栓，在发展过程中可演变为炎性丘疹、脓疱、结节、囊肿、瘢痕等。若炎症明显时则可引起疼痛及触痛。

二、中医病因病机

（1）病因　素体阳热偏盛，或过食辛辣肥甘厚味，或冲任不调。

（2）病机　脉络不通，疏泄失畅而致。

（3）病位　在颜面、胸背部，以阳明经、督脉为主，并与太阴经、厥阴经有关。

（4）病性　实证为主。

三、辨证

（1）肺经风热　皮损为针头大小的毛囊性红色丘疹，伴口渴喜饮、大便秘结，舌质红，苔薄黄，脉弦滑。

（2）胃肠湿热　白头粉刺，可挤出白色或淡黄色脂栓，颜面、胸背部皮肤油腻，伴口臭、便秘、溲黄，舌质红，苔黄腻，脉滑数。

（3）痰湿瘀滞　皮疹颜色暗红，以结节、脓肿、囊肿、瘢痕为主，或见窦道，经久难愈，伴纳呆腹胀，舌质暗红，苔黄腻，脉弦滑。

（4）冲任失调　多见于女性，经期皮疹增多或加重、经后减轻，伴月经不调，舌质红，苔腻，脉浮数。

四、针灸治疗

1. 治法及取穴

分型	治疗	取经	主穴	配穴
肺经风热	清泻肺热，疏通经络	手太阴肺经、足太阳膀胱经	阳白、颧髎、大椎、合谷、曲池、内庭	加少商、尺泽、风门；伴大便秘结加支沟
胃肠湿热	清热化湿，疏通经络	足太阴脾经、足阳明胃经		加三阴交、阴陵泉；伴口臭、便秘加足三里
痰湿瘀滞	利湿化痰，疏通经络	足太阳膀胱经、足太阴脾经		加三阴交；伴纳呆腹胀加脾俞、丰隆
冲任失调	调和冲任	任脉、足太阴脾经、足太阳膀胱经		加血海、膈俞；伴月经不调加三阴交、关元

2. 方义

阳白、颧髎穴可疏通局部经气，使肌肤疏泄功能调畅；大椎穴可清热泻火、凉血解毒；合谷、曲池、内庭穴属多气多血的阳明经，其经脉上走于面，取之可清泻阳明邪热。

3. 针法

根据证候虚实，以泻法为主，或平补平泻。大椎穴点刺出血，加拔罐，隔天一次。

五、其他疗法

1. 针挑

在背部第 1 至第 12 胸椎旁开 0.5～3 寸的范围内，寻找丘疹样阳性反应点，用三棱针挑刺，挑断皮下部分纤维组织，使之出血少许，每周 1～2 次。

2. 刺络拔罐

取大椎、肺俞、膈俞、太阳、尺泽、委中等穴，每次选2穴，用三棱针快速点刺穴位处瘀血的经脉，使之自然出血，待血色转淡后，再以闪火法拔罐，2～3天1次。

3. 耳针

取肺、脾、大肠、面颊、内分泌、肾上腺、耳尖等穴，毫针中强度刺激，留针15～20分钟，也可用王不留行贴压，或激光照射法，每天1次。

4. 火针

取大椎、合谷、曲池、内庭等穴，用烧红的针具，迅速刺入选定的穴位内，随即迅速出针。

5. 放血疗法

取穴阳白、颧髎、大椎、合谷、曲池、内庭等穴，局部常规消毒，采用三棱针快速点刺，挤出3～5滴血后用消毒棉球压迫即可。

六、中药治疗

肺经风热用银翘散加减；胃肠湿热用二陈汤加减；痰湿瘀滞用温胆汤加减；冲任失调用四物汤加减。

七、西医治疗

抗感染治疗应首选四环素类，其次大环内酯类，其他如磺胺类和甲硝唑也可酌情使用；维A酸类药物有异维A酸等；激素治疗有雌性激素和抗雄激素类药物等。外用药物治疗有维A酸霜、过氧苯甲酰洗剂、红霉素等。

八、注意事项

① 针灸对于本病效果良好，部分患者可达到治愈目的；症状较轻的患者保持面部清洁卫生可自愈，无须治疗。

② 本病以脂溢性为多，治疗期间禁用化妆品以及外擦膏剂；宜用硫黄肥皂温水洗面，减少油脂附着面部，堵塞毛孔。

③ 严禁用手挤压粉刺，以免炎症扩散，愈后遗留凹陷性瘢痕。

④ 忌食辛辣刺激性食物；多食新鲜蔬菜水果，保持大便通畅。

第八节　黄褐斑

一、诊断要点

1. 西医病名及诊断

名为黄褐斑，为面部的黄褐色色素沉着，多呈对称蝶形分布于颊部。多见于女性，血中雌激素水平高是主要原因，其发病与妊娠、长期口服避孕药、月经紊乱有关。

2. 中医病名及诊断

又称"面尘""肝斑""妊娠斑""蝴蝶斑"等。是面部常见的皮肤病，多见怀孕、人工流产及分娩的女性，主要表现为面部出现浅褐色或深褐色斑，初为多发性，渐渐融合成大小不一、不规则的斑片，多对称性分布于前额、两颊部、颧部。

二、中医病因病机

（1）病因　情志不遂、暴怒伤肝、病久体虚、房劳过度等。

（2）病机　气滞血瘀，面失所养；或肾气亏虚，水上泛于面。

（3）病位　在面部肌肤，与肝、脾、肾有关。

（4）病性　虚实夹杂证。

三、辨证

（1）气滞血瘀　面部斑块多为不规则的深褐色斑，多为对称性分布，伴头痛、失眠，舌质暗红或有瘀点，苔少，脉沉涩。

（2）肾气亏虚　多见女性，多与怀孕、人工流产及分娩有关，面部斑块为大小不等的浅褐色斑块，伴月经不调，舌质红，少苔，脉细弱。

四、针灸治疗

1.治法及取穴

分型	治法	取经	主穴	配穴
气滞血瘀	活血化瘀，行气通经	足太阴脾经、足阳明胃经	大椎、血海、膈俞、肝俞、斑块局部	加三阴交、足三里；伴头痛加太阳；伴失眠加内关
肾气亏虚	补肾气，通经络	足太阳膀胱经、任脉		加肾俞；伴月经不调加三阴交、关元

2.方义

大椎穴可清热泻毒；血海穴可养血通络；膈俞穴属血会，可清热活血；肝俞穴可疏肝理气；斑块局部围刺可疏通局部经气、化瘀消斑。

3.针法

根据证候虚实，毫针补泻，或平补平泻，或针灸并用。斑块局部取 4～6 个点毫针围刺，针尖沿病灶基底部皮下向中心平刺。

五、其他疗法

1.梅花针

局部弹刺，可配合外用药涂擦，每天 1 次。

2.耳针

取肝、肾、内分泌、膀胱、面、内分泌、皮质下、交感等穴，每次选 2～3 穴，单耳压丸，双耳交替，每周轮换。

3.穴位注射

取大椎、血海、膈俞、肝俞等穴，选用当归注射液，每次选 2～4 穴，每穴注射 0.5～1mL，隔天 1 次。

4.面部刮痧

前额从前正中线向左右两边外刮；从水沟穴向左右各横刮；从承浆穴向左右两边斜向上到太阳穴；从太阳穴入发际推向耳上方。以上各刮 30 下，中度手法。病变在眼周围者，睛明穴一攒竹穴、鱼腰穴—瞳子髎穴、太阳穴，各 10 下，轻微按压刮，斑片处可稍加重些。隔天 1 次。

六、中药治疗

气滞血瘀用桃红四物汤加减；肾气亏虚用肾气丸加减。

七、西医治疗

维生素类有维生素 C 和维生素 E；绿茶提取物有儿茶素等；局部遮光剂有氧化锌、对氨基苯甲酸等；外用脱色剂有壬二酸等。

八、注意事项

① 由于日晒与发病或病情加重有一定关系，故应注意防晒，外出时撑遮阳伞等。

② 调情志，畅饮食，注意休息，避免熬夜、精神紧张。

第九节　丹毒

一、诊断要点

1. 西医病名及诊断

相当于西医的急性网状淋巴管炎。呈急性发作，发病时可见高热、寒战，局部出现大片肿痛、灼热、红斑，边缘清楚，向周围扩散。

2. 中医病名及诊断

生于下肢者称为"流火"；生于头面者称为"抱头火丹"；新生儿生于臀部者称为"赤游丹"。以皮肤突发灼热疼痛、色如涂丹为主症。

二、中医病因病机

（1）病因　多与血分有热、外受火毒、或皮肤破损、火邪乘之而入有关。

（2）病机　热毒蕴结肌肤。

（3）病位　在营、卫。

（4）病性　实证为主。

三、辨证

（1）风热上扰　多发于头面部，皮肤焮红灼热、肿胀疼痛，甚至发生水疱，伴恶寒、发热、纳差、溲赤、便秘、眼睑肿胀难睁，舌质红，苔薄黄，脉浮数。

（2）湿热蕴结　多发于下肢，局部焮红肿胀、灼热疼痛，可见水疱紫斑，甚者结毒化脓、皮肤坏死，伴发热、口渴、胸闷、关节肿痛、小便赤黄，舌质红，苔黄腻，脉浮数。

（3）胎火蕴结　多发于新生儿，多见于脐周、臀腿之间，局部红肿灼热、呈游走性，伴壮热、烦躁、呕吐，舌质红，苔黄，指纹紫黑。

四、针灸治疗

1. 治法及取穴

分型	治法	取经	主穴	配穴
风热上扰	疏风清热解毒	足太阳膀胱经、督脉	合谷、曲池、血海、委中、阿是穴	加大椎、风门；伴便秘加支沟、照海
湿热蕴结	清热解毒，除湿通络	足太阴脾经、足阳明胃经		加阴陵泉、内庭、丰隆；伴发热加大椎、曲池
胎火蕴结	疏风清热，凉血解毒	经外奇穴、督脉		加十宣、大椎、水沟；伴恶心呕吐加内关

2. 方义

合谷、曲池为手阳明大肠经穴，可清泻阳明热毒；血海为足太阴脾经穴位，可活血化瘀、清利湿毒；委中为"血郄"，配合局部皮损可泻诸阳及血分热毒，乃"宛陈者除之"之理。

3. 针法

根据证候虚实，毫针补泻，以泻法为主，或平补平泻。委中

六、局部皮损以刺络为主，并在刺络基础上加拔火罐。

五、其他疗法

1.耳针
取神门、肾上腺、交感、皮质下、枕等穴，毫针中强度刺激，留针30分钟，或用王不留行贴压。耳尖可点刺出血。

2.刺络拔罐
选取皮损局部阿是穴，用三棱针散刺或用皮肤针叩刺出血，刺后加拔罐。

3.电针
取合谷、曲池、血海、委中、三阴交等穴，每次选1～2组，用连续波或疏密波，留针20～30分钟，每天1次，5天为1个疗程。

六、中药治疗

风热上扰用普济消毒饮加减；湿热蕴结用萆薢渗湿汤加减；胎火蕴结用犀角地黄汤合黄连解毒汤加减。

七、西医治疗

全身应用抗生素治疗，如青霉素、头孢类、喹诺酮类抗生素；局部治疗可用呋喃西林液湿敷。外用抗生素类软膏等。

八、注意事项

① 针灸治疗本病有较好疗效，一般多应用于下肢丹毒；头面部及新生儿丹毒病情一般较重，应采用综合疗法。

② 治疗中被污染的针具、火罐等应严格消毒，专人专用，防止交叉感染。

③ 丹毒患者应注意休息，避免过度劳累，并适当隔离。

④ 忌食辛辣肥甘之品。

第九章 脊柱、骨关节病针灸治疗

第一节 颈椎病

一、诊断要点

1. 西医病名及诊断

诊断颈椎病主要从临床表现与颈部 X 线片两方面综合分析，一般原则有以下四点：一是临床表现与 X 线片所见均符合颈椎病者，可以确诊；二是具有典型颈椎病的临床表现，而颈部 X 线片尚未出现明显异常者，在除外其他病的前提下方可确诊为颈椎病；三是对临床上无主诉与体征，而在颈部 X 线片上出现异常者，不应诊断为颈椎病；四是诊断为颈椎病后须明确分型。

各型颈椎病的诊断标准如下：

（1）颈型 以颈部症状为主，绝大多数患者有落枕病史，颈项强直、疼痛，可有整个肩背部疼痛，头颈部功能活动受限。

（2）神经根型 颈项疼痛、活动受限，有颈肩臂放射痛，可伴有手指麻木、上肢沉重、握力减退、持物坠落等症状。具有较典型的根性症状（一侧上肢麻木、疼痛），且其范围与颈脊神经所支配的区域相一致。

（3）脊髓型 临床上有脊髓受压表现，双侧或单侧下肢麻木、疼痛、僵硬发抖、无力、行走困难，头晕头痛等，最后可呈现为痉挛性瘫痪。

（4）椎动脉型 临床上有头痛、头晕等反射性脑血管痉挛症状，恶心、呕吐、耳鸣、耳聋视物不清等脑部缺血症状，肢体突然麻木、感觉异常、持物落地或本体感觉障碍等脊髓束症状。

（5）交感型 临床表现有头晕、眼花、耳鸣、手麻、心动过速、心前区疼痛等一系列交感神经方面的症状。

2. 中医病名及诊断

中医归属于"骨痹""痹证""眩晕""肩背臂痛"等疾病范畴。症见多端，可同时或单独出现颈肩痛、上肢麻木疼痛、肌肉萎缩、头晕头痛、心悸，严重者双下肢痉挛、行走困难，甚至四肢麻木、大小便障碍、瘫痪等。

二、中医病因病机

（1）病因　劳作过度，姿势不良，正气不足，风、寒、湿、热邪乘虚而入。

（2）病机　筋骨受损，经络气血阻滞不通。

（3）病位　在颈部筋骨，与督脉，手、足太阳经，足少阳经密切相关。

（4）病性　本虚标实。

三、辨证

（1）肾虚髓亏　关节隐隐作痛，腰膝酸软，颈项不利、俯仰转侧不利，伴头晕、耳鸣、目眩，舌质淡红，苔薄白，脉细。

（2）阳虚寒凝　颈项疼痛重着、屈伸不利，天气变化加重，昼轻夜重，遇寒加重，得热痛减，舌质淡，苔白，脉沉细。

（3）瘀血阻滞　颈项关节刺痛，痛处固定，关节畸形、活动不利，或颈项强直，面色晦暗，舌质紫暗，脉沉细或细缓。

四、针灸治疗

1. 治法及取穴

分型	治法	取经	主穴	配穴
肾虚髓亏	补益精髓，濡养筋骨	足太阳膀胱经、督脉、手厥阴心包经	风池、颈夹脊、天柱、后溪	加百会、气海、肝俞、肾俞、内关；脊髓压迫加肾俞、气海、大肠俞、昆仑、太溪、关元俞；头晕加内关、率谷

分型	治法	取经	主穴	配穴
阳虚寒凝	补肾助阳，散寒通痹	足太阳膀胱经、督脉、任脉	风池、颈夹脊、天柱、后溪	加腰阳关、关元、大椎；心悸加内关、神门、心俞、厥阴俞、膻中；上肢放射痛加曲池、手三里、外关、合谷
瘀血阻滞	活血通络，化瘀止痛	足太阳膀胱经、足太阴脾经		加膈俞、血海、筋缩、肩井；高血压加曲池、合谷、足三里、三阴交、太冲；头痛加膏肓、百会

2. 方义

风池为足少阳胆经之穴，足少阳经"主骨所生病"，也是手足少阳经、阳维脉的交会穴，可通经络、和气血；颈夹脊穴为经外奇穴，可内通督脉、外连膀胱经；手、足太阳经行于颈项部，后溪穴与局部天柱穴合用，远近相配，可调颈项部经络气血、舒筋通络止痛。

3. 针法

毫针补泻，实证用泻法，虚证用补法。先刺远端穴缓解痉挛，再针局部的腧穴疏通经络。在急性期，可在局部点刺出血；在缓解期，可加艾灸。

五、其他疗法

1. 电针

取风池、夹脊、天柱、后溪等穴，每次选1～2组，用连续波或疏密波，留针20～30分钟，每天1次。

2. 穴位注射

主穴为颈外夹脊穴（第2至第7颈椎）棘突下旁开0.5寸，配穴为风池、肩井、肩中俞、肩外俞穴，以及阿是穴，每次选取

2～4个，采用当归注射液或维生素B$_1$注射液、维生素B$_{12}$注射液，每穴注入药液0.5～1mL，3天1次。

3. 浮针

取颈肩部阳性反应点（最痛点）并标记，在其下方5～10cm处确定浮针进针点，与皮肤呈15°～25°刺入进针点，隔2天1次。

4. 火针

针对风寒证，取颈外夹脊穴（第2至第7颈椎）棘突下旁开0.5寸，每次选取2～4个；配穴为肩井穴、肩外俞穴、阿是穴。

5. 温针灸

取颈夹脊及压痛点，针刺得气后留针，随后用艾条切成1～1.5cm长的艾炷，在针尾安放，点火燃烧约20分钟。

6. 中频理疗

根据病情每次选颈夹脊相应节段两侧及敏感压痛点，采用疏密波，刺激强度以患者肌肉出现抽动、能耐受而不产生痛感、自觉舒适为宜，每次20～25分钟，每天1次。

7. 拔罐

取大椎、肩井、天宗穴，以及阿是穴，疼痛较重者可行刺络拔罐或走罐。

8. 小针刀

对于棘间、棘旁压痛明显，肌肉痉挛较著，甚至形成条索者，行棘间韧带和头夹肌松解；小关节处压痛剧烈、活动受限者，行关节囊切开及周围松解；神经根型和脊髓型的早期，可在相应棘间、椎板间松解黄韧带。另外，颈背部筋膜、肌腱的局限性痛点都可行针刀刺激或针刀松解。

9. 腕踝针

取患者患侧的腕部上4、上5、上6进针点平刺入0.8寸，固定留针2小时，隔天1次。

10. 推拿疗法

滚法施于颈项部三线、冈上肌及背部竖脊肌；大拇指按风池、风府穴，按揉颈项部两侧大筋，继而按揉肩井及天宗等穴；

拿风池穴及颈项部，由上而下数遍，以透热为度；直擦颈项部韧带及两侧肌肉，以透热为度；颈项部拔伸法。

六、中药治疗

肾虚髓亏用参茸丸、右归丸加减；阳虚寒凝用桂附理中丸加减；瘀血阻滞用桃红四物汤加减。

七、西医治疗

急性期可用甘露醇或七叶皂苷钠静脉注射；对于疼痛较重者，可应用止痛药对症治疗，药物有阿司匹林、布洛芬（芬必得）、吲哚美辛（消炎痛）等。

八、注意事项

① 颈椎病的治疗前提必须纠正各种不良习惯，如卧姿看电视、手机、书籍等。不良习惯会造成颈部肌肉紧张，造成肌力失衡，诱发各种症状，抵消治疗效果。

② 避免过度劳累或颈部过度疲劳。过度劳累会使肌肉张力下降、脊柱易于失稳、引发各种症状；颈部过度疲劳会造成颈部肌肉紧张，造成肌力失衡，诱发各种症状。

③ 注意调补气血。气血旺盛有助于肌肉力量加强，利于脊柱稳定，减少症状复发。

④ 加强功能锻炼。功能锻炼有助于局部肌肉力量加强，利于脊柱稳定，疏通局部经脉，促进疾病康复。

⑤ 颈椎的锻炼应该慎重，要避免无目的的快速旋转或摇摆，尤其是颈椎病急性期、椎动脉型颈椎病或脊髓型颈椎病。

第二节　落枕

一、诊断要点

1. 西医病名及诊断

主要指急性单纯性颈项强痛。诊断依据：①因睡眠姿势不良或感受风寒后所致。②急性发病，睡眠后一侧颈部出现疼痛，酸胀，可向上肢或背部放射，活动不利，活动时伤侧疼痛加剧，严重者使头部歪向病侧，有些病例进行性加重，甚至累及肩部及胸背部。③患侧常有颈肌痉挛，胸锁乳突肌、斜方肌、菱形肌及肩胛提肌等处压痛。在肌肉紧张处可触及肿块和条索状的改变。

2. 中医病名及诊断

又称"失枕"。急性发病，症见为起床后感觉颈后部，上背部疼痛不适，以一侧为多，或有两侧俱痛者，或一侧重，一侧轻；疼痛使颈项活动不利，不能自由旋转，严重者俯仰也有困难，甚至头项强直于异常位置，使头偏向病侧；可引起进行性加重，甚至累及肩部及胸背部。

二、中医病因病机

（1）病因　睡眠姿势不良、枕头高低不适、颈部负重过度、寒邪侵袭颈部等。

（2）病机　经筋受损，筋络拘急，气血阻滞不通。

（3）病位　在颈项部经筋，与督脉、手、足太阳经、足少阳经密切相关。

（4）病性　实证。

三、辨证

1. 主症

急性发病，颈项强痛，活动受限，项背部或颈肩部压痛明显。

2. 辨经分型

（1）督脉、太阳经证　项背部强痛，压痛明显，累及胸背部，俯仰困难，舌质淡红，苔薄白，脉浮紧。

（2）少阳经证　颈肩部疼痛，头歪向患侧，不能自由旋转，压痛明显，舌质红，苔黄腻，脉弦。

四、针灸治疗

1. 治法及取穴

分型	治法	取经	主穴	配穴
督脉、太阳经证	疏解太阳，舒筋止痛	足太阳膀胱经、督脉	天柱、大杼、后溪、悬钟、外劳宫、阿是穴	加大椎、申脉、水沟
少阳经证	疏解少阳，舒筋止痛	手少阳三焦经、足少阳胆经		加风池、肩井、中渚；累及手阳明经加三间

2. 方义

足少阳经、手太阳经行于颈项部，悬钟、后溪穴分属两经，与局部天柱、大杼穴合用，远近相配，可调颈项部经络气血、舒筋通络止痛；外劳宫穴是治疗本病的经验穴，有活血通络止痛的作用；阿是穴可疏通局部气血、通经活络。

3. 针法

毫针用泻法，先刺远端穴，持续捻转，松解痉挛，嘱患者慢慢活动颈项，一般疼痛可立即缓解；再针局部的腧穴，可在局部点刺出血。

五、其他疗法

1. 电针

取风池、颈夹脊、天柱、阿是穴、大杼、后溪等穴，每次选1～2组，用连续波或疏密波，留针20～30分钟，每天1次。

2. 拔罐

取阿是穴、大椎、风门、肩井、天宗等穴，疼痛较重者可行刺络拔罐或走罐。

3. 指针

取患侧承山穴，医者以拇指重掐至局部酸胀，边指压边让患者活动颈部。适用于疾病初起。

4. 耳针

取枕、颈椎、神门、肾穴，毫针中等刺激，持续运针时嘱患者徐徐活动颈部。

5. 中频理疗

根据病情每次选患侧颈肩 2～4 个部位，采用疏密波，刺激强度以患者肌肉出现抽动、能耐受而不产生痛感、自觉舒适为宜，每次 20～25 分钟，每天 1 次。

6. 腕踝针

取上 5 区，伴斜方肌疼痛者加上 6 区，毫针沿皮下浅层刺入，留针 30 分钟，留针过程中做颈部运动。

7. 刮痧

从风池穴起，经巨骨、肩井穴至肩贞穴；如涉及上背部疼痛，可从肩井穴向下，经秉风、天宗穴至肩贞穴。体健者手法可重（泻法），体弱者手法可轻（补法）。

8. 艾灸

取天柱、阿是穴、大杼、后溪、悬钟等穴，温和灸法，每穴灸 5～7 分钟，以皮肤红晕为度。

9. 推拿疗法

滚法施于痛点周围，逐渐至剧痛点；大鱼际揉压痛点肿胀处；大拇指按风池、风府穴，按揉颈项部两侧大筋，继而按揉肩井及天宗等穴；拿风池及颈项部，由上而下数遍，以透热为度；直擦颈项部韧带及两侧肌肉，以透热为度；颈项部拔伸法。

六、中药治疗

以桂枝汤加减，督脉、太阳经证加白芷、葛根，少阳经证加加当归、柴胡、羌活。

七、西医治疗

急性期剧痛可用甘露醇或七叶皂苷钠静脉注射；对于疼痛较重者，可应用止痛药对症治疗，药物有阿司匹林、布洛芬（芬必得）、吲哚美辛（消炎痛）等。

八、注意事项

① 枕头的高低软硬对颈椎有直接影响，最佳的枕头应该能支撑颈椎的生理曲线，并保持颈椎的平直。

② 颈部受寒冷刺激会使肌肉血管痉挛，加重颈部板滞疼痛。在秋冬季节，最好穿高领衣服；天气稍热，夜间睡眠时应注意防止颈肩部受凉；炎热季节，空调温度不能太低。

③ 良好的姿势能减少劳累，避免因肌力失衡而诱发本病。不宜头靠在床头或沙发扶手上看书、看电视。

④ 功能锻炼有助于局部肌肉力量加强，利于脊柱稳定，疏通局部经脉，促进疾病康复。

第三节　颈肩综合征

一、诊断要点

1.西医病名及诊断

颈肩综合征仅仅是症状学名词，通常有颈部、肩部、肩背部疼痛，是神经根型颈椎病的常见表现。

诊断依据：

① 符合颈椎病诊断。

② 颈项肩臂部僵硬疼痛，呈放射性、间歇性发作，夜间尤甚，压痛点多位于风池穴、脊突、脊旁、肩胛内上角等处。

2.中医病名及诊断

属于中医学"肩痹"范畴。急性或慢性起病，症见颈项肩臂部僵硬疼痛，以夜间为甚，多为间歇性痛，多从锁骨上窝较快扩散至整个肩臂部，咳嗽、打喷嚏，甚至深呼吸，均可诱发难忍的放射痛，上肢外展、上举和颈项健侧转动时疼痛加重，上肢内收屈肘时疼痛减轻，伴见头痛、上肢无力、握力下降，或有持物落地现象。

二、中医病因病机

（1）病因　劳作过度，姿势不良，正气不足，风、寒、湿、热邪乘虚而入。

（2）病机　筋骨受损，经络气血阻滞不通。

（3）病位　在颈肩部筋骨，与手三阳经、手三阴经密切相关。

（4）病性　虚实夹杂证。

三、辨证

1. 主症

颈项肩臂部僵硬疼痛，从锁骨上窝较快扩散至整个肩臂部，呈刀割样、撕裂样、烧灼样或针刺样疼痛，上肢外展、上举和颈项健侧转动时疼痛加重。

2. 辨经分型

（1）手阳明经型　肩前部疼痛为主。

（2）手太阳经型　肩后部疼痛为主。

（3）手少阳经型　肩外侧部疼痛为主。

（3）手三阴经型　腋下部疼痛为主。

四、针灸治疗

1. 治法及取穴

分型	治法	取经	主穴	配穴
手阳明经型	疏解阳明，舒筋止痛	手阳明大肠经、足阳明胃经	夹脊、肩髃、肩髎、肩前、阳陵泉、条口	加合谷、三间；头晕加丰隆、内关
手太阳经型	疏解太阳，舒筋止痛	手太阳小肠经、足少阳胆经		加小海、腕骨、肩贞、天宗、肩外俞；外邪侵袭加风池、合谷

分型	治法	取经	主穴	配穴
手少阳经型	疏解少阳，舒筋止痛	手少阳三焦经、手厥阴心包经	夹脊、肩髃、肩髎、肩前、阳陵泉、条口	加会宗、外关、中渚；气滞血瘀加内关、血海
手三阴经型	温通三阴，舒筋止痛	手太阴肺经、手厥阴心包经、手少阴心经		加太渊、少海、内关；肝肾亏虚加昆仑透太溪、曲池、肝俞、肾俞

2.方义

夹脊穴为经外奇穴，可内通督脉、外连膀胱经、疏通颈项；肩髃、肩髎、肩前穴统称"肩三针"，为局部取穴，共疏颈肩部气血；阳陵泉穴是足少阳胆经的合穴，又是筋会穴，且足少阳循行路线过肩，根据上病下取的原则，选筋之会穴阳陵泉，则能调和气血、活血化瘀、舒筋活络、通经止痛；条口为足阳明胃经穴，足阳明经为多气多血之经，针之能鼓舞脾胃中焦之气，令其透达四肢、濡筋骨、利关节、祛除留着的风寒湿邪，使瘀滞的经脉畅通。

3.针法

毫针平补平泻法，先刺远端穴，再针局部的腧穴。在急性期，可在局部点刺出血；在缓解期，可加艾灸。

五、其他疗法

1.电针

取夹脊、肩髃、肩髎、肩贞、阳陵泉、条口等穴，每次选1～2组，用连续波或疏密波，留针20～30分钟，每天1次。

2.穴位注射

主穴为颈外夹脊穴（第2至第7颈椎）棘突下旁开0.5寸，配穴为风池、肩井、肩中俞、肩外俞穴，以及阿是穴，每次选取2～4个，采用当归注射液或维生素 B_1、维生素 B_{12} 注射液，每穴注入药液0.5～1mL，3天1次。

3. 浮针

取颈肩部阳性反应点（最痛点）并标记，在其下方 5～10cm 处确定浮针进针点，与皮肤呈 15°～25° 刺入进针点，隔 2 天 1 次。

4. 小针刀

对于棘间、棘旁压痛明显，肌肉痉挛较著，甚至形成条索者，可在痛点阻滞的基础上行棘间韧带和头夹肌松解。

5. 火针

针对风寒证，取颈外夹脊穴（第 2 至第 7 颈椎）棘突下旁开 0.5 寸，配穴为肩井穴、肩外俞穴、阿是穴，每次选取 2～4 个。

6. 温针灸

取颈夹脊及压痛点，针刺得气后留针，随后用艾条切成 1～1.5cm 长的艾炷，在针尾安放，点火燃烧约 20 分钟；颈项怕冷者，燃艾炷 2 次。

7. 拔罐

取大椎、肩井、天宗穴，以及阿是穴，疼痛较重者可行刺络拔罐或走罐。

8. 腕针

取患肢上 4 区、上 5 区、上 6 区，每次 2 穴，将针循纵轴沿皮下疏松结缔组织进针，调针至邻近腕、肘关节活动时，患者无不适感，然后用脱敏胶布固定针柄，留置 48 小时后交换穴位。

9. 推拿疗法

滚法施于颈项部三线、冈上肌及背部竖脊肌及患肢至麻木手指部；大拇指按风池、风府、肩髃、肩髎、肩贞穴，按揉颈项部两侧大筋，继而按揉肩井及天宗等穴；拿风池穴及颈项部，由上而下数遍，以透热为度；直擦颈项部韧带及两侧肌肉，以透热为度；颈项部拔伸法。

六、中药治疗

以桂枝汤加减，手太阳经型加白芷、麻黄；手阳明经型加葛根；手少阳经型加加当归、柴胡、羌活；手三阴经型加细辛、附子。

七、西医治疗

急性期可用甘露醇或七叶皂苷钠静脉注射；对于疼痛较重者，可应用止痛药对症治疗，药物有阿司匹林、布洛芬（芬必得）、吲哚美辛（消炎痛）等。

八、注意事项

① 本病在急性期及时治疗可快速消除症状，若延误治疗，造成关节粘连，则迁延难愈，病程长至1～2年。

② 必须纠正各种不良习惯。不良习惯会造成颈肩部肌肉紧张，造成肌力失衡，诱发症状。

③ 避免过度劳累或颈部过度疲劳。过度劳累和颈部过度疲劳会造成肌力失衡，诱发各种症状，抵消治疗效果。

④ 注意调补脏腑。气血旺盛有助于肌肉力量加强，利于脊柱稳定，减少症状复发。

⑤ 加强功能锻炼。功能锻炼有助于局部肌肉力量加强，利于脊柱稳定，疏通局部经脉，促进疾病康复。

⑥ 注意保暖和用枕。

第四节　肱骨外上髁炎

一、诊断要点

1. 西医病名及诊断

是肱骨外上髁部伸肌总腱处的慢性损伤性肌筋膜炎。俗称"网球肘"。

诊断依据：

① 肘关节外侧疼痛，向前臂外侧远端放射。

② 肘关节屈伸活动正常，肱骨外上髁至桡骨小头有局限压痛，肘关节旋前肘部疼痛。

③ 伸肌腱牵拉试验（Mills）阳性。

2. 中医病名及诊断

属中医学"肘劳""伤筋""痹证"范畴。缓慢起病，症见肘关节外侧酸痛、活动加重，疼痛可向上或向下放射，感觉酸胀不适，手不能用力握物，严重者伸指、伸腕或执筷动作时即可引起疼痛。

二、中医病因病机

（1）病因　劳作过度。
（2）病机　筋脉不通，气血痹阻。
（3）病位　在肘，以手阳明经为主。
（4）病性　实证为主。

三、辨证

气滞血瘀证　肘关节外侧酸痛，疼痛可向上或向下放射，感觉酸胀不适，手不能用力握物，严重者伸指、伸腕或执筷动作时即可引起疼痛，舌质紫暗或见瘀斑，脉涩。

四、针灸治疗

1. 治法及取穴

分型	治法	取经	主穴	配穴
气滞血瘀证	行瘀止痛，温经散寒	手阳明大肠经、足太阳膀胱经	阿是穴、肘髎、曲池、阳陵泉、手三里、合谷	伴颈肩不适者加夹脊；伴肝肾亏虚者加肝俞、肾俞

2. 方义

取阿是穴以通经活络、舒筋止痛；肘外为手阳明经所过之处，取手阳明经之曲池、肘髎、手三里、合谷穴，旨在疏通经络气血；阳陵泉穴为筋会，取对侧阳陵泉穴处压痛点为缪刺法，配合局部穴位可舒筋止痛。

3. 针法

毫针泻法，先刺对侧阳陵泉穴处压痛点，同时活动患部，再在局部压痛点采用多向透刺，或多针齐刺；局部可加灸，以温和灸、温针灸、隔姜灸最常用。

五、其他疗法

1. 电针

取阿是穴、肘髎、曲池、阳陵泉、手三里、合谷等穴，每次选 1～2 组，用连续波或疏密波，留针 20～30 分钟，每天 1 次。

2. 穴位注射

患侧屈肘 90°，选肱骨外上髁附近压痛最显著点取穴，选用当归注射液或威灵仙注射液，每穴注射药液 1～2mL。

3. 浮针

找准阿是穴，做好标记，距离痛点上或下 10cm 处进针，针尖直指痛点，与皮肤 15°～30° 角进针，手握针座左右摇摆做匀柔平稳扫散，10 分钟后取出钢针芯，软套管置皮下 24 小时后取出。

4. 火针

选取局部敏感压痛点行火针治疗，3 天 1 次，共行 3～5 次。

5. 温针灸

取局部压痛点，针刺得气后留针，随后用艾条切成 1～1.5cm 长的艾炷，在针尾安放，点火燃烧约 20 分钟，每天 1 次。

6. 小针刀

肘关节屈曲，使针刀刀口线与伸腕肌纤维走向平行刺入肱骨外上髁皮下，先用纵行剥离法，再用切开剥离法，然后用横行铲剥法，将刀口紧贴骨面剥开骨突周围的软组织粘连，再疏通一下伸腕肌、伸指总肌、旋后肌腱，5 天 1 次。

7. 推拿疗法

滚法施于前臂桡侧，由上而下往返，重点是上端；指按阿是穴，以及肘髎、曲池、阳陵泉、手三里、合谷穴，以酸胀为度；屈指推阿是穴，以及肘髎、曲池、阳陵泉、手三里穴，以酸胀为度；三指拿前臂肌群，由上而下往返数遍。

六、中药治疗

可选用养血止痛丸、小活络丹、舒筋汤等。

七、西医治疗

对症治疗止痛药可选用阿司匹林、布洛芬（芬必得）、吲哚美辛（消炎痛）等；痛点可用曲安奈德注射液局部阻滞。

八、注意事项

① 避免劳损。肱骨外上髁炎的发病与慢性损伤有关，中老年人常常由于劳累引起，因此，劳动强度不宜过大，不要长时间拎重物，洗衣服不宜过多，防止肱骨外上髁肌筋膜劳损。

② 功能锻炼。平时注意锻炼身体，主动活动上肢关节以增强肌力，有助于防止本病的发生；劳作前，进行功能锻炼准备；每天主动进行握拳屈肘旋前，用力伸直出拳等。

③ 培养良好的用力习惯。让掌心面对身体提取物体。

第五节　腰椎间盘突出症

一、诊断要点

1. 西医病名及诊断

又称"腰椎间盘纤维环破裂症"，是指因腰椎间盘发生退行性改变，加上外伤及积累性损伤造成纤维环薄弱或断裂，引起髓核向病变部位移动或挤压，逐渐形成一个膨隆样的突出物，直接地或间接地压迫、刺激腰部脊神经根，产生腰以及下肢疼痛、麻木的疾病。根据腰腿痛病史、下肢麻木区等症状，腰部压痛点、直腿抬高试验阳性、坐骨神经干压痛等体征，以及 X 线表现，三者统一，诊断成立。

2. 中医病名及诊断

属中医学"腰痛""骨痹""痹证"范畴。急性或慢性起病，以腰部疼痛为主症，多为持续性钝痛，亦有痉挛性剧痛，下肢放射痛，腹压增加时疼痛加重，伴有肢体麻木感，严重者出现间歇性跛行、大小便失控、下肢肌萎缩等，可并发骶髂关节的错位。

二、中医病因病机

（1）病因　感受外邪、跌仆损伤和劳欲过度。

（2）病机　腰部经络不通，气血痹阻；或肾精亏虚，腰部失于濡养、温煦。

（3）病位　在腰，与足少阴肾经、足太阳膀胱经、督脉有关。

（4）病性　虚实夹杂证。

三、辨证

（1）寒湿腰痛　腰部冷痛重坠、得热则减，转侧不利、遇阴雨寒冷加重，舌质淡，苔白滑，脉弦迟。

（2）湿热腰痛　腰部胀痛、有热感，遇热或雨天加重，小便短赤，甚或大便硬结，舌苔黄腻，脉濡数或弦数。

（3）瘀血腰痛　多有外伤史，腰部刺痛，痛处固定不移、拒按，轻症俯仰不利，重症剧痛不能转侧，舌质暗或有瘀斑，脉弦涩。

（4）肾虚腰痛　腰部酸痛隐隐、喜按喜揉、遇劳加重，卧则痛减，腰膝酸软无力，或少腹拘急、手足不温，或五心烦热、失眠少寐，脉弦细或弦弱。

四、针灸治疗

1. 治法及取穴

分型	治法	取经	主穴	配穴
寒湿腰痛	散寒除湿，舒筋止痛	督脉、足阳明胃经	肾俞、委中、阿是穴、环跳、大肠俞	加腰阳关、足三里；腰痛俯仰不利者加委临泣、悬钟、阳陵泉
湿热腰痛	清热利湿，舒筋通络	足厥阴肝经、足阳明胃经		加内庭、足三里、行间；腰脊正中疼痛者加水沟、印堂、后溪

分型	治法	取经	主穴	配穴
瘀血腰痛	活血化瘀，理气通络	足太阳膀胱经、足少阳胆经	肾俞、委中、阿是穴、环跳、大肠俞	加膈俞、风市；腰痛引少腹者加行间；骶髂关节错位者加会阳、承扶
肾虚腰痛	调补肝肾，濡养筋脉	足太阳膀胱经、足少阴肾经		加大钟、肝俞；阴虚火旺便秘者加大钟、太溪、复溜、照海

2. 方义

腰为肾之府，取肾俞穴可壮腰益肾、祛寒除湿；膀胱脉之夹脊穴抵腰络肾；循经远取委中穴，可调足太阳经气，即"腰背委中求"之意；阿是穴为局部取穴，与大肠俞穴同用可以疏导局部经筋络脉之气血；环跳穴为足少阳、太阳二脉之会，可激发少阳经气，是治疗腰腿疾病的重要穴位。

3. 针法

根据分型虚实，毫针补泻，或平补平泻，或针灸并用。急性期，痛势剧者，阿是穴、委中穴可用三棱针点刺出血，加拔火罐。虚证用补法，可根据病情加用灸法。

五、其他疗法

1. 电针

取腰夹脊、肾俞、阿是穴、环跳、委中、大肠俞等穴，每次选 1~2 组，用连续波或疏密波，留针 20~30 分钟，每天 1 次。

2. 穴位注射

取肾俞、大肠俞、阳陵泉、承山穴，以及阿是穴，选用复方当归注射液或丹参注射液等，每次选取 2~4 个穴位，每穴注射 0.5~1mL。

3. 浮针

找准腰部阿是穴，做好标记，常规消毒后，在距离痛点上、下 6cm 处进针，针体与皮肤呈 10°~30° 角进针，以进针点为支点，手握针座左右摇摆，做匀柔平稳扫散，3～5 分钟后取出针芯，留置软套管于皮下，外用无菌棉球及胶布固定，约 24 小时后出针，2 天治疗 1 次。

4. 火针

主穴取腰部阿是穴，双侧肾俞、大肠俞穴，配穴可酌取腰阳关、腰夹脊穴。阿是穴可以是局部痛点，也可以直接将针刺至慢性软组织损伤形成的硬结、条索状物处，深达发生粘连变性的筋结部位。

5. 温针灸

取腰夹脊穴及压痛点，针刺得气后留针，随后用艾条切成 1～1.5cm 长的艾炷，在针柄安放，点火燃烧约 20 分钟。

6. 中频理疗

根据病情每次选腰夹脊相应节段两侧，及敏感压痛点，采用疏密波，刺激强度以患者肌肉出现抽动、能耐受而不产生痛感、自觉舒适为宜，每次 20～25 分钟，每天一次。

7. 拔罐

取腰夹脊穴及压痛点，疼痛较重者可行刺络拔罐或走罐。

8. 小针刀

根据不同部位选用棘间松解、椎板间松解、椎间孔松解。

9. 刺络放血

可根据病情及疼痛部位采用腘窝放血、胫骨前缘放血或昆仑等腧穴放血。

10. 推拿疗法

滚法施于腰背部两侧肌肉；按揉腰背部两侧膀胱经，上至膈俞穴，下至肾俞、大肠俞、八髎穴；掌按脊柱，重点是下腰椎；掌揉腰背部两侧肌肉，重点是下腰椎，以透热为度；腰椎定位旋转扳法或腰部左右斜扳法；直擦腰背部两侧膀胱经及督脉，横擦命门、腰阳关、八髎穴。

六、中药治疗

寒湿腰痛用肾着汤；湿热腰痛用四妙丸加减；瘀血腰痛用身痛逐瘀汤；肾虚腰痛用六味地黄汤加减。

七、西医治疗

急性期可用甘露醇或七叶皂苷钠静脉注射；对于疼痛较重者，可应用止痛药对症治疗，药物有阿司匹林、布洛芬（芬必得）、吲哚美辛（消炎痛）等。

八、注意事项

① 腰椎间盘突出症常常伴发骶髂关节的前后错位，在常规治疗时，加用调节错位的腧穴常能取得事半功倍的效果。

② 必须纠正各种不良习惯，如半卧坐姿、翘二郎腿等，以免造成腰椎与胸椎压力分布不均，易压迫脊椎神经，诱发各种症状。

③ 避免过度疲劳造成的腰部肌肉紧张、肌力失衡，诱发各种症状。

④ 注意调补肝肾。肾气旺盛有助于肌肉力量加强，利于脊柱稳定，减少症状复发。

⑤ 平时加强功能锻炼，有助于加强局部肌肉力量，利于脊柱稳定，疏通局部经脉，促进疾病康复。

⑥ 睡硬板床，让腰椎尽量保持在自然体位，避免扭曲。

⑦ 注意保暖，调畅情志，避免负重。

第六节　急性腰扭伤

一、诊断要点

1. 西医病名及诊断

急性腰扭伤是腰部肌肉、筋膜、韧带等软组织因外力作用突然受到过度牵拉而引起的急性撕裂伤，常发生于搬抬重物、腰部肌肉强力收缩时，多是突然遭受间接外力所致。

诊断依据：

① 患者有明确的外伤史，有的患者主诉听到清脆的响声。伤后重者疼痛剧烈，当即不能活动；轻者尚能工作，但休息后或次日疼痛加重，甚至不能起床。

② 检查时见患者腰部僵硬，腰前凸消失，可有脊柱侧弯及骶棘肌痉挛，在损伤部位可找到明显压痛点。

③ X 线照片排除骨性病变。

2. 中医病名及诊断

俗称"闪腰""岔气"。症见伤后立即或次日出现腰部疼痛，呈持续性剧痛，可逐渐加重，腰部活动受限，不能挺直，俯、仰、扭转感困难，咳嗽、喷嚏、大小便时可使疼痛加剧，可一侧发病或两侧同时疼痛。

二、中医病因病机

（1）病因　剧烈运动、用力不当、跌仆损伤。

（2）病机　腰部经络不通，气滞血瘀。

（3）病位　在腰部经筋，与足太阳经、督脉等经脉关系密切。

（4）病性　实证。

三、辨证

1. 主症

突发腰痛，伤处皮色发红，或青，或紫，僵硬，活动受限。

2. 辨经分型

（1）足太阳经型　痛在脊一侧或两侧膀胱经。

（2）督脉型　痛在脊正中。

四、针灸治疗

1. 治法及取穴

分型	治法	取经	主穴	配穴
足太阳经型	疏通太阳，舒筋止痛	足太阳膀胱经	阿是穴、委中、腰痛穴、后溪	加肾俞、昆仑、承山、申脉；骶髂关节错位者加会阳、承扶
督脉型	疏通督脉，舒筋止痛	督脉、足少阳胆经		加水沟、腰俞、命门、长强；向大腿外放射者加风市

2. 方义

阿是穴可通调局部经脉、络脉及经筋之气血，通经止痛；委中为足太阳膀胱经穴，"腰背委中求"，可疏调腰背部膀胱经之气血；腰痛穴为经验用穴；后溪为手太阳小肠经输穴，手、足太阳经同名经脉气相通，"输主体重节痛"，且后溪又为八脉交会穴之一，通督脉，故针刺该穴可行气血而通经络，使受伤组织功能恢复。

3. 针法

毫针用泻法，一般宜先针远端穴位，配合腰部活动，松解痉挛，再针局部穴位，配合痛点刺络放血。

五、其他疗法

1. 电针

取阿是穴、委中、腰痛穴、后溪等穴，每次选 1～2 组，用连续波或疏密波，留针 20～30 分钟，每天 1 次。

2. 穴位注射

选取腰部脊旁最痛处 2～3 点，采用利多卡因注射液加维生素 B_1 注射液、维生素 B_{12} 注射液，每穴注射 0.5～1mL，2 天 1 次，注射 2～3 次。

3. 刺络放血

可根据病情及疼痛部位采用腘窝放血、胫骨前缘放血，或昆仑、承山等腧穴放血。

4. 浮针

找准病灶压痛点最痛处，在其下方 5～10cm 处确定浮针进针点，与皮肤呈 15°～25° 角刺入进针点，隔 2 天 1 次。

5. 耳针

取腰、骶椎，神门，肾，膀胱，坐骨神经等穴，毫针刺法，或压丸法，2 天 1 次。

6. 腕踝针

取踝上 6 区、5 区，常规操作。留针期间嘱患者活动腰部。

7. 中频理疗

根据病情每次选颈夹脊相应节段两侧及敏感压痛点，采用疏密波，刺激强度以患者肌肉出现抽动、能耐受而不产生痛感、自觉舒适为宜，每次 20～25 分钟，每天 1 次。

8. 拔罐

取阿是穴，疼痛较重者可行刺络拔罐或走罐。

9. 推拿疗法

滚法施于腰背部两侧肌肉，上至膈俞，下至八髎穴，往返数次，逐渐至阿是穴；指按膈俞、肾俞、大肠俞、八髎穴；掌揉腰背部两侧肌肉，重点是肾俞、阿是穴，以透热为度；点环跳、居髎穴，揉按阳陵泉穴，勾揉委中、承山穴。

六、中药治疗

以活血化瘀、行气止痛为主，可用桃红四物汤加味。

七、西医治疗

急性期可用甘露醇或七叶皂苷钠静脉注射；对于疼痛较重者，可应用止痛药对症治疗，药物有阿司匹林、布洛芬（芬必得）、吲哚美辛（消炎痛）等。

八、注意事项

① 劳动时，掌握正确的劳动姿势，注意保护腰部，用力要均匀协调，防止损伤。

② 日常劳作时应使用护腰带，以协助稳定腰部脊柱、增强腹压、增强肌肉工作效能。

③ 缓解期要加强功能锻炼，加强局部肌肉力量，避免复发或加重。

第七节　梨状肌综合征

一、诊断要点

1. 西医病名及诊断

梨状肌综合征是指由于各种外力损伤梨状肌而压迫坐骨神经

所引起的以单侧臀部或腿部疼痛为主症的疾病，多因下蹲、跨越、扭转等突然体位变化及负重行走，使梨状肌过牵而造成损伤。

诊断依据：

① 有受伤史或受凉史。

② 常发生于中老年人。

③ 臀部疼痛，严重者患侧臀部呈持续性"刀割样"或"烧灼样"剧痛，多数伴有下肢的放射痛、跛行或不能行走。

④ 梨状肌部位压痛明显，并可触及条索状硬结；直腿抬高在60°以前出现疼痛为试验阳性，但超过60°以后，疼痛反而减轻；梨状肌紧张试验阳性。

2. 中医病名及诊断

属中医"痹证"范畴。症以臀部疼痛为主，并可向下肢放射，严重时不能行走或行走一段距离后疼痛剧烈，需休息片刻后才能继续行走；患者可感觉疼痛位置较深，放散时主要向同侧下肢的后面或后外侧，有的还会伴有小腿外侧麻木、会阴部不适等。

二、中医病因病机

（1）病因　外伤、劳损、感受风寒湿邪。

（2）病机　经络不通，气血瘀滞。

（3）病位　在腰骶部，与足太阳膀胱经、足少阳胆经有关。

（4）病性　实证。

三、辨证

1. 主症

以臀部疼痛为主，疼痛严重者臀部呈现"刀割样"或"灼烧样"的疼痛，伴间歇性跛行，感觉疼痛位置较深，放散时主要向同侧下肢的后面或后外侧，可伴有小腿外侧麻木、会阴部不适等。

2. 辨经分型

（1）足太阳经型　疼痛以下肢后侧为主。

（2）足少阳经型　疼痛以下肢外侧为主。

四、针灸治疗

1. 治法及取穴

分型	治法	取经	主穴	配穴
足太阳经型	疏解太阳，活络止痛	足太阳膀胱经、足阳明胃经	环跳、阳陵泉、腰夹脊	加委中、承山、昆仑、至阴；正气不足加肾俞、足三里；寒湿留着加风门、腰阳关
足少阳经型	疏解少阳，活络止痛	足少阳胆经、足太阴脾经		加悬中、风市；瘀血阻滞加血海、膈俞、三阴交

2. 方义

梨状肌为足太阳经及足少阳经循行部位，环跳穴为足少阳、太阳二脉之会，可激发经气，是治疗腰腿疾病重要的穴位，也是阿是穴所在；腰夹脊为治疗腰腿疾病的要穴，可疏通局部气血，以治病求本；阳陵泉是足少阳胆经的合穴，又是筋会穴。诸穴合用能调和气血、活血化瘀、舒筋活络、通经止痛。

3. 针法

根据证候虚实，毫针补泻，以泻法为主，或平补平泻。秩边、环跳穴以针感沿腿部足太阳经、足少阳经向下传导为佳。寒证者可加艾灸。

五、其他疗法

1. 电针

取环跳、阳陵泉、腰夹脊、委中、承山、昆仑、悬中、风市等穴，每次选2～3组，用连续波或疏密波，留针20～30分钟，每天1次。

2. 穴位注射

取肾俞、大肠俞、次髎、相应节段夹脊、环跳、阳陵泉秩边、阿是穴等穴，每次选2～3穴，交替使用，注入当归注射液或丹参注射液，每穴0.5～1mL，每天1次，5次为1个疗程。

3. 中频理疗

根据病情每次选环跳、秩边穴及敏感压痛点，采用疏密波，刺激强度以患者肌肉出现抽动、能耐受而不产生痛感、自觉舒适为宜，每次 20～25 分钟，每天 1 次。

4. 小针刀

在梨状肌压痛点处进刀，达病变部位时可有放射痛，刀口线与坐骨神经平行，沿坐骨神经纵行刺激，剥离数下出刀。

5. 头针

取顶中线或对侧顶颞后斜线上 1/5，用电针，选连续波或疏密波。

6. 拔罐

取下肢足太阳经、足少阳经循行部位行闪罐或走罐。

7. 温针灸

取环跳、承扶、委中、阳陵泉、承山穴进针，针柄上套 1～1.5cm 长的艾条，点燃艾条燃烧至尽，每天或隔天 1 次。

8. 推拿疗法

滚法施于患侧臀部以及大腿后侧、小腿后侧及小腿外侧，重点在臀部；滚法施用时配合做下肢被动旋转运动，动作由小到大；指按揉阿是穴，以及环跳、居髎、阳陵泉、承扶、殷门、委中穴；肘压阿是穴持续 10 秒。

六、中药治疗

气滞血瘀用桃红四物汤加减；肝肾亏虚用六味地黄汤加减；风寒湿痹用独活寄生汤加减。

七、西医治疗

急性期可用甘露醇或七叶皂苷钠静脉注射；对于疼痛较重者，可应用止痛药对症治疗，药物有阿司匹林、布洛芬（芬必得）、吲哚美辛（消炎痛）等。久治不愈可手术疗。

八、注意事项

① 急性期疼痛严重者应卧床休息，将伤肢保持在外旋、外层

位，避免髋关节的旋转动作，使梨状肌处于松弛状态。

② 早期梨状肌综合征可经保守治疗而得到缓解；如病因不能解决，已形成较重瘢痕粘连或有骨痂压迫、神经行径变异则需手术治疗，手术效果和病程长短有很大关系。

③ 避免腰腿部不协调运动，预防梨状肌损伤。

④ 加强功能锻炼。功能锻炼有助于局部肌肉力量加强，疏通局部经脉，促进疾病康复。

第八节　膝关节炎

一、诊断要点

1. 西医病名及诊断

是指膝关节软骨出现原发性或继发性退行性改变，并伴有软骨下骨质增生，从而使关节逐渐被破坏及产生畸形，影响膝关节功能的一种退行性疾病。

诊断依据：膝关节的疼痛及压痛、关节僵硬、关节肿大、骨摩擦音、关节无力、活动障碍；X 线检查示，骨关节的非对称性间隙变窄，软骨下硬化和囊性变，关节边缘骨质增生和骨赘形成，关节内游离体，关节变形及半脱位。

2. 中医病名及诊断

属中医"痹证""骨痹"范畴。慢性起病，随病程缓慢进展，症见膝关节开始活动时疼痛明显，稍活动后疼痛减轻，然而负重和膝关节活动过多时，疼痛又会加重；可见关节僵硬，自觉活动不利，起动困难，后逐渐出现关节不稳，关节屈伸活动范围减少及步行能力下降，尤以上下台阶、下蹲、跑、跳等能力下降更加明显；晚期患者还可能出现关节畸形，以膝内翻最常见，即俗称的"罗圈腿"。

二、中医病因病机

（1）病因　劳伤、行走过多或跑跳跌撞等。
（2）病机　气滞血瘀，筋骨失养。

（3）病位　在膝部筋骨，以足三阳经为主。

（4）病性　本虚标实。

三、辨证

1. 主症

膝关节疼痛及活动功能障碍。

2. 分型

（1）风寒湿阻　膝关节冷痛肿胀、遇冷加重、得温则减，舌质淡，苔白滑，脉沉迟。

（2）气滞血瘀　膝关节疼痛剧烈，痛如针刺，痛处固定不移，舌质暗或有瘀斑，脉涩。

（3）肝肾亏虚　膝关节痛势隐隐、喜按喜揉、遇劳加重，舌质淡，脉细。

四、针灸治疗

1. 治法及取穴

分型	治法	取经	主穴	配穴
风寒湿阻	散寒除湿，舒筋止痛	督脉、足太阳膀胱经	犊鼻、内膝眼、阳陵泉、血海、足三里、大杼	加腰阳关、肾俞、元关；外侧痛者加风市、阳陵泉
气滞血瘀	行瘀止痛，温经散寒	足太阳膀胱经、足少阳胆经		加膈俞、风市；内侧痛者加血海、阴陵泉
肝肾亏虚	调补肝肾	足太阳膀胱经、任脉		加肝俞、肾俞、气海；前侧痛者加髀关、伏兔、梁丘

2. 方义

取局部犊鼻、内膝眼穴，筋会阳陵泉穴，以舒筋通络、滑利关节、宣通局部经气；脾胃为后天之本、气血生化之源，脾胃健运则水湿可除，取脾经的血海，可健脾除湿、通络止痛；足阳明胃经为多气多血之经，取其合穴足三里可补益气血、活络通经，促进气血运行；骨会大杼穴可壮骨止痛，以治其本。

3. 针法

根据证候虚实，毫针补泻，或平补平泻，或针灸并用。血瘀者可加电针；寒湿者加灸，或加温针灸；痛剧者可刺络放血。

五、其他疗法

1. 电针

取犊鼻、内膝眼、阳陵泉、血海、足三里、大杼等穴，每次选1～2组，用连续波或疏密波，留针20～30分钟，每天1次。

2. 温针灸

取阿是穴、犊鼻、膝眼、梁丘、血海、大椎等穴；风重者加风市、风府；寒湿重者加足三里。针柄上套1～1.5cm长的艾炷，点燃，每天或隔天1次。

3. 火针

取患侧关节的内、外膝眼、鹤顶、梁丘、血海、阳陵泉穴，以及阿是穴，火针用疾刺法，不留针，刺后拔罐，每次15分钟，3天1次。

4. 艾灸

取梁丘、血海、阳陵泉穴，以及阿是穴，可用隔姜、附子饼灸，或直接灸。

5. 穴位注射

取膝眼、阳陵泉、梁丘、膝阳关、足三里、血海、委中、阴陵泉等穴，每次2～3穴，选用当归注射液、威灵仙注射液等，每穴位注射0.5～1mL，隔天1次。

6. 浮针

大腿疼痛点近端5～10cm处进针，停针1分钟后，开始扫散动作，角度为20°～30°，持续扫散3分钟，观察30分钟后如无疼痛则用静脉输液贴固定24小时。

7. 中频理疗

根据病情每次选痛点2～4个部位，采用疏密波，刺激强度以患者肌肉出现抽动、能耐受而不产生痛感、自觉舒适为宜，每次20～25分钟，每天1次。

8. 小针刀

以膝关节边缘增生处为进针刀点，让刀口线与骨刺（或增生点）的竖轴垂直，在骨刺尖部做开松解术或施以采磨削平法，使骨刺的锐边磨平后出针，3～5 天 1 次。

9. 耳针

选肝、肾、神门、交感、皮质下、内分泌、膝等穴，每次选3～5 穴，毫针刺法，或压丸法。

10. 刺络法

取阿是穴，用皮肤针重叩放血，加拔罐。

11. 推拿疗法

滚法施于髌骨上、髌骨周围，约 3 分钟；一指禅推内外膝眼、阿是穴；按揉内外膝眼、阳陵泉、阴陵泉、鹤顶、血海、足三里、委中穴，重点按揉内外膝眼；掌摩法施于膝关节及膝周，以透热为度；拇指与食指放于髌骨两侧提起，并左右摇动髌骨，最后拔伸膝关节。

六、中药治疗

风寒湿阻用桂枝汤加味；气滞血瘀用桃红四物汤加味；肝肾亏虚用独活寄生汤。

七、西医治疗

软骨保护剂，如硫酸氨基葡萄糖，能促进软骨的合成、抑制关节软骨的分解，同时还具有抗炎作用；关节内注射透明质酸钠，可恢复滑液的润滑功能、促进软骨的修复、改善关节功能；疼痛剧烈者用止痛药布洛芬，或氨糖美锌、尼美舒利对症治疗。疗效不佳者可关节镜治疗或关节置换。

八、注意事项

① 长期疼痛会使膝周肌肉起止点痉挛瘀血，针刺疏通这些起止点疗效良好。

② 预防膝骨关节炎需从小开始，控制体重，防止加重膝关节的负担，一旦身体超重，就要积极减肥。

③ 秋冬季节寒冷潮湿，患者要注意保暖，特别要在关节部位包上护膝或棉布，不要让患处接触凉风。

④ 适量的运动锻炼，可促进骨骼更好吸收营养物质、延缓骨骼的老化、防止关节受损。

⑤ 平时预防机械性损伤。膝关节受累者应避免跑步和球类等剧烈体育运动；老人尽量减少爬楼梯、登山等易造成关节软组织损伤的活动。

第九节　腓肠肌损伤

一、诊断要点

1. 西医病名及诊断

因下肢爆发式用力蹬跳以及准备活动不充分或长时期紧张训练致使腓肠肌过度疲劳致伤。

诊断依据：

① 在膝关节伸直和 / 或踝关节背伸小于 90°的情况下，突然蹬地提踵起跳。

② 在受伤时，自觉小腿后面有打击或中弹似的非常疼痛，这时多被迫停止运动，不能跳跑，有的在受伤时能听到响声。

③ 小腿后侧疼痛，跛行，提踵后蹬时疼痛加剧。

④ 受伤当时小腿外形多无改变，稍晚可有肿胀、变形及皮下出血，小腿后侧较明显。

⑤ 足的背伸、抗阻力距屈试验阳性。

2. 中医病名及诊断

属于中医学"腨痛""跟痛"等证的范畴。症状常发生于腓肠肌快速收缩时，受伤时小腿突发剧烈的或烧灼样疼痛，提踵痛，疼痛的部位常在小腿中段肌腹与肌腱交接处附近，部分发生在肌腹处疼痛，有时可伴有撕裂声。

二、中医病因病机

（1）病因　外伤、劳损。

（2）病机　经络不通，气血瘀滞。

（3）病位　在筋，与足太阳膀胱经有关。

（4）病性　实证。

三、辨证

气滞血瘀　运动时小腿突发剧烈的或烧灼样疼痛，提踵痛，疼痛的部位常在小腿中段肌腹与肌腱交接处附近，部分发生在肌腹处疼痛，舌质紫暗或见瘀斑，脉涩。

四、针灸治疗

1. 治法及取穴

分型	治法	取经	主穴	配穴
气滞血瘀	舒筋活络，消肿止痛	足太阳膀胱经、足少阴肾经	承山、承筋、阴陵泉、束骨、阳陵泉	内侧痛加照海、三阴交；外则痛加昆仑、阳交

2. 方义

腓肠肌位于小腿后侧，是足太阳经所过，承山、承筋穴位于腓肠肌上，阴陵泉穴位于腓肠肌起点，可疏通局部气血；束骨穴为足太阳经的输穴，"输主体重节痛"，起到疏通经络、行气活血、舒筋止痛的作用；阳陵泉穴是足少阳胆经的合穴，又是筋会穴。以上穴位合用能调和气血、活血化瘀、舒筋络、通经止痛。

3. 针法

毫针用泻法，一般先取远端穴位，针刺时配合踝、膝关节活动。

五、其他疗法

1. 电针

取承山、承筋、阴陵泉、束骨、阳陵泉等穴，每次选 1～2 组，用连续波或疏密波，留针 20～30 分钟，每天 1 次。

2. 刺络放血

取阿是穴，以及承山、承筋、阴陵泉穴，用皮肤针重叩放血，加拔罐。

3. 穴位注射

取承山、承筋、阴陵泉穴，每次1～2穴，选用当归注射液或威灵仙注射液，每穴0.5～1mL，隔天1次。

4. 浮针

取距患肢局部腓肠肌疼痛的阳性痛点上下4～5cm处为进针点，与皮肤呈15°～30°快速刺入皮肤，随后放平针身，沿皮下向前推进达痛点，呈扇形扫散2～4分钟，压痛点消失后拔针。

5. 中频理疗

根据病情每次选承山、承筋、悬钟穴及痛点等1～2个部位，采用疏密波，刺激强度以患者肌肉出现抽动、能耐受而不产生痛感、自觉舒适为宜，每次20～25分钟，每天1次。

6. 小针刀

以患侧股骨内、外上髁压痛点外定点，刀口平行下肢长轴在病变处沿股骨内、外上髁边缘铲切，反复提插3～5下，如针下紧涩感消失即出针。

7. 头针

取头针足运感区，得气后行强刺激捻针3～5分钟，捻针速度应保持在每分钟200次左右，嘱患者适当活动患侧下肢。

8. 推拿疗法

滚法施于小腿后侧腓肠肌处，由上而下往返数次，重点是损伤处；滚法施于腓肠肌时，患侧踝关节做背伸运动，持续数分钟；轻拿小腿三头肌及小腿后侧全部肌肉，由上而下往返数次；指按委中、阳陵泉、承山、昆仑、太溪穴，以及阿是穴；推揉阿是穴，并顺肌纤维方向直擦腓肠肌；掌根叩击并双掌搓揉腓肠肌。

六、中药治疗

中药内服以桃红四物汤加味；外洗用舒筋活血熏洗方为主加减（伸筋草、透骨草、土牛膝、海桐皮各30g，当归、红花、桂枝各10g）。

七、西医治疗

痛甚者可用止痛药双氯芬酸钠、布洛芬（芬必得）、氯唑沙宗等对症治疗。

八、注意事项

① 急性期 24 小时内，局部应该冷敷，避免局部刺激而增加渗出。

② 疼痛常使腓肠肌肌肉起始点痉挛瘀血，疏通这些痛点疗效良好。

③ 运动前做好准备运动，避免突然性的剧烈动作。

④ 加强功能锻炼。功能锻炼有助于局部肌肉力量加强，疏通局部经脉，促进疾病康复。

第十节　踝关节扭伤

一、诊断要点

1.西医病名及诊断

是指在外力作用下，踝关节骤然向一侧活动而超过其正常活动度时，引起关节周围软组织如关节囊、韧带、肌腱等发生的撕裂伤。

诊断依据：

① 患者有急性或慢性踝关节扭伤、初次扭伤或反复扭伤史。

② 初次扭伤患者症状往往比较严重，出现踝关节疼痛肿胀，在扭伤时会有踝关节脱位感，踝关节轻度内翻，在踝关节外侧韧带走形处可出现明显的压痛点，抽屉试验阳性，内翻应力试验阳性等；慢性损伤或反复扭伤的患者症状相对较轻，抽屉试验和内翻应力试验更易引出阳性体征。

③ 行 X 线检查排除是否有踝关节骨折，可进行 MRI 检查，进一步确定韧带损伤的情况。

2. 中医病名及诊断

中医认为踝关节损伤属于"筋伤"范畴。症见伤后即出现扭伤部位的疼痛和肿胀，随后出现皮肤瘀斑，严重者患足因为疼痛、肿胀而不能活动。外踝扭伤时，患者在尝试行足内翻时疼痛症状加剧；内侧三角韧带损伤时，患者在尝试行足外翻时疼痛症状加剧。经休息后疼痛和肿胀可能消失，会出现因韧带松弛导致踝关节不稳，反复扭伤。

二、中医病因病机

（1）病因　跌扑损伤。

（2）病机　经络不通，气血瘀滞。

（3）病位　在踝关节、筋，损及足太阳、足少阳、足少阴及足太阴筋络。

（4）病性　实证。

三、辨证

1. 主症

踝关节伤后出疼痛和肿胀，伤处肌肤青紫，关节有不同程度的功能障碍。

2. 辨经分型

（1）足太阳型　肿胀、疼痛在踝关节外踝下方。

（2）足少阳型　肿胀、疼痛在踝关节外踝前下方。

（3）足少阴型　肿胀、疼痛在踝关节内踝下方。

（4）足太阴型　肿胀、疼痛在踝关节内踝前下方。

四、针灸治疗

1. 治法及取穴

分型	治法	取经	主穴	配穴
足太阳型	疏解太阳，舒筋止痛	足太阳膀胱经	阿是穴、申脉、丘墟、养老	加委阳、飞扬

分型	治法	取经	主穴	配穴
足少阳型	疏解少阳，舒筋止痛	足少阳胆经	阿是穴、申脉、丘墟、养老	加悬钟、风市
足少阴型	疏解少阴，舒筋止痛	足少阴肾经		加然谷、太溪、复溜
足太阴型	疏解太阴，舒筋止痛	足太阴脾经		加商丘、阴陵泉、血海

2.方义

踝关节扭伤属伤筋病，病在经筋、络脉，治疗时取扭伤部位阿是穴为主，与申脉、丘墟穴相配，可舒通筋络、散除局部气血瘀滞，达到"通则不痛"的效果；踝关节扭伤以外踝下多见，病在足太阳筋络，取对侧养老穴处压痛点，属缪刺法，也是手足同名经取穴法，治疗本病常有捷效。

3.针法

毫针用泻法，一般先取远端穴位，针刺时配合踝关节活动。局部痛点可刺络放血。

五、其他疗法

1.电针

取阿是穴、申脉、丘墟、养老等穴，每次选1～2组，用连续波或疏密波，留针20～30分钟，每天1次。

2.三棱针

取患部所属经络的井穴、阿是穴。井穴用三棱针点刺出血；阿是穴以三棱针点刺出血后，可拔火罐。

3.穴位注射

取阳陵泉、阴陵泉穴，以及阿是穴，每次选2个穴位，选用丹参注射液，每穴1mL，隔天1次。

4.耳针

取踝、神门、皮质下、肾、肝穴，毫针刺法，或压丸法。

5. 中频理疗

根据病情选局部痛点或远处痛点 2～4 个部位，采用疏密波，刺激强度以患者肌肉出现抽动、能耐受而不产生痛感、自觉舒适为宜，每次 20～25 分钟，每天一次。

6. 艾灸

取阿是穴、申脉、丘墟、养老，温和灸法，每穴灸 5～7 分钟，以皮肤红晕为度。

7. 推拿疗法

滚法施于小腿外侧、足背及患处；指按揉阳陵泉、绝骨、承筋、解溪、丘墟、昆仑穴，以及阿是穴；一指禅推阿是穴；拔伸踝关节；掌根擦患处。

六、中药治疗

中药内服用桃红四物汤加味；急性期，可外用云南白药喷雾剂，24 小时后可用中药烫疗包热敷，或用红花油、消肿止痛酊、正骨水外擦患处。

七、西医治疗

急性期处理应休息、冰敷、加压、抬高；痛甚者可用止痛药双氯芬酸钠、布洛芬（芬必得）、氯唑沙宗等对症治疗。

八、注意事项

① 踝关节扭伤中，肌肉的损伤常使肌肉的起点与止点处痉挛与瘀血，疏通起点与止点可取得良好效果。

② 在扭伤早期，较重者宜制动，根据病情给予适当固定，1～2 周后解除固定，进行功能锻炼。

③ 增强踝关节周围肌肉力量、进行高危运动时佩戴合适的护具、熟练掌握所进行活动的技术动作，均可一定程度地防止踝关节扭伤的发生或降低踝关节扭伤的严重程度。

④ 平时应注意生产生活安全，尤其活动前应做准备运动。

第十一节 肩周炎

一、诊断要点

1. 西医病名及诊断

肩周炎是肩关节周围肌肉、肌腱、滑囊和关节囊等软组织的慢性无菌性炎症。炎症导致关节内外粘连，从而影响肩关节的活动。其病变特点是广泛，即疼痛广泛、功能受限广泛、压痛广泛。

诊断依据：

① 40～50 岁以上中老年，常有风湿寒邪侵袭史或外伤史。

② 肩部疼痛及活动痛，夜间加重，可放射到手，但无感觉异常。

③ 肩关节活动尤以上举、外展、内旋、外旋受限。

④ 肩周压痛，特别是肱二头肌长头腱沟。

⑤ 肩周肌肉痉挛或肌萎缩。

⑥ X 线及化验检查一般无异常发现。

2. 中医病名及诊断

俗称"五十肩"，又称"漏肩风""冻结肩"。起初肩部呈阵发性疼痛，多数为慢性发作，以后疼痛逐渐加剧或钝痛，或刀割样痛，且呈持续性，气候变化或劳累后常使疼痛加重，疼痛可向颈项及上肢（特别是肘部）扩散；活动受限，当肩部偶然受到碰撞或牵拉时，常可引起撕裂样剧痛；肩痛昼轻夜重为本病一大特点，若因受寒而致痛者，则对气候变化特别敏感。

二、中医病因病机

（1）病因　体虚、劳损及风寒侵袭肩部等。

（2）病机　肩部经络不通，或筋肉失于气血温煦和濡养。

（3）病位　在肩部筋肉，与手三阳经、手太阴经密切相关。

（4）病性　虚实夹杂证。

三、辨证

1. 主症

肩周疼痛、酸重，夜间为甚，常因天气变化及劳累而诱发或加重，肩前、后或外侧压痛，主动和被动外展、后伸、上举等功能明显受限，后期可出现肌肉萎缩。

2. 辨经分型

（1）手阳明经型　疼痛以肩前外部疼痛为主且压痛明显，肩髃穴处疼痛或压痛明显，外展疼痛加重。

（2）手太阳经型　疼痛以肩后部疼痛为主且压痛明显，肩贞、臑俞穴处疼痛或压痛明显，肩内收疼痛加重。

（3）手少阳经型　疼痛以肩外侧部疼痛为主且压痛明显，肩髎穴处疼痛或压痛明显，外展疼痛加重。

（4）手太阴经型　疼痛以肩前部疼痛为主且压痛明显，中府穴处疼痛或压痛明显，后伸疼痛加重。

四、针灸治疗

1. 治法及取穴

分型	治法	取经	主穴	配穴
手阳明经型	疏解阳明，舒筋止痛	手阳明大肠经、足阳明胃经	肩髃、肩髎、肩贞、肩前、阿是穴、阳陵泉、条口透承山。	加三间；头晕加丰隆、内关
手太阳经型	疏解太阳，舒筋止痛	手太阳小肠经、足少阳胆经		加后溪、肩贞、天宗、肩外俞；外邪侵袭加风池、合谷
手少阳经型	疏解少阳，舒筋止痛	手少阳三焦经、手厥阴心包经		加中渚；气滞血瘀加内关、血海
手太阴经型	温通太阴，舒筋止痛	手太阴肺经、手阳明大肠经		加列缺；肝肾亏虚加昆仑透太溪、曲池、肝俞、肾俞

2. 方义

肩髃、肩髎、肩贞穴统称"肩三针"，分别为手阳明经、手少阳经、手太阳经穴，与肩前阿是穴均为局部选穴，共疏颈肩部气血；阳陵泉是足少阳胆经的合穴，又是筋会穴，根据上病下取的原则，选之能调和气血、活血化瘀、舒筋活络、通经止痛；条口穴透承山穴，可疏导太阳、阳明两经气血，为经验效穴。

3. 针法

毫针用泻法，或平补平泻法，先刺远端穴，再针局部的腧穴。在急性期，可在局部点刺出血；在缓解期，可加艾灸。

五、其他疗法

1. 电针

取肩髃、肩髎、肩贞、肩前、阿是穴、阳陵泉、条口等穴，每次选 1~2 组，连续波或疏密波，留针 20~30 分钟，每天 1 次。

2. 穴位注射

取肩部阿是穴、肩髃、肩髎、肩贞、肩前等穴，每次选取 2~4 个，采用当归注射液或维生素 B_1 注射液、维生素 B_{12} 注射液，每穴注入药液 1mL，3 天 1 次。

3. 浮针

取肩部阳性反应点（最痛点）并标记，在其下方 5~10cm 处确定浮针进针点，与皮肤呈 15°~25° 角刺入进针点，隔 2 天 1 次。

4. 小针刀

取肩部阿是穴，可在痛点阻滞的基础上剥离松解粘连，切割瘢痕，切碎钙化斑块等。

5. 火针

取肩部阿是穴，每次选取 2~4 个，2~3 天治疗 1 次。

6. 温针灸

取肩部阿是穴，针刺得气后留针，随后用艾条切成 1~1.5cm 长的艾炷，在针尾安放，点火燃烧约 20 分钟。

7. 拔罐

以阿是穴为主，疼痛较重者可行刺络拔罐。

8. 推拿疗法

滚法施于肩周、上臂、前臂；一指禅推或屈指推肩髎、肩内陵、肩髃穴，以及阿是穴；大拇指按揉肩髃、肩髎、肩贞、肩井、肩内陵、阿是穴、曲池、合谷穴；拿法施于肩周、上臂、前臂；擦法施于患处。

六、中药治疗

内服用当归四逆汤加味；中药外洗可用防风、羌活、桂枝、鸡血藤、川木瓜、制川乌、伸筋草、路路通、桃仁、红花、地龙煎水。

七、西医治疗

急性期可用甘露醇、地塞米松或七叶皂苷钠静脉注射快速消除水肿和炎症；痛剧者可用止痛药阿司匹林、布洛芬（芬必得）、吲哚美辛（消炎痛）等对症治疗。

八、注意事项

① 本病在急性期及时治疗可快速消除症状，若延误治疗，造成关节粘连，则迁延难愈，病程长至 1～2 年。

② 运用手法要轻柔，不可施用猛力，以免造成损伤。

③ 进行功能锻炼时，应注意循序渐进，不能过度劳累或用猛力，避免引起不良后果。

④ 注意局部保暖，防止受凉。

第十二节　腱鞘炎

一、诊断要点

1. 西医病名及诊断

由于反复过度摩擦，引起肌腱及腱鞘发生炎症、水肿，纤维鞘壁增厚形成狭窄环，肌腱的纤维化和增粗造成肌腱在鞘管内滑动困难，形成腱鞘炎，又称"狭窄性腱鞘炎"。多发于手腕桡骨茎突部及拇指与中指。

诊断要点：

① 多见于手工劳动者，缓慢起病。

② 局部酸痛及僵硬，加重后疼痛明显，可向近远端放散，可见弹响及闭锁现象。

③ 局部压痛，伴纵行肿胀区，早期可有弹跳感或摩擦音。

④ 在桡骨茎突部者，Finkelstein（握拳尺偏试验）阳性，手指发病者屈指抵抗试验阳性。

2. 中医病名及诊断

属于中医学"伤筋"范畴。症见局部慢性疼痛，进行性加重，可向近远端放散；患指无力，患指及腕部活动障碍；局部压痛，皮下可触及一豌豆大小软骨样硬度之肿物，狭窄严重时可触及摩擦感；患指可变为弹响指。

二、中医病因病机

（1）病因　外伤、劳损。

（2）病机　经络不通，气血瘀滞。

（3）病位　在筋，与肝、肾关系密切。

（4）病性　实证。

三、辨证

气滞血瘀　局部慢性疼痛，进行性加重，可向近远端放散；患指无力，患指及腕部活动障碍；局部压痛，皮下可触及一豌豆大小软骨样硬度之肿物，狭窄严重时可触及摩擦感；患指可变为弹响指；舌质紫暗或见瘀斑，脉涩。

四、针灸治疗

1. 治法及取穴

分型	治法	取经	主穴	配穴
气滞血瘀	舒筋活络，消肿止痛	手阳明大肠经、手太阴肺经	阿是穴、阳溪、列缺、合谷	桡骨茎突部痛加曲池、手三里；拇长肌痛加鱼际、内关；指部疼痛者加劳宫、间使

2. 方义

本病属经筋病，"在筋守筋"，阿是穴局部围刺，可理气散结、疏调经筋；阳溪穴可疏解水湿风气，列缺穴别名"腕劳"，为手太阴经络穴，属八脉交会穴之一，通于任脉，两穴相配可治腕关节痛；合谷为大肠经原穴，可疏风通络、宣通气血。

3. 针法

毫针用泻法。阿是穴以痛点为中心向四周透刺2～4针；合谷穴直刺0.5～1寸，亦可向指尖或腕部斜刺，可有针感向指尖或腕、前臂放散。

五、其他疗法

1. 电针

取阿是穴及所属肌肉起止点，以及阳溪、列缺、合谷等穴，每次选1～2组，用连续波或疏密波，留针20～30分钟，每天1次。

2. 隔姜灸

取阿是穴为主，配阳溪、列缺、合谷、腕骨穴，每次选2～3穴，灸5～7壮。

3. 鞘内阻滞

取利多卡因与曲安奈德混合液3mL，沿肌腱纵轴方向刺入肥厚之腱鞘，注药3mL。

4. 小针刀

在硬结及压痛明显处进针刀，刀口线与肌腱平行刺入，达腱鞘后，纵向剥离，横向推移，再将针刀绕至腱鞘后方，挑动腱鞘数次，有硬结者将其切开。

5. 耳穴

取耳部相应部位、神门、皮质下等穴，用王不留行贴压，每天按 2 次，每次 1 分钟左右，3 天 1 次。

6. 温针灸

取阿是穴、手三里、曲池、合谷等穴，针刺得气后留针，随后用艾条切成 1~1.5cm 长的艾炷，在针尾安放，点火燃烧约 20 分钟。

7. 推拿疗法

滚法施于前臂桡侧及内侧，手法要求轻快柔和；拿前臂桡侧及内侧肌肉；用鱼际揉患处；顺肌纤维方向施以指推法；指按揉曲池、手三里、阿是穴、合谷穴；擦法施于患处，以透热为度。

六、中药治疗

中药内服小活络丹；外用麝香风湿膏等。

七、西医治疗

口服吲哚美辛（消炎痛）、布洛芬（芬必得）、氯唑沙宗等；外用吲哚美辛搽剂等。

八、注意事项

① 劳动时，要注意手指、手腕的正确姿势，不要过度弯曲或后伸；提ram物品不要过重；手指、手腕用力不要过大。

② 疼痛常使起始点痉挛瘀血，疏通这些痛点疗效良好。

③ 连续工作时间不宜过长，工作结束后要搓手指和手腕，再用热水泡手。

④ 冬天洗衣服时最好用温水，下雪后扫雪也要戴上棉手套，防止手部受寒。

第十三节　腱鞘囊肿

一、诊断要点

1. 西医病名及诊断

腱鞘囊肿是发生于关节部附近腱鞘内的囊性肿物，内含有无色透明或橙色、淡黄色的浓稠黏液。目前临床上将手、足小关节处的滑液囊疝（腕背侧舟月关节、足背中跗关节等处）和发生在肌腱的腱鞘囊肿统称为腱鞘囊肿。多发于腕背和足背部；患者多为青壮年，女性多见；起病缓慢，发病部位可见一圆形肿块，有轻微酸痛感，严重时会给患者造成一定的功能障碍。

2. 中医病名及诊断

属于中医学"筋结""筋瘤"范畴。症见腕背和足背部突起筋瘤，无明显自觉症状，压之稍有酸痛感。

二、中医病因病机

（1）病因　外伤、劳损、久立等。
（2）病机　经筋劳伤，气津凝滞。
（3）病位　在筋。
（4）病性　实证。

三、辨证

气津凝滞　腕背和足背部出现半球形囊性肿物，高出皮肤，触之有弹性或质地坚韧，边界清楚，活动度好，无明显自觉症状，压之稍有酸痛感，关节功能不受限或轻度受限。

根据腱鞘囊肿所在部位，辨属何经筋病。

四、针灸治疗

1. 治法及取穴

分型	治法	取经	主穴	配穴
气津凝滞	活血散结，疏调经筋	手阳明大肠经、足阳明胃经	阿是穴、阳陵泉、外关	发于腕背部加曲池、手三里；发于足背部加解溪、足三里

2. 方义

本病属经筋病，"在筋守筋"，囊肿局部阿是穴围刺，可理气散结、疏调经筋；外关穴可联络气血、补阳益气、疏通经络；阳陵泉是足少阳胆经的合穴，又是筋会穴。诸穴合用能调和气血、活血化瘀、舒筋活络、通经止痛。

3. 针法

先常规消毒阿是穴，如囊肿较小，直接针刺；囊肿较大者，可用注射器先吸尽囊内容物再针刺。针刺方法分为2种：扬刺，正中刺入1针，从囊肿四周对称地向中央刺入囊内，用泻法；恢刺，用28号1.5寸毫针，对准囊肿顶部直刺，针尖刺破囊壁达囊中后，呈45°、75°角分别向四周来回点刺，针刺深度以刺破四周囊壁为度。留针20~30分钟，起针后用力挤压囊肿，使之破裂，取针后，宜局部做加压包扎。

五、其他疗法

1. 三棱针

用2%碘酒及75%乙醇充分消毒，右手持消毒三棱针对准囊肿之最高点快速刺入，在囊内轻轻拨动数下，注意勿透过囊肿的下层，然后快速拔针，用双手拇指从囊肿周围向中心挤压，务使囊内的胶性黏液（呈透明糊状物）从针孔中全部排出，取针后，宜局部做加压包扎。

2. 火针

将烧红之针具，对准囊肿迅速刺入深部（以达囊肿基底部为度），快速取出，根据囊肿大小可刺 2～3 针，然后，两手持干棉球在针孔周围挤压，排出胶状液体，挤压干净，用酒精棉球拭干消毒后，用消毒干棉球压迫包扎局部 3～4 天。

3. 小针刀

刀口线与肌腱平行刺入，纵行切开囊肿前后壁，再纵向剥离及横向分离数次后行手法挤压及按摩，加压包扎。

4. 推拿疗法

在发生囊肿的关节周围用柔和的按、搓、揉法治疗，使关节放松，再在囊肿局部按揉，以局部充血为度；拔伸发生囊肿的关节（一手握住关节近端，另一手握住关节远端，并用拇指按住囊肿，两手相对用力拔伸）；在拔伸时，按住囊肿的拇指用力沿肌腱方向按压挤破囊肿，同时配合关节各方位的被动运动；用加压绷带包扎患部。

六、西医治疗

（1）如有疼痛，口服吲哚美辛（消炎痛）、布洛芬（芬必得）、氯唑沙宗等。

（2）手术治疗。

七、注意事项

① 在劳累后应用热水对患处进行冲洗，使局部气血通畅，可促进血液循环。

② 劳动后各关节疼痛不适，适时活动关节，并由浅入深进行自行按摩。

③ 最好不要长时间使用电脑，若需要长时间上网，也应每隔 1 小时休息 5～10 分钟，休息时勤做室内运动，做柔软操或局部按摩。

④ 少食辛辣，注意患处保暖和休息。

第十四节　臂丛神经痛

一、诊断要点

1. 西医病名及诊断

臂丛神经痛是指由第5颈椎至第1胸椎的神经前支组成的臂丛神经的各部受损时，产生其支配范围内的疼痛的疾病。根据疼痛局限于臂丛神经所支配的范围内，刺激或压迫臂丛神经使疼痛加剧等临床特点，可以做出诊断。

2. 中医病名及诊断

属于中医学"痹证""肩臂痛""腋痛"等范畴。症见锁骨上窝、肩、腋、前臂尺侧等部位出现强烈的放射性痛，甚至呈刀割样、撕裂样、烧灼样或针刺样疼痛，可伴有肢体运动、感觉障碍和肌萎缩。

二、中医病因病机

（1）病因　风寒湿热侵袭、跌打损伤等。
（2）病机　经络气血阻滞不通。
（3）病位　在筋脉，与手三阳经、手三阴经关系密切。
（4）病性　虚实夹杂证。

三、辨证

1. 主症

颈项肩臂部僵硬疼痛，从锁骨上窝较快扩散至整个肩臂部，呈刀割样、撕裂样、烧灼样或针刺样疼痛，上肢外展、上举和颈项健侧转动时疼痛加重。

2. 辨经分型

（1）手阳明经型　肩前部疼痛为主。
（2）手太阳经型　肩后部疼痛为主。
（3）手三阴经型　腋下部疼痛为主。

四、针灸治疗

1. 治法及取穴

分型	治法	取经	主穴	配穴
手阳明经型	疏解阳明，舒筋止痛	手阳明大肠经、手厥阴心包经	夹脊、极泉、肩髃、曲池、外关、后溪	加合谷、三间；瘀血阻滞加阿是穴、内关
手太阳经型	疏解太阳，舒筋止痛	手太阳小肠经、足少阳胆经		加小海、腕骨；外邪侵袭加风池、合谷
手三阴经型	温通三阴，舒筋止痛	手太阴肺经、手厥阴心包经、手少阴心经		加太渊、少海、内关；肝肾亏虚加昆仑、太溪、肝俞、肾俞

2. 方义

取病变相应节段的夹脊穴可疏通局部瘀滞、活血通脉；极泉穴可疏通手少阴经气血；肩髃、曲池穴可疏通手阳明经气血；外关、后溪穴可分别疏导手少阳和手太阳经气血。诸穴合用，可奏通经活络止痛之功。

3. 针法

用泻法，或平补平泻法，先刺远端穴，再针局部的腧穴。在急性期，可在局部点刺出血；在缓解期，可加艾灸。

五、其他疗法

1. 电针

取夹脊、极泉、肩髃、曲池、外关、后溪等穴，每次选 1～2 组，用连续波或疏密波，留针 20～30 分钟，每天 1 次。

2. 耳针

取颈椎、肩、颈、肘、腕、神门、交感、肾上腺、皮质下等穴，每次取 3～5 穴，毫针刺法或压丸法。

3. 拔罐

取局部阿是穴，刺络拔罐或闪罐。

4. 穴位注射

取夹脊、肩髃、曲池、外关等穴，用维生素 B_1 注射液、维生素 B_{12} 注射液，每穴注射 0.5～1mL，隔天 1 次。

5. 温针灸

取夹脊、极泉、肩髃、曲池穴，针刺得气后留针，随后用艾条切成 1～1.5cm 长的艾炷，在针柄安放，点火燃烧约 20 分钟；颈项怕冷者，加燃艾炷 1 次。

6. 推拿疗法

滚法施于颈项部三线，冈上肌及背部竖脊肌及患肢至麻木手指部；大拇指按夹脊、风池、风府、极泉、肩髃穴，按揉颈项部两侧大筋，继而按揉肩井、天宗、曲池、外关、内关、后溪等穴；拿风池穴及颈项部，由上而下数遍，以透热为度；直擦颈项部韧带及两侧肌肉，以透热为度；颈项部拔伸法。

六、中药治疗

风湿痹阻用蠲痹汤化裁；寒湿侵袭用乌头汤化裁；瘀血阻络用身痛逐瘀汤加减；湿热浸淫用四妙丸加减。

七、西医治疗

急性期可用甘露醇或七叶皂苷钠静脉注射；对于疼痛较重者，可应用止痛药对症治疗，药物有阿司匹林、布洛芬（芬必得）、吲哚美辛（消炎痛）等。

八、注意事项

① 急性期宜减少活动和提重物，使肢体适当的休息。

② 可以用三角巾或绷带将患肢悬吊于胸前，使肌肉紧张得以缓和，有助于减轻疼痛。

③ 保持情绪稳定，避免精神紧张，减轻精神压力，树立战胜疾病的信心，积极配合治疗。

④ 注意保暖，室内温度、湿度不宜过低，防止受凉感冒。

⑤ 嘱咐患者多休息，适当增强身体锻炼。锻炼须因人、因病而异，适可而止，量力而行。

第十五节　坐骨神经痛

一、诊断要点

1. 西医病名及诊断

坐骨神经由第 5 腰椎至第 3 骶椎神经根组成，坐骨神经痛是以坐骨神经径路及分布区域疼痛为主的综合征。坐骨神经痛的绝大多数病例是继发于坐骨神经局部及周围结构的病变对坐骨神经的刺激压迫与损害，称为继发性坐骨神经痛；少数系原发性，即坐骨神经炎。

2. 中医病名及诊断

属于中医学"痹证""腰腿痛"等范畴。疼痛主要限于坐骨神经分布区，即大腿后部、小腿后外侧和足部。

二、中医病因病机

（1）病因　感受外邪、跌仆闪挫。

（2）病机　经络不通，气血瘀滞。

（3）病位　在腰部，与足太阳经、足少阳经有关。

（4）病性　虚实夹杂证。

三、辨证

1. 主症

腰或臀、大腿后侧、小腿后外侧及足外侧的放射样、电击样、烧灼样疼痛。起病急骤，痛势剧烈，痛处固定，拒按者为实证；起病缓慢，痛势隐隐，喜揉按，伴腰膝酸软、倦怠乏力，脉沉细者为虚证。

2. 辨经分型

（1）足太阳经型　疼痛以下肢后侧为主。

（2）足少阳经型　疼痛以下肢外侧为主。

四、针灸治疗

1.治法及取穴

分型	治法	取经	主穴	配穴
足太阳经型	疏解太阳，舒筋止痛	足太阳膀胱经、足阳明胃经	腰夹脊、环跳、秩边、委中、阳陵泉	加承山、昆仑、至阴；寒湿加命门、腰阳关；气血不足加足三里、三阴交
足少阳经型	疏解太阳，舒筋止痛	足少阳胆经、足太阴脾经		加悬钟、丘墟、阿是穴；气滞血瘀加血海、三阴交

2.方义

腰夹脊为治疗腰腿疾病的要穴，可疏通局部气血，以治病求本；环跳穴为足少阳、足太阳二脉之会，可激发少阳经气，是治疗腰腿疾病重要的穴位；秩边、委中为足太阳膀胱经穴，二者相配主治腰腿痛；阳陵泉是足少阳胆经的合穴，又是筋会穴。以上各穴合用能调和气血、活血化瘀、舒筋活络、通经止痛。

3.针法

用泻法，或平补平泻法。秩边、环跳穴以针感沿腿部足太阳经、足少阳经向下传导为佳。虚证可加艾灸。

五、其他疗法

1.电针

取腰夹脊、环跳、秩边、委中、阳陵泉等穴，每次选1～2组，用密波或疏密波，留针20～30分钟，每天1次。

2.拔罐

沿下肢足太阳膀胱经、足少阳胆经循行部位行闪罐、走罐法；基本治疗之主穴行留罐法；瘀血证可刺络拔罐。

3. 头针

取顶中线或顶颞后斜线上 1/5，用电针，选连续波或疏密波。

4. 穴位注射

取腰夹脊、环跳、秩边、委中、阳陵泉等穴，每次选 2～3 穴，选维生素 B_1 注射液、维生素 B_{12} 注射液，加利多卡因注射液 5mL 混合，每穴注射 1～1.5mL。

5. 推拿疗法

滚法施于腰背部两侧肌肉；按揉腰背部两侧膀胱经，上至膈俞穴，下至肾俞、大肠俞、八髎穴；掌按脊柱，重点是下腰椎；掌揉腰背部两侧及下肢肌肉，重点是下腰椎及下肢前后侧，以透热为度；腰椎定位旋转扳法或腰部左右斜扳法；点环跳、居髎穴；揉按阳陵泉穴；勾揉委中、承山穴。

六、中药治疗

气滞血瘀用桃红四物汤加减；肝肾亏虚用独活寄生汤加减；风寒湿痹用蠲痹汤。

七、西医治疗

所有的坐骨神经痛在急性期均应卧床休息。抗炎可用甘露醇或七叶皂苷钠静脉注射；其他药物可应用非甾体类抗炎药如阿司匹林和神经营养药物如甲钴胺等。

八、注意事项

① 治疗关键是针对引起坐骨神经痛的病因进行治疗，同时注意对症治疗。

② 在病因未明之前不宜进行治疗。

③ 所有的坐骨神经痛在急性期均应卧床休息。功能锻炼应当在症状缓解消除后进行，缓慢加大运动量。

④ 坐骨神经痛与站姿、坐姿、睡姿关系密切，许多都是平时姿势不对导致的，因此养成良好的习惯很重要。

⑤ 注意饮食起居调养。

第十六节 外伤性截瘫

一、诊断要点

1. 西医病名及诊断

外伤性截瘫是指脊柱由于受外力而导致脊髓损伤部位以下的肢体发生瘫痪的疾病。根据脊髓损伤的程度和病理改变，可分为脊髓休克、脊髓受压和脊髓本身的破坏三种类型。本病的诊断，依据其病史、症状、体征及 X 线表现，即可确诊。

2. 中医病名及诊断

本病属于中医学"痿证"范畴。表现为脊髓受累平面以下出现运动、感觉、括约肌功能及皮肤营养障碍。

二、中医病因病机

（1）病因　跌仆闪挫。
（2）病机　脊髓受损，筋骨失养。
（3）病位　在脊髓，与足少阴肾经、督脉关系密切。
（4）病性　虚实夹杂证。

三、辨证

1. 主症

根据脊髓损伤部位的不同，出现平面以下的瘫痪。

颈膨大以上损伤引起四肢痉挛性瘫痪；颈膨大以下损伤引起下肢痉挛性瘫痪；腰段以下损伤引起下肢弛缓性瘫痪。同时有损伤平面以下各种感觉缺失以及尿潴留或尿失禁，大便秘结或失禁，患肢皮肤干燥、脱屑，汗腺分泌异常等。颈脊髓前方受压严重者可出现四肢瘫痪，但下肢和会阴部仍有位置觉和深感觉；脊髓半切损伤，平面以下同侧肢体运动觉及深感觉消失，对侧肢体痛觉和温度觉消失。

2. 辨证分型

（1）经脉瘀阻　损伤肢体肌肉松弛，痿废不用，麻木不仁，二便不通，舌质紫暗，脉涩。

（2）肝肾亏虚　损伤肢体肌肉萎缩，拘挛僵硬，麻木不仁，头晕耳鸣，腰膝酸软，二便失禁，舌质红，少苔，脉沉细。

四、针灸治疗

1.治法及取穴

分型	治法	取经	主穴	配穴
经脉瘀阻	活血祛瘀，舒筋通络	手阳明大肠经、足太阳膀胱经	损伤脊柱上、下1～2个棘突的督脉及其夹脊穴、环跳、委中、阳陵泉、足三里、悬钟、涌泉、三阴交	加合谷、膈俞；上肢无力加风池、肩髃、曲池、支沟、合谷；大便失禁加长强、大肠俞
肝肾亏虚	舒筋通络，益肾充髓	足太阳膀胱经、足阳明胃经、足厥阴肝经		加肾俞、肝俞；下肢瘫痪加秩边、髀关、风市、丰隆、太冲；小便失禁加中极、膀胱俞；小便不通加气海、阴陵泉；足下垂取解溪、商丘、太冲；足内翻取照海；足外翻取申脉等

2.方义

损伤脊柱上、下1～2个棘突的督脉及其夹脊穴可激发受损部位的经气、调和气血；环跳、委中、阳陵泉、足三里为足三阳经穴，能调理经气、舒筋通络；悬钟为八会穴之髓会，是治疗下肢痿痹的常用穴；涌泉、三阴交可调和气血、通经活络、补肝肾、强筋骨。

3.针法

根据分型虚实，毫针补泻，或平补平泻，或针灸并用。督脉穴针刺时应注意深度，避免造成脊髓新的损伤。

五、其他疗法

1.电针

取督脉或瘫痪相应部位的夹脊、合谷、曲池、外关、环跳、委中、阳陵泉、足三里、悬钟、三阴交、涌泉等穴，选 2～4 组穴位，针刺得气后连接电针仪，施以断续波中等强度刺激，留针 30 分钟，每天 1 次。

2. 皮肤针

取督脉背腰段、足太阳经和瘫痪肢体的手、足三阳经，每次选 2～3 经，按循行部位叩至皮肤潮红。

3. 穴位注射

取血海、足三里、承山、肾俞、曲池、三阴交等穴，每次 2～3 穴，选用红花注射液、丹参注射液、维生素 B_1 注射液、维生素 B_{12} 注射液等进行注射，每穴 0.5～1mL，交替使用，隔天 1 次。

4. 头针

取顶中线、顶颞前斜线上 1/5，用电针，选连续波或疏密波。治疗时，按揉下肢，之后活动下肢。每次 30 分钟，每天 1 次。

5. 推拿疗法

滚法施于夹脊穴及两侧膀胱经、患肢、腰背部两侧肌肉；拇指按揉腰背部两侧膀胱经，重点是脊柱损伤节段及周围节段；拿患肢肌肉，并勾揉极泉、小海、委中、承山穴，按揉患肢肩髃、肩髎、曲池、手三里、外关、合谷、环跳、居髎、昆仑、太溪等穴；扫散法施于头部两侧运动区。

六、中药治疗

气滞血瘀用桃红四物汤加减；肝肾亏虚用独活寄生汤加减。

七、西医治疗

急性期以手术治疗为主。对于估计为非横断伤的完全性截瘫的病例，应争取在伤后 6～24 小时内、脊髓中心未坏死之前进行治疗；对受压的不完全性截瘫，也是愈早解除压迫愈好，只要全身情况允许手术治疗，切勿等待观察。非手术治疗方法有高压氧及某些药物，如大剂量甲基泼尼松龙等。

八、注意事项

① 截瘫患者由于肛门括约肌不协调，加之长期卧床，肠蠕动

减慢，常发生便秘，应多吃水果、蔬菜和富含纤维素的食物，从饮食上进行调节，不能依赖缓泻剂和肛门栓剂。

② 截瘫患者皮肤感觉丧失，行动不便，平时不但要防止其烫伤、跌伤、碰伤等意外伤害，还要预防其自伤、自杀等发生。

③ 截瘫患者由于行动不便，卧床时间长，易发生上呼吸道、泌尿系感染及褥疮等。要鼓励患者多做力所能及的运动，增强机体抵抗力，减少感染机会。

④ 对外伤性截瘫患者应积极引导，循序渐进地向其解释病情，使患者充分了解自己的现状，坦然面对现实，并树立对生活的信心和勇气。

第十章　妇儿病针灸治疗

第一节　月经不调

一、诊断要点

1. 西医病名及诊断
多见于排卵型功能性子宫出血、生殖器炎症或肿瘤等疾病。

2. 中医病名及诊断
以月经周期及经量、经色、经质的异常为主症的月经病，分为月经先期、月经后期、月经先后不定期三种情况。

二、中医病因病机

（1）病因　与房劳多产、饮食伤脾、感受外邪、情志不畅等因素有关。

（2）病机　冲任失调。月经先期，气虚统摄无权，冲任失固或血行散溢；月经后期，实者为血瘀冲任受阻不畅，虚者为血源不足，血海不能按时满溢；月经先后不定期，冲任气血不调，血海蓄溢失常。

（3）病位　在胞宫，与肝、脾、肾及冲任二脉有关。

（4）病性　或虚证，或实证，或虚实夹杂证。

三、辨证

（1）气虚　经期提前，经色淡，神疲，小腹空坠，纳少便溏，舌质淡，苔白，脉细弱。

（2）血虚　经期后错，经量少、色淡、质稀，小腹隐痛，头昏眼花，心悸失眠，舌质淡，苔少，脉细弱。

（3）肾虚　经期或前或后，经量少、色淡，头晕耳鸣，腰骶酸软，舌质淡，苔薄，脉沉细。

（4）气郁　经期或前或后，行经不畅，经色红、伴血块，胁肋、乳房及少腹胀痛，舌质红，苔薄白或薄黄，脉弦。

（5）血热　经期提前，实热则经量多、色红、质黏稠，烦热口干，大便秘结，舌质红，苔黄，脉数；虚热则经量少、色红，潮热盗汗，手足心热，腰膝酸软，舌质红，苔少，脉细弱。

（6）血寒　经期错后，经量少、色暗、伴血块，小腹冷痛，畏寒肢冷，舌质暗，苔白，脉沉紧。

四、针灸治疗

1.治法及取穴

分型	治法	取经	主穴	配穴
气虚	益气调经	足阳明胃经、足太阳膀胱经	关元、血海、三阴交	加足三里、脾俞；伴神疲加气海
血虚	养血调经	足太阴脾经、足太阳膀胱经		加脾俞、膈俞；伴失眠加神门
肾虚	补肾调经	足少阴肾经、足太阳膀胱经		加肾俞；伴耳鸣加太溪
气郁	疏肝理气	足少阳胆经、足厥阴肝经		加太冲、期门；伴少腹胀痛加日月
血热	清热调经	足太阴脾经、足厥阴肝经		加行间、地机；伴大便秘结加上巨虚
血寒	温经散寒	足太阴脾经、督脉		加命门

2.方义

关元为任脉与足三阴经的交会穴，可补益肝肾、调节冲任二脉；血海为足太阴经穴，具有健运脾胃、化生气血功效，长于治疗月经病；三阴交为足三阴经交会穴，可调理脾、肝、肾三脏，为治疗月经病要穴。诸穴合用，可补益脏腑、调节冲任，使月事如常。

3. 针法

气虚、血虚、肾虚宜针灸并用，用补法；血寒宜针灸并用，平补平泻；气郁、血热宜用泻法。于月经来潮前 5～7 天开始治疗，行经期间停针；若行经时间不定，可于月经干净之日起针灸，隔天 1 次，直至月经来潮。连续治疗 3～5 个月经周期。

五、其他疗法

1. 皮肤针

腰椎至尾骶、下腹部任脉、脾经、肝经和腹股沟及下肢足三阴经循行线轻轻叩刺，以皮肤潮红为度。

2. 耳针

取肝、脾、肾、子宫、皮质下、内分泌等穴，毫针针刺，或王不留行贴压。

3. 电针

取双侧血海、三阴交穴，同侧两两为一组，用连续波，频率及强度以患者耐受为度，连续半个小时。

4. 艾灸

取关元穴，温和灸，以皮肤潮红为度。

六、中药治疗

气虚用补中益气汤加减；血虚用四物汤加减；肾虚用金匮肾气丸加减；气郁用四逆散加减；血热用清营汤加减；血寒当归四逆汤加减。

七、西医治疗

雌激素有结合雌激素或戊酸雌二醇等；孕激素有黄体酮。

八、注意事项

① 注意生活调养及经期卫生，畅达情志，规律作息。

② 忌食生冷食物。

第二节　月经前后诸症

一、诊断要点

1. 西医病名及诊断

女性在经期前后出现的一系列精神和躯体症状，随着月经来潮消失或经期结束后出现。

2. 中医病名及诊断

以月经来潮前后精神紧张、烦躁易怒、乳房胀痛，伴头痛、呕吐、眩晕、发热、腹痛等症状，并随月经周期性发作。其临床症状属于中医学"经行头痛""经行腹痛""经行呕吐"等病症范畴。各病症可单独存在或数症并见。

二、中医病因病机

（1）病因　情志失调、饮食所伤、素体虚弱、劳倦过度等因素有关。

（2）病机　冲任气血不和、阴阳失调、脏腑功能紊乱。

（3）病位　在胞宫，与冲脉、任脉及肝、脾、肾有关。

（4）病性　虚实夹杂证。

三、辨证

（1）肝肾阴虚　两胁胀痛，腰膝酸软，双目干涩，咽干，五心烦热，舌质红，少苔，脉细数。

（2）气血不足　心悸，神疲，少寐多梦，月经量少、色淡、质稀，舌质淡，苔薄，脉细弱。

（3）气滞血瘀　乳房胀痛连两胁，烦躁易怒，经色暗而有血块，舌质紫暗或有瘀斑，脉沉弦有力。

（4）痰浊上扰　头昏头重，胸闷欲呕，纳呆腹胀，腹泻，带下量多，月经量少、色淡，舌质淡胖，苔厚腻，脉濡滑。

四、针灸治疗

1. 治法及取穴

分型	治法	取经	主穴	配穴
肝肾阴虚	滋养肝肾	足太阳膀胱经、足少阴肾经	神门、百会、膻中、三阴交、太冲	加肝俞、太溪；伴五心烦热加内关
气血不足	补益气血	足太阳膀胱经、足阳明胃经		加脾俞、足三里；伴少寐多梦加内关
气滞血瘀	活血化瘀	足厥阴肝经、足太阳膀胱经、手阳明大肠经		加合谷、膈俞、内关、期门、十七椎；伴乳房胀痛加日月
痰浊上扰	化痰通络	足阳明胃经、足太阳膀胱经、督脉		加脾俞、丰隆、印堂、太阳；伴腹泻加下巨虚

2. 方义

神门属于心经原穴，可镇静宁神；百会穴位于头顶，可安神定志；膻中为任脉穴，任脉为"血海"，有调理气机之功；太冲为肝经原穴，可疏肝解郁、清肝养血；三阴交为三阴经交会之穴，为治疗妇科要穴。

3. 针法

根据证候虚实，毫针补泻，或平补平泻，或针灸并用。背俞穴向脊柱方向斜刺。月经来潮前 5~7 天开始治疗。

五、其他疗法

1. 皮肤针

在下腹部及下肢任脉、脾经、肝经循行路线上叩刺，以皮肤潮红为度。

2. 耳针

取肝、肾、子宫、皮质下、内分泌穴，用王不留行贴压，隔天 1 次，两耳交替。

3. 穴位注射

取身柱、腰阳关、三阴交等穴，用当归注射液或丹参注射液每穴注射 0.5mL，3 天 1 次。

4. 电针

取双侧太冲、三阴交穴，同侧两两为一组，用连续波，频率及强度以患者耐受为度，连续半个小时。

5. 艾灸

取关元、归来、膻中等穴，温和灸，以皮肤潮红为度。

六、中药治疗

肝肾阴虚用一贯煎加减；气血不足用八珍汤加减；气滞血瘀用复元活血汤；痰浊上扰用半夏白术天麻汤加减。

七、西医治疗

依据该病当时的病理生理和精神社会学特点，采取个体化治疗方案。5- 羟色胺类抗抑郁剂有氟西汀等；抗焦虑剂有阿普唑仑等；此外，还可选用达那唑和维生素 E 等药物治疗。

八、注意事项

① 治疗前对患者做好解释工作，消除其紧张情绪。
② 平素注意饮食起居，调畅心情，多参加室外活动。

第三节　绝经前后诸症

一、诊断要点

1. 西医病名及诊断

多见于更年期综合征，属内分泌 - 神经功能失调导致的功能性疾病，表现为绝经或月经紊乱、情绪不稳、潮热汗出、失眠、心悸、头晕等症状。

2. 中医病名及诊断

绝经前后诸症。

二、中医病因病机

（1）病因　先天禀赋不足、情志所伤、劳逸失度、经孕产乳所伤等因素有关。

（2）病机　冲任亏虚，肾气渐衰，精血不足。

（3）病位　在肾，与冲、任二脉，肝、脾、肾等关系密切。

（4）病性　虚实夹杂证，以虚证为本。

三、辨证

（1）心肾不交　心悸、失眠多梦、潮热汗出、五心烦热、情绪不稳、腰膝酸软、耳鸣、舌质红、少苔、脉沉细而数。

（2）肝肾阴虚　头晕、心烦易怒、潮热汗出、五心烦热、胸闷胁胀、腰膝酸软、口干、便秘、舌质红、少苔、脉沉弦细。

（3）脾肾阳虚　头昏、忧郁善忘、脘腹满闷、呕恶食少、神疲倦怠、腰酸肢冷、肢体浮肿、便溏、舌胖大、苔白滑、脉沉细弱。

四、针灸治疗

1. 治法及取穴

分型	治法	取经	主穴	配穴
心肾不交	益肾宁心，调和冲任	手厥阴心包经、手少阴心经、足太阳膀胱经	百会、关元、肾俞、太溪、三阴交	加心俞、神门、劳宫；伴五心烦热加内关
肝肾阴虚	补益肝肾，疏肝理气	足厥阴肝经、足少阴肾经、足少阳胆经		加风池、太冲、涌泉；伴胸胁胀痛加期门
脾肾阳虚	健脾温肾，调补冲任	足阳明胃经、足太阳膀胱经、任脉		加气海、脾俞、足三里；伴便溏加下巨虚

2.方义

百会穴位于巅顶，属于督脉，可升清降浊、平肝潜阳、清利头目；关元穴属于任脉，可补益元气、调和冲任；肾俞为肾之背俞穴，太溪为肾经原穴，两者合用可补肾气、养肾阴、充精血、强壮腰脊；三阴交穴属于脾经，通于任脉和足三阴经，能健脾、疏肝、益肾。

3.针法

心肾不交先泻心火后补肾阴；肝肾阴虚和脾肾阳虚平补平泻。

五、其他疗法

1.耳针

取皮质下、内分泌、内生殖器、肾、神门、交感，每次选2～3穴，用王不留行贴压，2天1次，两耳交替。

2.电针

取双侧太溪、三阴交穴，同侧两两为一组，用连续波，频率及强度以患者耐受为度，连续半个小时。

3.艾灸

取关元穴，温和灸，以皮肤潮红为度。

六、中药治疗

心肾不交用交泰丸合四物汤加减；肝肾阴虚用杞菊地黄丸加减；脾肾阳虚用苓桂术甘汤合真武汤加减。

七、西医治疗

雌激素有雌二醇、雌三醇等；孕激素有甲羟孕酮、炔诺酮等。

八、注意事项

① 治疗期间对患者加以精神安抚，畅达情志，避免其忧郁、焦虑、急躁情绪。

② 嘱患者劳逸结合，保证充足睡眠，注意锻炼身体，多进行室外活动如散步、跳舞、打太极拳等。

③ 辅助食疗，如进食百合、银耳、红枣等养阴之品。

第四节　闭经

一、诊断要点

1. 西医病名及诊断

闭经可分为原发性和继发性。原发性闭经指年龄＞14 岁，第二性征未发育；或者年龄＞16 岁，第二性征已发育，月经还未来潮。继发性闭经指正常月经周期建立后，非妊娠状态下月经停止 6 个月以上。多见于下丘脑、垂体、卵巢、子宫等功能失调，或由于甲状腺、肾上腺、消耗性疾病等所致。

2. 中医病名及诊断

中医称"月事不来""经水不通"。指女子年逾 16 岁月经尚未来潮，或者已行经而又中断 3 个周期以上者。

二、中医病因病机

（1）病因　先天禀赋不足、情志所伤、感受寒邪、房事不节、经孕产乳所伤等有关。

（2）病机　血海空虚，无血可下；冲任受阻，经血不通。

（3）病位　在胞宫，与冲、任二脉，肝、脾、肾等有关。

（4）病性　虚实夹杂证。

三、辨证

（1）肝肾亏虚　月经数月不行、头晕耳鸣、腰膝酸软、舌质红、少苔、脉沉弱或细。

（2）气血不足　月经数月不行、面色无华、头晕目眩、心悸、神疲、食欲不振、舌质淡、苔白、脉沉缓或细而无力。

（3）气滞血瘀　月经数月不行、小腹胀痛拒按、烦躁易怒、精神抑郁、胸胁胀满、舌质紫暗或有瘀斑、脉沉弦或涩。

（4）寒湿凝滞月经数月不行，小腹冷痛拒按、得热则减，形寒肢冷，面色青白，舌质紫暗，苔白，脉沉迟。

四、针灸治疗

1. 治法及取穴

分型	治法	取经	主穴	配穴
肝肾亏虚	补益肝肾	足太阳膀胱经、足少阴肾经	天枢、关元、合谷、肾俞、三阴交	加肝俞、太溪；伴耳鸣加听宫
气血不足	补益气血	任脉、足太阳膀胱经、足太阴脾经		加气海、血海、脾俞；伴食欲不振加足三里
气滞血瘀	活血化瘀	足阳明胃经、足厥阴肝经、足太阳膀胱经		加膈俞；伴胸胁胀满加太冲、期门
寒湿凝滞	温经散寒	督脉、足太阳膀胱经		加大椎；伴小腹冷痛加灸命门

2. 方义

天枢穴位于腹部，针之可活血化瘀，灸之可温经通络；关元、三阴交穴调理脾、肝、肾及冲脉、任脉；合谷穴配三阴交穴能调畅冲任、调理胞宫气血；肾俞穴可补益肾气，肾气旺则气血充。

3. 针法

根据证候虚实，毫针补泻，或平补平泻，或针灸并用。背俞穴可向脊柱方向斜刺，不宜深刺；气血不足、寒凝经脉者可加灸法；气滞血瘀者可配合刺络放血。

五、其他疗法

1. 皮肤针

叩刺腰骶部穴位和夹脊穴、下腹部穴位，以皮肤潮红为度。

2. 耳针

取肝、肾、脾、心、内分泌、内生殖器、皮质下穴，每次选3～5穴，用王不留行贴压。

3. 穴位注射

选取肝俞、肾俞、脾俞、气海、关元、归来、气冲、三阴交等穴，每次选取 2~3 穴，用黄芪注射液或当归注射液，每穴注射 0.5~1mL，每周 2 次。

4. 电针

取双侧合谷、曲池、血海、三阴交穴，同侧两两为一组，用连续波，频率及强度以患者耐受为度，连续半个小时。

5. 艾灸

取关元穴，温和灸，以皮肤潮红为度。

六、中药治疗

肝肾亏虚用左归丸加减；气血不足用八珍汤加减；气滞血瘀用温经汤加减；寒湿凝滞用真武汤加减。

七、西医治疗

低雌激素血症所致的闭经，应采用雌激素和孕激素治疗。雌激素有 β- 雌二醇或戊酸雌二醇；孕激素有地屈孕酮和微粒化黄体酮。针对性的内分泌治疗药物有糖皮质激素等。

八、注意事项

① 必须进行认真检查，以明确发病原因，采取相应的治疗方法。
② 针灸治疗周期较长，应嘱患者积极配合，坚持治疗。
③ 平素起居规律，经期忌受凉和过食冷饮。
④ 注意调畅情志，保持乐观心态。

第五节　不孕

一、诊断要点

1. 西医病名及诊断

分为原发性和继发性。指育龄期妇女与配偶同居 1 年以上，配偶生殖功能正常，未采取避孕措施的情况下不受孕；或者曾有孕育史，连续 1 年以上未再受孕者。

2. 中医病名及诊断

又称"绝嗣"。症见女子婚后未避孕，有正常性生活，配偶生殖功能正常，同居 1 年以上未受孕。

二、中医病因病机

（1）病因　先天不足、后天损伤。

（2）病机　肾气不足，肾阳不能温煦胞宫，冲、任气血运行失调。

（3）病位　在胞宫，与冲、任二脉，心、脾、肝、肾有关。

（4）病性　虚实夹杂证。

三、辨证

（1）肾虚胞寒　月经不调，经量少、色淡，腰膝酸冷，带下清稀，性欲淡漠，舌质淡，苔白，脉沉弱而细。

（2）冲任血虚　月经不调，经量少、色淡，经闭，面黄体弱，疲倦乏力，头昏心悸，舌质淡，苔少，脉沉细。

（3）气滞血瘀　月经先后不定期，经量少、色紫伴血块，经前乳房或胸胁胀痛，腰膝疼痛，舌质紫暗或有瘀斑，苔白，脉弦涩。

（4）痰湿阻滞　月经不调，经量少、色淡，形体肥胖，面色白，口腻纳呆，大便不爽或稀溏，舌质淡胖边有齿痕，苔白腻，脉滑。

四、针灸治疗

1. 治法及取穴

分型	治法	取经	主穴	配穴
肾虚胞寒	益肾暖宫	任脉、足太阳膀胱经	关元、大赫、三阴交、次髎、秩边	加肾俞；伴带下清稀加命门
冲任血虚	调和冲任	任脉、足太阴脾经、足太阳膀胱经		加气海、血海；伴疲倦乏力加足三里

分型	治法	取经	主穴	配穴
气滞血瘀	行气活血	足太阳膀胱经、足厥阴肝经	关元、大赫、三阴交、次髎、秩边	加太冲、膈俞；伴胸胁胀痛加期门
痰湿阻滞	化痰导滞	足太阴脾经、足阳明胃经		加丰隆、阳陵泉；伴大便稀溏加天枢

2. 方义

关元穴属于任脉，大赫穴属于肾经，两穴位于胞宫附近，可补肾经气血、壮元阴元阳，针之可调节冲任，灸之可温暖胞宫；三阴交穴属脾经，通于任脉、肝、肾经，可化湿导滞，又可理气行瘀；次髎、秩边穴位于腰骶，近胞宫，可促进盆腔血液循环。数穴合用，可补益先天、调理后天。

3. 针法

根据证候虚实，毫针补泻，或平补平泻，或针灸并用。关元、大赫穴针尖朝向会阴部，针刺用补法，加灸；三阴交穴平补平泻；次髎、秩边穴要求针尖朝向前阴方向刺入2～3寸，以针感向前阴扩散为佳。

五、其他疗法

1. 隔物灸

取神阙、关元、命门等穴，隔生姜片或附子饼，上置艾炷灸之，随ături壮（根据年龄大小决定灸量），每天1次。

2. 耳针

取内分泌、内生殖器、肾、皮质下、肾、膀胱、肝、脾等穴，用王不留行贴压，3天1次。

3. 电针

取双侧次髎、秩边穴，同侧两两为一组，用连续波，频率及强度以患者耐受为度，连续半个小时。

4. 艾灸

取关元穴，温和灸，以皮肤潮红为度。

六、中药治疗

肾虚胞寒用右归丸加减；冲任血虚用四物汤加减；气滞血瘀用血府逐瘀汤加减；痰湿阻滞用二陈汤合平胃散加减。

七、西医治疗

药物治疗临床用得最多的是促排卵药物如氯米芬等。宫颈黏液中存在抗精子抗体，可洗涤配偶精液，分离精子行宫腔内人工授精助孕。外科治疗主要是针对输卵管阻塞的患者。可行人类辅助生育技术助孕。

八、注意事项

① 治疗前须排除男方或自身生理因素造成的不孕，必要时做相关辅助检查。

② 重点了解患者的性生活史、月经、流产、分娩、产褥、是否避孕及避孕方法、是否长时间哺乳、有无过度肥胖和第二性征发育不良等其他疾病。

第六节　产后乳少

一、诊断要点

1. 西医病名及诊断

又名"产后缺乳"。指分娩后乳腺泌乳量少，不能满足喂养婴儿的需要。

2. 中医病名及诊断

又称"缺乳"。产后哺乳期初始就乳汁少或全无。

二、中医病因病机

（1）病因　与素体亏虚或形体肥胖、分娩失血过多、产后缺乏营养、操劳过度及情志不畅等因素有关。

（2）病机　虚者为乳汁生化不足而少；实者为乳络不通，乳汁不行。

（3）病位　在乳房，与足阳明胃经、足厥阴肝经有关。

（4）病性　虚实夹杂证。

三、辨证

（1）气血亏虚　乳汁少或全无，乳汁清稀，乳房无胀感，头昏，心悸，神疲，面色无华，舌质淡，苔少，脉细弱。

（2）肝郁气滞　乳少或全无，乳汁黏稠，乳房胀痛，时有嗳气，善太息，胸胁胀痛，胃脘胀闷，舌质红，苔薄黄，脉弦细。

四、针灸治疗

1.治法及取穴

分型	治法	取经	主穴	配穴
气血亏虚	补益气血	任脉、足太阳膀胱经	膻中、乳根、少泽、足三里	加气海、血海、脾俞、胃俞、三阴交；伴头昏加百会
肝郁气滞	疏肝解郁	手厥阴心包经、足厥阴肝经		加肝俞、内关、太冲；伴胸胁胀满加期门

2.方义

膻中位于两乳间，为气之会穴，补则能益气养血生乳，泻则能理气开郁通乳；乳根穴位于乳下，属于多气多血的足阳明胃经，既能生乳，又能通乳；少泽穴可疏泄肝木，善通乳络，为通乳生乳要穴；足三里为"土中之土"穴，可补益气血、理气解郁。

3.针法

根据证候虚实，毫针补泻，或平补平泻，或针灸并用。膻中穴平刺1～1.5寸；乳根穴向乳房基底部平刺1寸，使乳房出现微胀感；少泽穴浅刺2～3分。气血亏虚证以补法为主；肝郁气滞证以泻法为主。

五、其他疗法

1. 耳针

取肝、脾、肾、内分泌、皮质下穴，毫针针刺，或王不留行贴压。

2. 电针

取双侧足三里、乳根穴，用连续波，频率及强度以患者耐受为度，每次 30 分钟，每天 1 次。

3. 艾灸

取膻中穴，温和灸，以皮肤潮红为度。

六、中药治疗

气血亏虚用八珍汤加减；肝郁气滞用柴胡疏肝散加减。

七、西医治疗

根据病情使用维生素 E、甲氧氯普胺等药物治疗。

八、注意事项

① 产妇应加强营养，适当休息，调节情志。
② 纠正不正确的哺乳方法。
③ 对乳汁排出不畅者应促其挤压排乳，以免引发炎症。

第七节　痛经

一、诊断要点

1. 西医病名及诊断

可分为原发性和继发性两种。原发性痛经指生殖器官无明显异常者；继发性痛经多缘于生殖器官的器质性病变，如子宫内膜异位症、子宫腺肌病、慢性盆腔炎等。

2. 中医病名及诊断

又称"经行腹痛"。指经期或行经前后出现的周期性小腹疼痛。

二、中医病因病机

（1）病因　与饮食生冷、情志不畅、起居不慎、先天禀赋等因素有关。

（2）病机　虚者为气血虚弱、肝肾不足，胞宫失养；实者为情志不调、肝气郁结、血行受阻，或寒湿之邪客于胞宫，气血运行不畅。

（3）病位　在胞宫，与冲脉、任脉及肝、肾有关。

（4）病性　虚实夹杂证。

三、辨证

（1）寒湿凝滞　经前或经期小腹冷痛、得热则舒，经血量少、色紫暗有血块，伴形寒肢冷、小便清长，舌质淡，苔白，脉细或沉紧。

（2）气滞血瘀　经前或经期小腹胀痛拒按，胸胁、乳房胀痛，经行不畅，经色紫暗伴血块，舌质紫暗或有瘀斑，脉沉弦或涩。

（3）气血不足　经期或经后小腹隐痛喜按，伴空坠不适，经量少、色淡、质清稀，神疲乏力，头晕眼花，心悸气短，舌质淡，苔薄，脉细弦。

四、针灸治疗

1. 治法及取穴

分型	治法	取经	主穴	配穴
寒湿凝滞	温经散寒，化瘀止痛	足阳明胃经、督脉	关元、三阴交、地机、十七椎	加水道、归来、命门
气滞血瘀	行气活血，化瘀止痛	足厥阴肝经、手阳明大肠经		加合谷、太冲、次髎；伴乳房胀痛加期门
气血不足	益气养血，调补冲任	足太阴脾经、足阳明胃经		加血海、脾俞、足三里；伴心悸加内关

2.方义

关元穴属任脉，通于胞宫，与足三阴经交会，针之可行气活血、化瘀止痛，灸之可温经散寒、调补冲任；三阴交为足三阴经的交会穴，可调理肝、脾、肾；地机为足太阴脾经郄穴，足太阴经行于少腹，阴经郄穴治疗血证，可调血通经止痛；十七椎是治疗通经的经验效穴。

3.针法

针刺关元穴宜用连续捻转手法，使针感向下传导。寒湿凝滞证的患者可在针后施灸。发作期每天可治疗1～2次；间歇期可隔天治疗1次；月经来潮前3天开始治疗。各证型的针刺均采用平补平泻。

五、其他疗法

1.耳针

取肝、脾、肾、内分泌、皮质下、内生殖器、神门等穴，每次选3～5穴，毫针针刺，或用王不留行贴压，每天1次。

2.穴位贴敷

取中极、关元、三阴交、肾俞穴，以及阿是穴。寒湿凝滞与气滞血瘀的患者于经前或经期用吴茱萸、香附、红花等中药碾磨粉后用醋调贴敷，每天1次。

3.穴位注射

取肝俞、肾俞、脾俞、气海、关元、归来穴，每次选2～3穴，用黄芪注射液、当归注射液或胎盘组织液，每穴注射1mL。

4.电针

取双侧地机、三阴交穴，同侧两两为一组，用连续波，频率及强度以患者耐受为度，连续半个小时。

5.艾灸

取十七椎穴，温和灸，以皮肤潮红为度。

六、中药治疗

寒湿凝滞用温经汤加减；气滞血瘀用少腹逐瘀汤加减；气血不足用黄芪建中汤加减。

七、西医治疗

服用止痛药物等对症治疗，如布洛芬缓释胶囊。对于继发性的痛经，须及时确诊原发病灶，施以相应治疗。

八、注意事项

① 对继发性痛经，运用针灸减轻症状后，应及时确诊原发病灶，施以相应治疗。

② 经期应避免精神刺激和过度劳累，避免受凉或过食生冷。

第八节　崩漏

一、诊断要点

1. 西医病名及诊断

多见于无排卵型功能失调性子宫出血、生殖器炎症和某些生殖器肿瘤引起的不规则阴道出血。

2. 中医病名及诊断

女性不在行经期间，阴道突然大量出血或淋漓不断者。突然出血、来势急骤、血量多者为"崩"；淋漓下血、来势缓慢、血量少者为"漏"。两者常交替出现，故概称"崩漏"。

二、中医病因病机

（1）病因　与素体阳盛、房劳多产、饮食不节、劳倦思虑、七情内伤等因素有关。

（2）病机　冲任损伤，不能固摄，以致经血从胞宫非时妄行。

（3）病位　在胞宫，与冲脉、任脉及肝、脾、肾等有关。

（4）病性　虚实夹杂证。

三、辨证

（1）血热内扰　经血量多、淋漓不净、色深红或紫红、质黏稠、夹有少量血块，面赤头晕，烦躁易怒，渴喜冷饮，便秘尿赤，舌质红，苔黄，脉弦数或滑数。

（2）气滞血瘀　月经漏下淋漓不净或骤然暴下、色暗或黑，小腹疼痛，血下痛减，舌质紫暗或有瘀斑，脉沉涩或弦紧。

（3）肾阳亏虚　经血量多或淋漓不净、色淡、质稀，精神不振，面色晦暗，畏寒肢冷，腰膝酸软，小便清长，舌质淡，苔薄，脉沉细无力。

（4）气血不足　经血量少、淋漓不净、色淡、质稀，神疲懒言，面色萎黄，动则气短，头晕心悸，纳呆便溏，舌质淡胖边有齿痕，苔薄白，脉细无力。

四、针灸治疗

1.治法及取穴

分型	治法	取经	主穴	配穴
血热内扰	清热凉血	足厥阴肝经、足太阳膀胱经	关元、三阴交、血海、膈俞	加大敦、行间；伴烦躁易怒加期门
气滞血瘀	行气化瘀	足厥阴肝经、手阳明大肠经		加合谷、太冲；伴小腹疼痛加天枢
肾阳亏虚	温肾助阳	任脉、足太阳膀胱经		加气海、关元；伴腰膝酸软加肾俞
气血不足	补气摄血	足太阳膀胱经、足阳明胃经		加脾俞、足三里；伴大便稀溏加天枢

2.方义

关元穴属任脉，又与足三阴经交会，有调冲任、理经血的作用；三阴交穴可疏通调节足三阴之经气，以健脾胃、益肝肾、补气血、调经水；血海为足太阴脾经要穴，可止血调经；膈俞穴乃血会，可调理经血。

3.针法

根据证候虚实，毫针补泻。血热内扰、气滞血瘀以泻法为主；肾阳亏虚、气血不足以补法为主。气海、关元穴向下斜刺，

384

使针感下达阴部为佳；膈俞、脾俞等背俞穴可向下或向脊柱方向斜刺；气滞血瘀可配合刺络法；肾阳亏虚、气血不足可在腹部和背部施灸。

五、其他疗法

1.皮肤针
用皮肤针叩刺腰骶部督脉、足太阳膀胱经、下腹部任脉、足阳明胃经、下肢足三阴经，以皮肤潮红为度。

2.耳针
取肾、子宫、卵巢、肝、皮质下、内分泌、肝、脾、神门穴，每次选用3～4穴，用王不留行贴压。

3.头针
取额旁3线，进针后行捻转法，可加电针刺激，留针30分钟。

4.穴位注射
气海、血海、膈俞、三阴交、足三里穴，每次取2～3穴，用黄芪注射液或当归注射液，每穴注射0.5～1mL，每周1～2次。

5.电针
取双侧血海、三阴交穴，同侧两两为一组，用连续波，频率及强度以患者耐受为度，连续半个小时。

6.艾灸
取关元穴，温和灸，以皮肤潮红为度。

六、中药治疗

血热内扰用清热固经汤加减；气滞血瘀用逐瘀止血汤加减；肾阳亏虚用右归丸加减；气血不足用固本止崩汤加减。

七、西医治疗

积极针对病因治疗。止血方法中，孕激素内膜脱落法药物有黄体酮等；雌激素内膜生长法常用药物有苯甲酸雌二醇等；内膜萎缩法药物有炔诺酮等。根据病情，刮宫可迅速止血。有适应证者，可行子宫切除术。

八、注意事项

① 针灸治疗的同时，应及时确诊原发病灶，施以相应治疗。
② 经期应避免精神刺激和过度劳累，避免受凉或过食生冷。

第九节　带下病

一、诊断要点

1.西医病名及诊断
常见于阴道炎、子宫颈或盆腔炎症、内分泌失调、宫颈及宫体肿瘤等疾病引起的白带增多症。

2.中医病名及诊断
阴道内白带明显增多，色、质、气味异常的一种病。

二、中医病因病机

（1）病因　与感受湿邪、饮食劳倦、素体虚弱等因素有关。
（2）病机　水湿内停下渗，或带脉失约、冲任失固。
（3）病位　在胞宫，与带脉、冲脉、任脉及脾、肾有关。
（4）病性　虚实夹杂证。

三、辨证

（1）湿热下注　带下量多、色黄、质黏稠、有臭气，伴阴部瘙痒、胸闷心烦、口苦咽干、纳差、少腹作痛、小便短赤，舌质红，苔黄腻，脉濡数。
（2）脾虚湿困　带下量多、色白或淡黄、质稀薄、无臭气、绵绵不断，神疲倦怠，四肢不温，纳少便溏，舌质淡，苔白腻，脉缓弱。
（3）肾阴亏虚　带下量多、色白或赤黄相兼、质稠、有臭气，阴部干涩或有灼热感，腰膝酸软，头晕耳鸣，五心烦热，失眠多梦，舌质红，苔少，脉细数。
（4）肾阳不足　带下量多、淋漓不净、色白清冷、稀薄如水，头晕耳鸣，腰痛如折，畏寒肢冷，小腹冷感，小便频数，大便溏薄，舌质淡，苔薄白，脉沉细。

四、针灸治疗

1.治法及取穴

分型	治法	取经	主穴	配穴
湿热下注	清热利湿	任脉、足太阴脾经	关元、三阴交、带脉、白环俞	加中极、次髎；伴胸闷心烦加期门
脾虚湿困	健脾益肾	足太阳膀胱经、足阳明胃经		加脾俞、足三里；伴纳少便溏加天枢
肾阴亏虚	补肾填精	足太阳膀胱经、足少阴肾经		加肾俞、太溪；伴失眠多梦加神门
肾阳不足	养阴清热	足太阳膀胱经、足少阴肾经		加肾俞、太溪；伴腰痛如折加灸命门

2.方义

带脉为足少阳胆经和带脉交会穴，带脉经气所过之处，可协调冲任，有理下焦、调经血、止带下的功效；关元、三阴交穴可调理肝、脾、肾；白环俞穴可调节下焦之气、利下焦湿邪，有利湿止带的作用。

3.针法

根据病情，平补平泻为主。气海、关元穴向下斜刺，使针感下达阴部为佳；带脉穴向前斜刺，不宜深刺；白环俞穴直刺，使骶部出现较强酸胀感。

五、其他疗法

1.皮肤针

用皮肤针叩刺腰骶部督脉、足太阳膀胱经、下腹部任脉、足少阴经、足阳明经、足太阴经，以皮肤潮红为度。

2.耳针

取肾、内生殖器、肾上腺、三焦、肝、脾穴，每次选用3～4

穴，用王不留行贴压。

3. 头针

取额旁 3 线，进针后行捻转针法，留针 30 分钟。

4. 穴位注射

取三阴交、阴陵泉穴，用黄连素注射液，每次每穴注射 1mL，每周 1～2 次。

5. 电针

取双侧带脉、三阴交穴，同侧两两为一组，用连续波，频率及强度以患者耐受为度，连续半个小时。

6. 艾灸

取关元穴，温和灸，以皮肤潮红为度。

六、中药治疗

湿热下注用龙胆泻肝汤加减；脾虚湿困用易黄汤加减；肾阳亏虚用金匮肾气丸加减；肾阴不足用归肾丸加减。中药熏洗取蛇床子散熏洗患处加坐浴。

七、西医治疗

针对病因治疗，病原菌为白假丝酵母菌可用克霉唑乳膏等；细菌性阴道病可用甲硝唑或克林霉素等。

八、注意事项

① 患者应注意饮食调控，加强营养，忌食肥甘厚腻及生冷食物。
② 防止劳累过度，节制房事，注意经期卫生，保持外阴清洁，提倡淋浴。

第十节 恶露不绝

一、诊断要点

1. 西医病名及诊断

相当于晚期产后出血、胎盘附着面复旧不全、部分胎盘残留、蜕膜残留、产褥感染等。

2. 中医病名及诊断

又称"恶露不止"，指产后 3 周以上仍有阴道出血、溢液者。

二、中医病因病机

（1）病因　常由于气虚失摄、血热内扰、气血瘀滞等因素。

（2）病机　冲任不固，气血运行失常，溢出体外。

（3）病位　在胞宫，与冲、任二脉有关。

（4）病性　虚实夹杂证。

三、辨证

（1）气虚失摄　恶露量多或淋漓不尽、色淡、质稀、无异味，小腹空坠，神倦懒言，气短自汗，面色白，舌质淡，苔薄白，脉缓无力。

（2）血热内扰　恶露量多、色红、质稠、有臭秽之气，面色潮红，身有微热，口燥咽干，舌质红，苔薄黄，脉细数。

（3）气血瘀滞　恶露量少、淋漓不断、色紫暗有血块，小腹疼痛、拒按、按之有包块，舌质紫暗或有瘀斑，脉弦涩或弦紧。

四、针灸治疗

1. 治法及取穴

分型	治法	取经	主穴	配穴
气虚失摄	固摄冲任，益气生血	足阳明胃经、足太阳膀胱经	关元、三阴交、气海、血海	加足三里、脾俞；伴神倦气短加气海
血热内扰	固摄冲任，清热凉血	任脉、足厥阴肝经		加中极、行间；伴口干咽燥加然谷
气血瘀滞	固摄冲任，散瘀止血	足太阴脾经、足太阳膀胱经		加地机、膈俞；伴少腹疼痛、拒按加归来

2. 方义

新产之后元气大伤，冲任不固。关元、气海穴位于丹田，临近胞宫，人身元气由此发出，补关元、气海穴可益元气、固冲任、调理胞宫、令血归经；血海、三阴交为理血调经要穴，用补法则可补血生血，用泻法则可活血化瘀。

3. 针法

关元、气海穴直刺 1 寸，不宜深刺，用补法或灸法。气虚者，刺血海、三阴交穴，先泻后补；气血瘀滞及血热内扰者，刺法应补泻兼施，使泻邪不伤正、益气不留瘀滞。

五、其他疗法

1. 耳针

取内分泌、皮质下、内生殖器、交感穴，毫针针刺，或用王不留行贴压，每天 1 次。

2. 穴位贴敷

取关元、三阴交、肾俞穴，以及阿是穴。气虚失摄及气血瘀滞的患者辨证使用黄芪、当归、红花等中药碾磨成粉后用醋调贴敷，每天 1 次。

3. 穴位注射

取气海、关元、归来穴，每次选 1～2 穴，用黄芪注射液、当归注射液、红花注射液等，每穴注射 1mL。

4. 电针

取双侧血海、三阴交穴，同侧两两为一组，用连续波，频率及强度以患者耐受为度，连续半个小时。

5. 艾灸

取关元穴，温和灸，以皮肤潮红为度。

六、中药治疗

气虚失摄用补中益气汤加减；血热内扰用保阴煎加减；气血瘀滞用生化汤加减。

七、西医治疗

可应用缩宫素和米索前列醇等子宫收缩药，以及抗生素以控制感染；手术治疗有清宫术等。

八、注意事项

① 产后患者多虚，针刺多用补泻兼施之法。

② 患者应卧床休息，安定情绪，饮食清淡而富有营养，忌食生冷，不宜过劳，禁忌房事。

第十一节　胎位不正

一、诊断要点

1. 西医病名及诊断

又称"胎位异常"，常见有斜位、横位、臀位、足位等异常胎位，是导致难产的重要因素之一。

2. 中医病名及诊断

指孕妇在妊娠 7 个月后产检发现胎位异常。

二、中医病因病机

（1）病因　与先天禀赋不足、情志失调、形体肥胖、负重劳作等因素有关。

（2）病机　肾气不足，虚寒凝滞，转胎无力；脾虚湿滞，胎体肥大，转胎受限；肝气郁结，气机不畅，胎体不能应时转位。

（3）病位　在胞宫，与冲、任二脉，以及肾、肝、脾有关。

（4）病性　虚实夹杂证。

三、辨证

（1）肾虚寒凝　孕妇形体瘦弱、面色白、神疲、腰酸腹冷、舌质淡、苔薄白、脉滑无力。

（2）脾虚湿滞　孕妇体胖、神疲嗜卧、四肢乏力、舌质淡而胖大、苔白腻、脉濡滑。

（3）肝气郁结　孕妇情志抑郁或烦躁易怒、胁肋胀痛、嗳气不舒、大便不调、舌质红、苔微黄、脉弦滑。

四、针灸治疗

1. 治法及取穴

分型	治法	取经	主穴	配穴
肾虚寒凝	益肾暖胞	任脉、足太阳膀胱经	至阴、太溪、三阴交	加肾俞；伴神倦加灸气海
脾虚湿滞	健脾化湿	足太阴脾经、足阳明胃经		加丰隆、阴陵泉；伴神疲加足三里
肝气郁结	疏肝解郁	足厥阴肝经		加太冲；伴胁肋胀痛加期门

2. 方义

至阴穴可助肾水、调肾气，为矫正胎位之经验效穴；太溪为肾经原穴，可补肾理胞；三阴交穴为肝、脾、肾三经交会，可健脾、疏肝、补肾，为妇科要穴，可辅助转胎。

3. 针法

孕妇排空膀胱，松解腰带，半仰卧于治疗床，用艾条温和灸或雀啄灸至阴穴，每次 15~20 分钟；也可用小艾炷灸，每次 7~10 壮。针刺太溪、三阴交穴，平补平泻，余穴位亦平补平泻。每天治疗 1~2 次，直至胎位转正。

五、其他疗法

胸膝卧位：孕妇保持头低臀高姿势。做之前要解小便，松解裤带。孕妇可跪在硬板床上，胸部垫一枕头，两手前臂上屈，头部贴在床上转向一侧，臀部与大腿呈直角，每天 2~3 次，每次 10~15 分钟，一周后复查。

六、中药治疗

根据临床症状辨证用药。

七、西医治疗

可行外倒转术，如不能纠正，建议生产时使用剖宫产。

八、注意事项

① 早期纠正胎位，可预防难产。

② 建议定期进行妊娠检查，纠正胎位的最佳时机在孕30～32周。

③ 孕妇要调畅情志，不要久坐久卧，要经常活动。

第十二节　阴挺

一、诊断要点

1.西医病名及诊断

即子宫脱垂，指子宫从正常位置沿阴道下垂，子宫颈外达坐骨棘水平以下，甚至子宫全部脱出于阴道口外。

2.中医病名及诊断

又称"阴脱""阴痔"，是指肾虚气弱，失于固摄，出现子宫位置下垂，甚至脱出阴户之外，形如鸡冠、鹅卵，色淡红的病证。

二、中医病因病机

（1）病因　与产伤未复、房劳多产、禀赋虚弱、年老多病等因素有关。

（2）病机　脾肾气虚、湿热下注、气虚下陷。

（3）病位　在胞宫，与任脉、督脉、冲脉、带脉及脾、肾有关。

（4）病性　虚实夹杂证。

三、辨证

（1）脾肾气虚　子宫下垂，伴下坠感，过劳加剧，平卧减轻，伴四肢乏力、懒言、腰膝酸软、小便频数，舌质淡，苔白，脉沉细弱。

（2）湿热下注　子宫脱出日久，黏膜表面糜烂，黄水淋漓，外阴肿胀灼痛，小便黄赤，舌质红，苔黄腻，脉滑数。

四、针灸治疗

1.治法及取穴

分型	治法	取经	主穴	配穴
脾肾气虚	补益脾肾，升阳固脱	督脉、足太阳膀胱经	百会、气海、关元、维道、三阴交	加脾俞、肾俞；伴四肢乏力加足三里；伴腰膝酸软加太溪
湿热下注	清利湿热，举陷固胞	任脉、足太阴脾经		加中极、阴陵泉；伴外阴灼痛加蠡沟

2.方义

百会穴位于巅顶，可升阳举陷、固摄胞宫；关元、气海穴临近胞宫，可调理冲任；维道穴位于腰腹，能维系和约束任、督、带、冲诸脉，固摄胞宫；三阴交穴可调理肝、脾、肾。

3.针法

早期气虚为主，予补法，加灸；后期湿热下注，平补平泻或补泻兼施，不灸。百会穴从前向后平刺1～1.5寸，先针后灸或针灸同施。

五、其他疗法

1.耳针

取皮质下、交感、内生殖器、脾、肾穴，每次选2～3穴，用王不留行贴压。

2. 电针

取百会、神庭、气海、关元、维道、三阴交等穴，交替使用1～2组，用疏密波弱刺激，每次20～30分钟，每天1次。

3. 穴位注射

取关元俞、气海俞、肾俞、足三里穴，每次选2穴，用当归注射液等，每穴注射0.5～1mL，每周2～3次。

4. 艾灸

取关元穴，温和灸，以皮肤潮红为度。

六、中药治疗

脾肾气虚用补中益气汤合大补阴煎加减；湿热下注用八正散加减。

七、西医治疗

如有感染，可用奥硝唑、阿莫西林等。非手术治疗法有盆底肌肉训练、子宫托、盆底电刺激治疗等方法；有适应证者可手术治疗。

八、注意事项

① 治疗期间患者可配合做提肛练习。
② 注意休息，避免劳累，不宜久蹲及提重物。

第十三节　小儿遗尿

一、诊断要点

1. 西医病名及诊断

又称"遗尿症"。精神因素、泌尿系异常，或感染、隐性脊柱裂等均可导致遗尿。

2. 中医病名及诊断

又称"夜尿症"。指3岁以上小儿睡眠中小便自遗、醒后方知。

二、中医病因病机

（1）病因　与先天禀赋不足、久病体虚、习惯不良等因素有关。

（2）病机　膀胱约束无权。

（3）病位　在膀胱，与督脉、任脉及肾、脾、肺、肝关系密切。

（4）病性　虚实夹杂证。

三、辨证

（1）肾气不足　睡中尿床，数夜或每夜1次，甚至一夜数次，精神不振，白天小便亦多，形寒肢冷，舌质淡，苔白，脉沉细无力。

（2）肺脾气虚　睡中尿床，数夜或每夜1次，甚至一夜数次，疲劳后尿床加重，面色无华，大便溏薄，舌质淡，苔白，脉细无力。

（3）下焦湿热　睡中尿床，数夜或每夜1次，甚至一夜数次，尿色黄、味腥臭，夜梦多，急躁易怒，面赤唇红，口干，舌质红，苔黄，脉弦数。

四、针灸治疗

1. 治法及取穴

分型	治法	取经	主穴	配穴
肾气不足	温补肾阳	任脉、足太阳膀胱经	中极、膀胱俞、三阴交	加关元、肾俞
肺脾气虚	补益脾肾	足太阳膀胱经、足阳明胃经		加肺俞、脾俞、足三里；伴大便溏薄加下巨虚
下焦湿热	清热利湿	任脉、足太阴脾经		加曲骨、阴陵泉；急躁易怒加太冲

2. 方义

中极、膀胱俞分别为膀胱的募穴和俞穴，合用为俞募配穴法，可调理膀胱，以加强对尿液的约束能力；三阴交为足三阴经的交会穴，可疏调肝、脾、肾。

3. 针法

中极、关元穴直刺或向下斜刺，使针感下达阴部为佳；肾俞、关元穴可行艾条灸或温针灸。

五、其他疗法

1. 皮肤针

取夹脊、关元、气海、曲骨、肾俞、三阴交穴，用皮肤针叩刺，以皮肤潮红为度。

2. 耳针

取肾、膀胱、肝、皮质下、内分泌、尿道穴，每次选用3～4穴，用王不留行贴压。

3. 头针

取额旁3线、顶中线，进针后行捻转针法。

4. 穴位注射

取脾俞、肺俞穴，用黄芪注射液，每穴注射0.5～1mL，每周2次。

5. 推拿治疗

揉丹田，摩腹，揉龟尾，擦八髎穴。

6. 电针疗法

取双侧膀胱俞、三阴交穴，同侧两两为一组，用连续波，频率及强度以患儿耐受为度，连续半个小时。

7. 艾灸

取中极穴，温和灸，以皮肤潮红为度。

六、中药治疗

肾气不足用菟丝子散加减；肺脾气虚用补中益气汤合缩泉丸加减；下焦湿热用八正散加减。

七、西医治疗

去氨加压素和遗尿报警器是目前多个"国际儿童夜间遗尿指南"中的一线治疗方法。其他药物治疗中，抗胆碱药物有奥昔布宁等；三环类抗抑郁药物有阿米替林等。

八、注意事项

① 治疗期间应培养患儿按时排尿的习惯，夜间定时叫醒患儿起床排尿。

② 平时勿使孩子过度疲劳；注意适当加强营养；晚上临睡前不宜过多饮水。

③ 对患儿要耐心教育，鼓励其自信心，切勿嘲笑和歧视他们，避免其产生恐惧、紧张和自卑感。

第十四节　小儿脑瘫

一、诊断要点

1. 西医病名及诊断

指由于围产期和出生前各种原因引起的颅内缺氧、出血等脑损伤所致的非进行性中枢性运动功能障碍。可分为运动障碍型、痉挛型、共济失调型和混合型。常伴有智力障碍、癫痫、言语障碍等。

2. 中医病名及诊断

又称"五迟""五软"。以小儿大脑发育不全、智力低下、四肢运动障碍为主要症状的疾病。

二、中医病因病机

（1）病因　先天不足、后天失养。

（2）病机　肝肾亏虚、气血亏虚。

（3）病位　在脑，与五脏相关。

（4）病性　虚证为主。

三、辨证

（1）肝肾不足　肢体瘫痪，生长发育迟缓，智力低下，筋脉拘急、屈伸不利，急躁易怒或多动秽语，舌质红，苔白，脉弦或弦细。

（2）脾胃虚弱　肢体瘫痪、生长发育迟缓、智力低下、疲劳后尿床加重、面色无华、大便溏薄、舌质淡、苔白、脉沉细。

四、针灸治疗

1. 治法及取穴

分型	治法	取经	主穴	配穴
肝肾不足	补益肝肾，强筋壮骨	足太阳膀胱经、足少阴肾经、足太阴脾经	大椎、身柱、风府、四神聪、悬钟、阳陵泉、曲池、手三里、合谷、外关、伏兔、环跳、风市、委中、承山、丰隆	加肝俞、肾俞、太溪、三阴交；伴急躁易怒加太冲
脾胃虚弱	健运脾胃，益气养血	足阳明胃经、足太阳膀胱经、任脉		加中脘、脾俞、足三里；伴大便溏薄加天枢

2. 方义

大椎、身柱穴可疏通督脉经气；风府、四神聪穴可健脑益智；悬钟穴为髓会，可养髓健脑充骨；阳陵泉穴为筋会，可疏通经络、强筋健骨；曲池、手三里、合谷、伏兔、丰隆穴均属阳明经，阳明经为多气多血之经；外关、环跳、风市均为少阳经穴，可调整气血运行；委中、承山为太阳经穴。诸阳经穴合用，可温通经脉、补益气血。

3. 针法

风府穴朝鼻尖以下方向针刺 1 寸左右，切勿向上深刺，以免误入枕骨大孔；四神聪穴分别从四个不同方位刺向百会穴；背俞穴宜向脊柱方向斜刺、浅刺。

五、其他疗法

1. 耳针

取皮质下、交感、神门、脑干、肾上腺、心、肝、肾、小肠等穴；上肢瘫痪加肩、肘、腕穴；下肢瘫痪加髋、膝、踝穴。每次选 4～6 穴，用王不留行贴压。

2. 头针

取顶颞中线、颞前斜线、顶旁 1 线、顶旁 2 线、颞前线、枕下旁线，毫针捻转刺激，留针 1～4 小时。

3. 穴位注射

取大椎、肾俞、曲池、手三里、足三里、阳陵泉、承山等穴，每次选 2～3 穴，用胎盘组织液等，每穴注射 0.5～1mL，每周 2～3 次。

4. 推拿疗法

取额、脊柱、腰部穴位推按，每天 1 次。

5. 电针

取大椎、身柱、风府、四神聪、悬钟、阳陵泉、曲池、手三里、合谷、外关、伏兔、环跳、风市、委中、承山等穴，每次取 3～5 组，用连续波，频率及强度以患儿耐受为度，连续半个小时。

6. 艾灸

取身柱穴，温和灸，以皮肤潮红为度。

六、中药治疗

肝肾不足用六味地黄丸加减；脾胃虚弱用调元散合菖蒲丸加减。

七、西医治疗

根据病情制定合理的康复方案，进行综合治疗。降低肌张力药物有 A 型肉毒杆菌毒素、地西泮、巴氯芬等；康复治疗技术有 Bobath 治疗技术（博巴斯技术）、Brunnstrom 治疗技术（布伦斯特伦技术）等；有适应证者可配合手术治疗。

八、注意事项

治疗期间嘱家长对患儿配合进行肢体功能锻炼、言语和智能训练。

第十五节 疳证

一、诊断要点

1. 西医病名及诊断

多见于小儿严重营养不良、佝偻病以及慢性腹泻、肠道寄生虫病等。

2. 中医病名及诊断

又名"疳积"。是一种慢性疾患引起的一种疾病，以面黄肌瘦、毛发稀疏、腹部膨隆、精神萎靡为特征。多见于5岁以下的婴幼儿。

二、中医病因病机

（1）病因 喂养不当、乳食无度，或断乳过早、挑食、偏食、恣食香甜肥甘。

（2）病机 脾胃损伤，日久导致气血生化乏源。

（3）病位 在脾胃，与心、肝、肺、肾等有关。

（4）病性 虚实夹杂证。

三、辨证

（1）疳气 食欲不振或食多便多、大便干稀不调、形体略见消瘦、面色稍显萎黄、精神不振、急躁易怒、舌质红、苔腻、脉细滑。多见于本病的初期。

（2）疳积 食欲减退或善食易饥，或嗜食异物，大便下虫，形体明显消瘦，面色萎黄，毛发稀疏易落，脘腹胀大，青筋暴露，烦躁不安，或喜揉眉挖鼻、吮指磨牙，舌质淡，苔淡黄而腻，脉细滑。多见于本病的中期。

（3）干疳 精神萎靡，极度消瘦，皮包骨头，皮肤干枯有皱纹、呈老人状，啼哭无力、无泪，腹凹如舟，或见肢体浮肿，或有紫癜、鼻衄、齿衄，舌质淡或光红少津，脉弱。多见于本病的后期。

四、针灸治疗

1.治法及取穴

分型	治法	取经	主穴	配穴
疳气	健运脾胃	足太阳膀胱经、足厥阴肝经	四缝、中脘、足三里、脾俞	加章门、胃俞，伴精神不振加百会
疳积	健运脾胃消积导滞	任脉、足太阴脾经、足阳明胃经		加建里、天枢、三阴交；伴大便下虫加百虫窝
干疳	健运脾胃，补益气血	足太阳膀胱经、足太阴脾经		加肝俞、膈俞；伴肢体浮肿加阴陵泉

2.方义

四缝是治疗疳积的经验效穴；中脘乃胃募穴、腑会穴；足三里是胃合穴，与脾之背俞穴脾俞共起健运脾胃、益气养血、通调腑气、理气消疳之功。

3.针法

四缝穴在严格消毒后用三棱针点刺，挤出少量黄水或乳白色黏液；背俞穴和章门穴不可直刺，一般不留针。

五、其他疗法

1.耳针

取皮质下、交感、神门、脾、胃、大肠、小肠等穴，每次选4～6穴，用王不留行贴压，两耳交替，3天1次。

2.捏脊

沿患儿背部脊椎两侧由下而上用拇指、食指捏夹脊穴3～5遍。

3.穴位割治

在严格消毒后，用手术刀割开患儿手掌大鱼际处皮肤，创口长约0.5cm，挤出少许黄白色米脂状物后包扎5天。

4. 推拿疗法

疳气用清补脾经，揉板门穴，推四横纹，揉中脘穴，摩腹，揉天枢穴，按揉足三里穴，每天 1 次；疳积用推脾土，揉板门穴，摩腹揉脐，揉足三里穴；干疳用补脾经，推三关，揉外劳宫，运内八卦，掐四横纹，分推腹部，揉腹，点中脘穴，揉足三里穴。

5. 穴位贴敷

莱菔子 10g 研成末，用醋调和，贴敷于神阙穴，每天 1 次，每次 1 小时。

6. 电针

取双侧足三里、梁丘穴，用连续波，频率及强度以患儿耐受为度，连续半个小时。

7. 艾灸

取中脘穴，温和灸，以皮肤潮红为度。

六、中药治疗

疳气用资生健脾丸加减；疳积用肥儿丸加减；干疳用八珍汤加减。

七、西医治疗

积极病因治疗。助消化的药物有苯丙酸诺龙、双歧杆菌等；佝偻病补充钙剂及维生素 D；有寄生虫的可服用驱虫药物。

八、注意事项

① 如有寄生虫还应配合药物治疗。

② 婴儿应尽可能以母乳喂养，不要过早断乳，逐渐添加辅食，给予易消化而富有营养的食物，避免养成挑食的习惯。

③ 常带小儿进行户外活动，呼吸新鲜空气，多晒太阳，增强体质。

第十六节 小儿积滞

一、诊断要点

1. 西医病名及诊断
多见于小儿胃肠消化不良等疾病。

2. 中医病名及诊断
又称"食积"。因喂养不当，内伤乳食、停积肠胃，脾运失司而引起的小儿脾胃病证。

二、中医病因病机

（1）病因 与素体虚弱、饮食不节、喂养不当等因素有关。

（2）病机 乳食停积中焦，胃失和降，脾失运化，积滞壅塞，腑气不通。

（3）病位 在胃肠，与脾、肝、肾等有关。

（4）病性 虚实夹杂证。

三、辨证

（1）乳食内积 不思乳食、脘腹胀满、呕吐酸腐、烦躁哭闹、夜卧不安、大便秽臭、舌质红、苔腻、脉滑有力。

（2）脾胃虚弱 神倦乏力、面色萎黄、形体消瘦、不思乳食、食则饱胀、腹满喜按、呕吐酸腐、大便溏、舌质淡红、苔白腻、脉沉细滑。

四、针灸治疗

1. 治法及取穴

分型	治法	取经	主穴	配穴
乳食内积	化积导滞	手厥阴心包经、足阳明胃经	中脘、足三里、脾俞	加内关、下巨虚；伴呕吐可加梁丘

分型	治法	取经	主穴	配穴
脾胃虚弱	健脾助运	足太阴脾经、足太阳膀胱经	中脘、足三里、脾俞	加脾俞、胃俞；伴大便溏薄加天枢

2. 方义

中脘乃胃之募穴、腑会，足三里是胃经合穴、胃的下合穴，"合治内腑"，与脾之背俞穴脾俞共用，可健运脾胃、益气养血、通调腑气、理气消积。

3. 针法

小儿皮薄肉少，针刺不可过深，宜浅刺为主。乳食内积者以泻法为主；脾胃虚弱者以补法为主。

五、其他疗法

1. 耳针

取皮质下、交感、神门、脾、胃、大肠、小肠等穴，每次选4～6穴，用王不留行贴压，两耳交替，3天1次。

2. 捏脊

沿患儿背部脊椎两侧由下而上用拇指、食指捏夹脊穴3～5遍。

3. 推拿疗法

可参照"疳证"。

4. 穴位贴敷

莱菔子10g研成末，用醋调和，贴敷于神阙穴，每天1次，每次1小时。

5. 电针

取脾俞、胃俞、大肠俞、足三里等穴，同侧两两为一组，用连续波，频率及强度以患儿耐受为度，连续半个小时。

6. 艾灸

取中脘、天枢、上巨虚、下巨虚、足三里等穴，温和灸，以皮肤潮红为度。

六、中药治疗

乳食内积用保和丸加减；脾胃虚弱用健脾丸加减。

七、西医治疗

胃动力药有多潘立酮、莫沙必利等；助消化药有乳酶生等；其他药物有双歧杆菌等。

八、注意事项

① 母乳喂养，乳食定时定量，不宜过饱过饥，随年龄增长，适当添加辅食，合理喂养。

② 养成良好的排便习惯，保持大便通畅。

第十一章 五官病针灸治疗

第一节 眼睑下垂

一、诊断要点

1. 西医病名及诊断

是指各种原因造成的上睑提肌或平滑肌功能不全或丧失，导致上睑部分或完全下垂，多见于重症肌无力眼肌型、动眼神经麻痹、眼外伤等疾病中。

（1）先天性眼睑下垂　就是从生下后眼不睁，属动眼神经上睑提肌分支，或动眼神经核发育不全所致，有遗传性。可累及双眼，也可为单眼，重者睑遮盖了瞳孔造成视物困难，患者须通过额肌的力量提高上睑位置，或者仰头视物。

（2）获得性眼睑下垂　因动眼神经麻痹，或因沙眼、肿瘤、炎症和外伤导致睑肥厚，损伤上睑提肌。

2. 中医病名及诊断

中医称眼睑下垂为"上胞下垂"或"睢目"，严重者称"睑废"。是以上睑提举无力，或不能抬起，睑裂变窄，甚至遮盖部分或全部瞳仁，影响眼力为主要表现的一种病症。

二、中医病因病机

（1）病因　禀赋不足、脾气虚弱、风邪外袭和外伤等。

（2）病机　气虚不能上提、血虚不能养筋。

（3）病位　在胞睑筋肉，与足太阳经筋关系密切，与脾、肝、肾有关。

（4）病性　虚实夹杂证。

三、辨证

（1）**脾胃虚弱**　眼睑下垂，肢体痿软无力、朝轻暮重、遇劳则甚、休息后可缓解，乏力倦怠，少气懒言，大便溏薄，面浮无华，苔薄白，脉细弱。

（2）**肝肾不足**　眼睑下垂，下肢软弱无力，不能久立，甚则行动不利，腰脊酸软，耳鸣目糊，女子月经不调，男子遗精阳痿，潮热盗汗，舌质红，少苔，脉细数。

（3）**风邪袭络**　起病突然，重者目珠转动失灵，或外斜，或视一为二，舌质红，苔薄，脉弦。

四、针灸治疗

1. 治法及取穴

分型	治法	取经	主穴	配穴
脾胃虚弱	健脾益气	足太阳膀胱经、足阳明胃经为主	攒竹、丝竹空、阳白、脾俞、肾俞、三阴交	加肝俞、足三里；伴乏力，加气海、关元；伴大便溏加天枢
肝肾不足	补益肝肾	督脉、足太阴脾经、足少阴肾经		加百会、阳陵泉、太溪；伴盗汗加复溜
风邪袭络	疏风散寒	督脉、足少阳胆经		加风门、风池；伴头痛加合谷、印堂

2. 方义

本病病位在筋肉，"在筋守筋"，故以局部取穴为主。攒竹、丝竹空和阳白穴均位于眼上方，三穴合用，可通经络、调和气血、升提眼睑；本病多属脾肾不足，上睑为足太阳膀胱经所过，取膀胱经之脾俞、肾俞穴，既符合"经脉所过，主治所及"之理，又可健脾益气、补肾养血，以治其本；三阴交为肝、脾、肾三经的交会穴，可补脾益肾、养血柔筋。

3. 针法

根据证候虚实，毫针补泻，或平补平泻，或针灸并用。攒竹、丝竹空、阳白穴既可相互透刺，又均可透刺鱼腰穴。

五、其他疗法

1. 耳针

取眼、脾、肝、肾、胃等穴，每次选用 3~4 穴，毫针刺法，或埋针法、压丸法。

2. 皮肤针

沿患侧头部足太阳经、足少阳经及眼轮匝肌，自上而下、自内向外叩刺，叩刺至局部皮肤潮红，每天或隔天 1 次。

3. 神经干电刺激疗法

取眶上神经与面神经刺激点（位于耳上迹与眼外角连线中点，即面神经的分布点），眶上神经接负极，面神经接正极，每次 20 分钟，隔天 1 次。

4. 艾灸

取攒竹、鱼腰、阳白、丝竹空、四白、合谷、足三里等穴，采用隔姜灸，每穴每次灸 3 壮。

5. 头针

取顶颞前斜线、额旁 2 线、枕上旁线，头针强刺激，加电针，采用断续波或疏密波，强度以患者耐受为度，连续半个小时。

6. 穴位注射

取脾俞、肝俞、肾俞、足三里、三阴交等穴，采用黄芪注射液或当归注射液，每次选 2~3 穴，每穴注射药液 0.5~1mL。

六、中药治疗

脾胃虚弱用补中益气汤加减；肝肾不足用右归饮加减；风邪袭络用正容汤加减。

七、西医治疗

主要治疗方法包括改善血液循环、扩张血管、营养神经治疗等。营养神经治疗药物有甲钴胺、维生素 B_1 等。先天性动眼神经麻痹，唯一的治疗方式是手术；后天性动眼神经麻痹，则可先进行病因治疗，再行手术治疗。

八、注意事项

① 先天性的眼睑下垂比例较多，为 80% 左右；后天的眼睑下垂多是由于动眼神经麻痹或重症肌无力所致。

② 如出现呼吸困难及吞咽障碍，常为重症肌无力之表现，应积极抢救治疗。

③ 若伴有剧烈头痛、呕吐、抽搐、昏迷等，很可能是动脉瘤破裂引起了蛛网膜下腔出血，应立即到神经科抢救治疗，以免耽误病情。

④ 针灸治疗本病有一定效果，但对先天性重症患者可考虑手术治疗。

⑤ 忌食辛辣刺激食物；保持充足睡眠；慎避风寒，预防感冒；节房事，勿过劳。

第二节 近视

一、诊断要点

1. 西医病名及诊断

近视是眼在调节松弛状态下，平行光线经眼的屈光系统的折射后，焦点落在视网膜之前。临床表现为远视力减退，近视力正常，视疲劳，眼位偏斜，眼底改变。验光检查可确诊。

2. 中医病名及诊断

中医称之为"能近怯远症"。以视近物正常、视远物模糊不清为主症。

二、中医病因病机

（1）病因 多因先天禀赋不足、后天发育不良、劳心伤神、心阳耗损和用眼不当而致。

（2）病机　目络瘀阻，目失所养。
（3）病位　在眼，与肝、肾有关。
（4）病性　虚证为主。

三、辨证

（1）肝肾亏虚　失眠健忘、双目干涩、腰膝酸软、夜寐多梦、头晕耳鸣、舌质红、少苔、脉细尺弱。

（2）心脾两虚　目视疲劳、神疲乏力、双目喜闭、面白神疲、失眠健忘、食欲不振、纳呆便溏、舌质淡、苔薄白、脉细弱。

四、针灸治疗

1. 治法及取穴

分型	治法	取经	主穴	配穴
肝肾亏虚	补益肝肾，养肝明目	足太阳膀胱经、足少阴肾经	承泣、睛明、风池、翳明、养老、光明、四白、太阳	加肝俞、肾俞、太溪、太冲；伴多梦加印堂
心脾两虚	补益心脾，养血明目	足阳明胃经、足太阳膀胱经		加心俞、脾俞、足三里；伴纳呆加中脘

2. 方义

睛明、承泣、四白、太阳穴均位于眼周，为局部选穴，可疏通眼部经络、益气明目；翳明为经外奇穴，是治疗眼病的经验穴；风池为足少阳经与阳维脉交会穴，内与眼络相连，光明为足少阳络穴，与肝相通，两穴相配，可疏通眼络、养肝明目；养老为眼保健穴，有养血明目的作用。

3. 针法

用补法为主，或平补平泻法。睛明、承泣穴针刺时应注意固定眼球，轻柔进针，不行捻转提插手法，出针时按压针孔片刻；风池穴注意把握针刺的方向、角度和深度，切忌向上深刺，以免刺入枕骨大孔；风池、翳明两穴针感需扩散至颞及前额或眼区；

光明穴针尖向上斜刺，使针感向上传导；养老穴用补法或温灸法。

五、其他疗法

1. 耳针

取眼、肝、目1、目2穴，每次选用2～3穴，毫针刺法，留针20～30分钟，或埋针法、压丸法。

2. 梅花针

用梅花针取太阳等眼周穴位及风池穴，轻度叩刺至皮肤潮红，中度或重度叩刺背部脊椎两侧（夹脊穴、膀胱经穴）至微量渗血，每天1次。

3. 头针

取枕上正中线、枕上旁线，平刺，或加电刺激，用连续波。

六、中药治疗

肝肾亏虚用驻景丸加减；心脾两虚用当归补血汤加减。

七、西医治疗

① 滴眼药水。选用0.25%托吡卡胺眼药水点眼，每晚临睡前点眼1次。

② 验光配镜。配镜的原则是选用使患者获得正常视力的最低度数镜片。

③ 屈光手术。

八、注意事项

① 养成良好的用眼习惯。阅读和书写时保持端正的姿势，眼与书本应保持30cm左右的距离；避免长时间玩手机、看电脑。

② 学习和工作环境照明要适度，照明应无眩光或闪烁，黑板不反光，不在阳光照射或暗光下阅读或写字。

③ 定期检查视力，对验光确诊的近视应配戴合适的眼镜以保持良好的视力及正常调节与集合。

④ 加强体育锻炼，注意营养，增强体质。

第三节　麦粒肿

一、诊断要点

1. 西医病名及诊断

又称"睑腺炎"。是一种常见的眼睑腺体的急性化脓性炎症，多由金黄色葡萄球菌感染所致。可分为内、外麦粒肿。

（1）内麦粒肿　睑板腺的化脓性炎症。脓点位于相应的睑结膜皮肤面，破溃后脓液排入结膜囊内，睑板腺开口处可有轻度隆起、充血。如果致病菌毒力较强，炎症可扩散至整个眼睑蜂窝组织炎，可伴有全身反应，耳前或颌下淋巴结肿大。

（2）外麦粒肿　睫毛所属皮脂腺的化脓性炎症。脓点位于睑缘皮肤面，可自行破溃。早期可见较弥散的红肿，可触及明显压痛的结节。

2. 中医病名及诊断

中医称之为"针眼""眼丹"。是指胞睑生小疖肿，形似麦粒，红肿疼痛，易于溃脓的眼病。症见胞睑缘生小硬结，红肿疼痛并逐渐扩大，数日后顶端出现黄色脓点，破溃后脓自流出。

二、中医病因病机

（1）病因　常与外感风热、热毒上攻或脾胃湿热等因素有关。

（2）病机　热邪结聚于胞睑，积热与外风相搏，气血瘀阻，火热结聚，以致眼睑红肿，腐熟化为脓液。

（3）病位　在眼睑，与足太阳经、足阳明经及脾、胃关系密切。

（4）病性　实证为主。

三、辨证

1. 主症

胞睑缘生小硬结，红肿疼痛并逐渐扩大，数日后顶端出现黄色脓点，破溃后脓自流出。

2. 分型

（1）风邪外袭　多发于上睑，痒痛，局部微红肿，触痛明显，或伴有头疼发热、全身不适，舌质红，苔薄黄，脉浮数。

（2）热毒炽盛　多发于下睑，胞睑红肿，硬化较大，灼热疼痛，有黄白色脓点，伴有口渴喜饮、便秘尿赤，舌质红，苔黄或腻，脉数。

（3）脾胃湿热　多发于下睑，麦粒肿屡发，红肿不甚，或经久难消，伴有口黏口臭、腹胀便秘，舌质红，苔黄腻，脉数。

四、针灸治疗

1. 治法及取穴

分型	治法	取经	主穴	配穴
风邪外袭	疏风清热，消肿散结	手阳明大肠经、手少阳三焦经	太阳、鱼腰、风池、攒竹、厉兑	加合谷、丝竹空、行间；伴头痛加印堂
热毒炽盛	清热解毒，消肿散结	督脉、手阳明大肠经		加大椎、曲池、伴便秘加支沟
脾胃湿热	清热祛湿，消肿散结	足阳明胃经、足太阴脾经		加内庭、阴陵泉；伴腹胀加天枢

2. 方义

攒竹为足太阳经穴，与太阳穴均位于眼区，长于清泻眼部郁热而散结；厉兑是足阳明经的井穴，可清泻阳明积热；鱼腰穴可疏调眼部气血；风池为足少阳经与阳维脉的交会穴，可泻头面之风热。

3. 针法

毫针刺法，用泻法为主，或平补平泻。太阳、攒竹、厉兑穴可点刺出血；攒竹穴可透鱼腰、丝竹空穴。

五、其他疗法

1. 耳针

取眼、肝、脾、耳尖等穴，毫针刺法，留针 20 分钟，间歇运针；亦可在耳尖、耳背小静脉刺络放血。

2. 三棱针

取肩胛区第 1 至第 7 胸椎棘突两侧的淡红色疹点和敏感点，用三棱针挑刺或点刺出血。

3. 拔罐

取大椎、肺俞、脾俞、肝俞等穴，点刺后拔罐出血，留罐 10～15 分钟。

六、中药治疗

风邪外袭用银翘散加减；热毒炽盛用泻黄散合清胃散加减；脾胃湿热用清脾散加减。

七、西医治疗

可口服或肌内注射抗生素；结膜囊内滴抗生素滴眼液或眼药膏，如氯霉素滴眼液和红霉素眼药膏。已有红肿硬结、疼痛，当皮下或结膜下出现脓头时则切开引流。

八、注意事项

① 针灸治疗本病初期效果显著；成脓后，宜转眼科切开排脓。

② 平时应注意眼部卫生，增强体质，避免偏食，饮食宜清淡。

③ 睑腺炎未成熟或已破溃出脓，挤压硬结可引起感染扩散，引起蜂窝织炎、海绵窦脓栓等严重并发症，要及时治疗。

第四节　青盲

一、诊断要点

1. 西医病名及诊断

即视神经萎缩，是指视网膜神经节细胞轴索广泛损害而出现的萎缩变性。临床以视力功能损害和视神经乳头苍白为主要特征。本病严重影响视力，致盲性高。可分为原发性和继发性两种。

（1）原发性视神经萎缩　为筛板以后的视神经、视交叉、视束以及外侧膝状体的损害。表现为视盘色淡或苍白、边界清楚，视盘筛孔清楚可见，视网膜血管正常。

（2）继发性视神经萎缩　原发病变在视盘、视网膜、脉络膜。表现为视盘色灰白、秽暗、边界不清，生理凹陷消失等。

2. 中医病名及诊断

属中医"视瞻昏渺"范畴。症见患眼外观无异常而视力显著减退，甚至完全失明。

二、中医病因病机

（1）病因　常与禀赋不足、思虑劳倦、情志、外伤等因素有关。

（2）病机　精血虚乏，神光不得发越于外；或脉络瘀阻，精血不能上荣于目。

（3）病位　在眼，与肝、心、脾、肾关系有关。

（4）病性　虚实夹杂证。

三、辨证

1. 主症

患眼外观无异常而视力显著减退，甚至完全失明。

2. 分型

（1）肝气郁滞　抑郁不舒、急躁易怒、胸胁胀痛、口苦、舌质红、苔薄、脉弦。

（2）气血瘀滞　多有外伤史、头痛眩晕、健忘失眠、舌质暗有瘀斑、脉涩。

（3）肝肾亏虚　双眼干涩、眩晕耳鸣、腰膝酸软、遗精、舌质红、苔少、脉细数。

四、针灸治疗

1. 治法及取穴

分型	治法	取经	主穴	配穴
肝气郁滞	疏肝解郁	足少阳胆经、足厥阴肝经	球后、睛明、承泣、风池、太冲、光明、三阴交	加行间、侠溪；伴胸胁胀痛，加期门
气血瘀滞	活血化瘀	手太阴肺经、足太阳膀胱经		加合谷、膈俞；伴失眠，加印堂
肝肾亏虚	调补肝肾	足太阳膀胱经、手少阳三焦经		加肝俞、肾俞；伴耳鸣，加听宫、听会

2. 方义

球后、睛明、承泣穴皆位于眼部，可通调眼部气血；风池穴属于足少阳胆经，通目系，可通络明目；太冲为足厥阴肝经之原穴，光明为足少阳胆经络穴，合用可疏肝理气、养肝明目；三阴交穴可调补肝肾，以治其本。

3. 针法

根据证候虚实，毫针补泻，或平补平泻，或针灸并用。球后、睛明、承泣等穴均按眼区腧穴常规针刺，避免伤及眼球和血管；风池穴把握进针的方向、角度、深度，最好能使针感向眼部传导。

五、其他疗法

1. 耳针

取眼、肝、脾、肾、枕、皮质下等穴，每次选用3～5穴，毫针刺法，或用埋针、压丸法。

2. 头针

取额旁2线、枕上正中线，平刺，或加电针刺激20～30分钟。

3. 皮肤针

取眼眶周围、第 5 至第 12 胸椎两侧，以及风池、肝俞、胆俞、膈俞等穴，眼区轻度叩刺至潮红，其余部位及经穴中度叩刺，隔天 1 次。

4. 穴位注射

取肝俞、肾俞、膈俞、脾俞、太阳穴等穴，采用复方丹参注射液或甲钴胺注射液，每次选 2～3 穴，隔天 1 次。

5. 电针

取百会、合谷、曲池、蠡沟、太冲、足三里、光明等穴，选 2～3 组，加以电针疏密波刺激，强度以患者感觉舒适为宜，留针 30 分钟，每天 1 次。

六、中药治疗

肝气郁滞用逍遥散加减；气血瘀滞用桃红四物汤加减；肝肾亏虚用杞菊地黄丸或驻景丸加减。

七、西医治疗

首先应积极寻找病因，治疗其原发疾病。神经节苷脂和神经营养因子、B 族维生素有助于保护神经。有手术适应证者采用手术治疗。

八、注意事项

① 视神经萎缩是眼科难治性疾病，针灸治疗有一定疗效，可提高视力，延缓致盲。

② 一旦视神经萎缩，要使之痊愈几乎不可能，但是其残余的神经纤维恢复或维持其功能是完全可能的，因此，应使患者充满信心及坚持治疗。

③ 通过健康检查及早发现早期患者，对可疑患者及早进行检查以明确诊断，避免延误治疗。

④ 注意生活起居；调节情志，戒恼怒；不过劳。

第五节 耳鸣、耳聋

一、诊断要点

1. 西医病名及诊断

临床上耳鸣、耳聋可单独出现，亦可先后发生或同时并见。多见于耳科疾病、高血压病、动脉硬化、脑血管疾病、贫血、红细胞增多症、糖尿病、感染性疾病、药物中毒及外伤性疾病。

（1）耳鸣 表现形式呈多样性，可单侧或双侧，也可为头鸣，可持续性存在也可间歇性出现，声音可以为各种各样，音调高低不等，部分伴有听力下降。

（2）耳聋 为听觉系统中传音、感音及其听觉传导通路中的听神经和各级中枢发生病变，引起听功能障碍，产生不同程度的听力减退。

2. 中医病名及诊断

耳鸣是以耳内鸣响，如蝉如潮，妨碍听觉为主症；耳聋是以听力不同程度减退或失听为主症。

二、中医病因病机

（1）病因 常与外感风邪、情志失畅、久病、年老体虚等因素有关。

（2）病机 邪扰耳窍或耳窍失养。

（3）病位 在耳，与肝、胆、肾关系密切。

（4）病性 虚实夹杂证。

三、辨证

（1）外感风邪 开始多有感冒症状，继之猝然耳鸣、耳聋、耳闷胀，伴头痛恶风、发热口干，舌质红，苔薄白或薄黄，脉浮数。

（2）肝胆火盛 耳鸣、耳聋每于郁怒之后突发加重，兼有耳胀、耳痛，伴头痛面赤、口苦咽干、心烦易怒、大便秘结，舌质红，苔黄，脉弦数。

（3）肾精亏虚　久病耳聋或耳鸣时作时止、声细调低、按之鸣声减弱、劳累后加剧，伴头晕、腰酸、遗精，舌质红，苔少，脉细。

四、针灸治疗

1.治法及取穴

分型	治法	取经	主穴	配穴
外感风邪	疏风解表，通络开窍	手阳明大肠经、手少阳三焦经	实证主穴为听会、翳风、中渚、侠溪；虚证主穴为太溪、肾俞、听宫、翳风	加外关、合谷；伴头痛加印堂
肝胆火盛	清泻肝胆实火	足厥阴肝经、足少阳胆经		加太冲、丘墟；伴耳痛加耳门
肾精亏虚	补肾养窍	足厥阴肝经、足少阴肾经		加太冲、复溜；伴头晕加头维

2.方义

手、足少阳经脉均入耳中，故取听会、翳风穴可疏导少阳经气；中渚穴可泻三焦火而清耳窍；侠溪穴可清泻肝胆之火；太溪、肾俞穴能补肾填精、上荣耳窍；听宫为手太阳经与手、足少阳经的交会穴，气通耳内，具有聪耳启闭之功，为治耳疾的要穴，与手少阳经翳风穴相配，可疏导少阳经气、宣通耳窍。

3.针法

毫针补泻，或平补平泻，或针灸并用。听会、翳风穴的针感宜向耳底或耳周传导为佳；太溪、肾俞穴可加温灸或温针灸。

五、其他疗法

1.耳针

取肝、胆、肾、三焦、内耳、外耳、皮质下等穴，每次选用3～5穴，双耳交替使用，毫针刺法或压丸法。

2. 头针

取双侧颞后线，毫针快速刺入头皮至一定深度，快速捻转约 1 分钟，留针 30 分钟，隔天 1 次。

3. 穴位注射

取听宫、翳风、完骨、肾俞、阳陵泉等穴，选用复方丹参注射液或当归注射液、维生素 B_{12} 注射液，每穴注射 0.5～1mL，隔天 1 次。

4. 电针

取患侧率谷、听宫、翳风穴，采用连续波，强度以患者耐受为度，每次留针 30 分钟，每天 1 次。

5. 穴位贴敷

取涌泉穴，将吴茱萸研成粉，用食醋调和，贴于双侧涌泉穴，每次 4～6 小时，每天 1 次。

六、中药治疗

外感风邪用银翘散、蔓荆子散加减；肝胆火盛用龙胆泻肝汤加减；肾精亏虚用耳聋左慈丸加减。

七、西医治疗

首先应积极寻找病因，治疗其原发疾病。根据病情可用神经营养药物如维生素 B_1、维生素 B_{12} 等；改善耳蜗微循环药物如川芎嗪、消旋山莨菪碱（654-2）等；对病毒及自身免疫因素致病者，可用糖皮质激素如地塞米松等治疗。此外，可配合高压氧治疗，严重者可配助听器或植入人工耳蜗。

八、注意事项

① 消除外耳的致病因素。耳廓畸形、外耳道闭锁、耵聍、异物、疖肿、外伤、肿瘤等都可能因收集传导声波障碍而引起传导性耳聋。

② 对于耳毒性药物链霉素、卡那霉素和庆大霉素等氨基酸类抗生素，应该谨慎使用，经口服、注射或滴耳都可进入内耳，损

害内耳的听觉器官，如用药量很大的话，则可成为不可逆性病变。

③ 积极治疗周身疾病。高血压、糖尿病、血液病及内分泌紊乱等疾病都可因内耳血循环或毒性物质破坏内耳细胞而引起耳聋。

④ 控制生活和工作环境噪音，加强个人防护。

第六节　鼻渊

一、诊断要点

1. 西医病名及诊断

多见于西医学中的急、慢性鼻炎，急、慢性鼻窦炎和副鼻窦炎等疾病中。

（1）急性鼻窦炎　主要病理改变为鼻窦黏膜的急性化脓性炎症，严重者可累及骨质，引起周围组织及邻近器官的并发症。潜伏期为1～2天，患者常有全身不适，畏寒，发热，鼻腔及鼻咽部干燥、灼热感，鼻内发痒，频发喷嚏。2～7天，原有症状加重，分泌物转为黏脓涕及脓涕，成人体温38℃左右，小儿高达39℃以上，常因高热出现呕吐、腹泻、昏迷，甚至抽搐。

（2）慢性鼻窦炎　间歇性或交替性鼻塞，天气温暖、运动时减轻，双侧鼻腔交替性鼻塞，多呈黏液涕、量多。

（3）萎缩性鼻炎　多见于青壮年。特征为鼻腔黏膜、鼻膜甚至鼻甲骨发生进行性萎缩，并有脓痂形成，有鼻及咽喉干燥感、鼻塞、鼻出血、嗅觉障碍等，呼出气体带有特殊臭味。

（4）变异性鼻炎　鼻痒、喷嚏、大量清水样涕及鼻塞为临床特点。

2. 中医病名及诊断

中医称为"鼻渊"，严重者称"脑漏"。症见鼻流腥臭浊涕、鼻塞、嗅觉减退。

二、中医病因病机

（1）病因　外邪侵袭、胆腑郁热、脾胃湿热等。

（2）病机　邪壅鼻窍。

（3）**病位** 在鼻，与肺、脾、胃、肝、胆有关。

（4）**病性** 实证多见。

三、辨证

1. 主症

鼻塞、鼻流浊涕、嗅觉减退。

2. 分型

（1）**肺经风热** 多见于发病初期。鼻塞，鼻涕量多、色白黏或微黄，发热恶寒，头痛，咳嗽，舌质淡红，苔薄白，脉浮数。

（2）**胆腑郁热** 鼻涕浓浊、量多、色黄或黄绿，或有腥臭味，头痛鼻塞，口苦咽干，心烦易怒，小便黄赤，舌质红，苔黄，脉弦数。

（3）**脾胃湿热** 多见于鼻渊后期。鼻塞重而持续、流涕缠绵不愈、鼻涕黄浊而量多、嗅觉减退、头昏闷或重胀、胸脘痞闷、纳呆食少、舌质红、苔黄腻、脉滑数。

四、针灸治疗

1. 治法及取穴

分型	治法	取经	主穴	配穴
肺经风热	疏风清热，通利鼻窍	手太阴肺经、手阳明大肠经	迎香、印堂、鼻通、通天、列缺、合谷	加尺泽、少商；伴头痛加印堂
胆腑郁热	清胆泻热，通利鼻窍	足少阳胆经、足厥阴肝经		加阳陵泉、侠溪；伴口苦加太冲
脾胃湿热	清热祛湿，通利鼻窍	手阳明大肠经、足太阴脾经		加曲池、阴陵泉；伴纳呆加足三里

2. 方义

迎香穴位于鼻旁，印堂穴位于鼻上，鼻通穴位于鼻根，均是治鼻渊要穴，近取三穴共奏疏散鼻部郁热而通鼻窍之功效；远取列缺、合谷为表里经配穴，可倾泻肺热；通天穴善通鼻窍。

3. 针法

以泻法为主，或平补平泻。迎香穴宜斜向上透刺鼻通穴。

五、其他疗法

1. 耳针

取内鼻、外鼻、肾上腺、额、肺、胆、脾、胃等穴，每次选用 3～5 穴，毫针刺法，或埋针法、压丸法。

2. 穴位注射

取合谷、迎香、足三里、肺俞、大肠俞等穴，每次选 2～3穴，选用复方丹参注射液或当归注射液，每穴注射 0.2～0.5mL，隔天 1 次。

3. 穴位敷贴

取大椎、肺俞、脾俞、胃俞、胆俞等穴，用白芥子30g，元胡、甘遂、细辛、丁香、白芷、苍耳子、辛夷、薄荷各10g，研成细末，用生姜汁或辣椒水调糊，涂纱布上，撒上适量肉桂粉，贴敷穴上，保留 4 小时以上，每周 1 次，连续 3 次。

4. 电针

取迎香、太阳、头维、印堂、合谷、风池、曲池、阳白穴，每次 2～3 组，采用连续波，强度以患者耐受为度，每次留针 30 分钟，每天 1 次。

六、中药治疗

肺经风热用苍耳子散加减；胆腑郁热用龙胆泻肝汤加减；脾胃湿热用黄芩滑石汤加减。

七、西医治疗

首先应积极病因治疗。根据病情，抗病毒药可选盐酸吗啉胍等；细菌感染可选抗生素，如青霉素等；变态反应性鼻炎可选用糖皮质激素，如丙酸倍氯米松鼻喷雾剂和丙酸氟替卡松鼻喷雾剂；抗组胺药，如扑尔敏等。局部治疗可选鼻内用血管收缩剂盐酸羟甲唑啉喷雾剂等，或鼻腔冲洗、滴药。有手术适应证者可手术治疗。

八、注意事项

① 对慢性鼻渊反复发作者，应做专科检查，及时排除肿瘤。

② 平时要锻炼身体，增强体质，预防感冒。

③ 积极治疗邻近组织器官病变，如扁桃体炎等；对急性鼻渊也应积极、及时治疗，以免迁延日久转为慢性或发生其他病变。

第七节　鼻衄

一、诊断要点

1. 西医病名及诊断

即鼻出血，是指鼻腔不因外伤而出血的疾病。多见于鼻腔局部的病证，如鼻中隔偏曲、鼻腔炎症、肿瘤、小儿鼻腔异物并发炎症，以及全身性疾病，如高血压、动脉硬化、凝血障碍性血液病、肝硬化、重金属或药物中毒、维生素缺乏及营养不良等疾病。特点：多数为鼻腔、鼻窦疾病引起，单侧鼻腔间歇性少量出血；少数为全身疾病引起，为双侧鼻腔持续性大量出血，后鼻孔脉络丛出血。

2. 中医病名及诊断

中医称之为"鼻红""鼻洪"。是指鼻腔不因外伤出血的病证，妇女经期鼻出血为"倒经"。以一侧或双侧鼻腔出血为主症。

二、中医病因病机

（1）病因　鼻衄的发生常与外感风热、过食辛辣、情志不畅等因素有关。

（2）病机　火热迫血妄行，阴虚血热。

（3）病位　在鼻窍，与肺、胃、肝关系有关。

（4）病性　虚实夹杂证。

三、辨证

（1）肺经郁热　鼻血点滴而出，鼻咽干燥，可伴有发热、咳嗽，舌质红，苔黄，脉浮数。

（2）胃火炽盛　鼻血量多、齿龈肿胀或出血、大便秘结、小便短赤、舌质红、苔黄、脉滑数。

（3）肝火上炎　鼻血量多、面红目赤、口苦咽干、烦躁不安、胸胁胀满、舌质红、苔黄、脉弦数。

四、针灸治疗

1.治法及取穴

分型	治法	取经	主穴	配穴
肺经郁热	清热宁肺，凉血止血	手太阴肺经、手阳明大肠经	迎香、印堂、上星、孔最、合谷	加尺泽、鱼际；伴咳嗽加列缺
胃火炽盛	清泻胃热，凉血止血	足阳明胃经、手少阳三焦经		加内庭；伴便秘加支沟
肝火上炎	清肝泻火，凉血止血	足厥阴肝经、足阳明胃经		加行间；伴头胀加太冲

2.方义

迎香、印堂为局部取穴，可调和气血，为治鼻病之要穴；上星穴属督脉，督脉下行鼻柱，可泻诸阳经之热、清鼻窍之火；孔最为手太阴经郄穴，可肃肺清热、凉血止血；合谷为手阳明大肠经原穴，可清头面之热而止鼻衄。

3.针法

毫针补泻，或平补平泻，或针灸并用。迎香穴朝鼻根方向透刺；上星、印堂穴均可用三棱针点刺出血。

五、其他疗法

1.耳针

取内鼻、外鼻、肺、肾上腺、额等穴，毫针刺法，或压丸法。

2. 穴位敷贴

取劳宫或涌泉穴。选用独头蒜洗净去皮，捣烂成泥膏，敷贴于穴位。

3. 冷敷法

以冷水浸湿的毛巾或冰袋敷于患者的前额或颈部。

4. 压迫法

用手指揉按患者入前发际正中线 1~2 寸处，或紧捏一侧或两侧鼻翼，以达止血的目的。

六、中药治疗

肺经郁热用桑菊饮加减；胃火炽盛用犀角地黄汤加减；肝火上炎用龙胆泻肝汤加减。

七、西医治疗

根据出血的轻重缓急、出血部位、出血量及病因，选择不同的止血方法，局部止血法有简易止血法、烧灼止血法、填塞止血法等；适当应用止血药物，常用止血剂如立止血、酚磺乙胺等；常规予镇静剂如地西泮等。

八、注意事项

① 鼻衄患者情绪多较烦躁、紧张，因此，要稳定患者的情绪，以利于配合治疗。

② 止血操作时动作要轻巧，防止粗暴，以免加重损伤。

③ 遇到活动性出血患者，要首先制止其出血，然后才做必要的检查，以寻找出血原因。

④ 对出血患者，一般可采用半卧位，既有助于止血，又便利于医生检查操作。

⑤ 禁忌食辛燥刺激的食物，以免资助火热，加重病情。

⑥ 注意锻炼身体，预防感邪，天气干燥时，饮服清润饮料；在情志调节方面，尤忌暴怒；要去除挖鼻习惯，避免鼻部损伤。

第八节　牙痛

一、诊断要点

1.西医病名及诊断

牙痛是指牙齿因各种原因引起的疼痛，为口腔疾患中最常见的疾患之一。多见于龋齿、牙髓炎、牙周炎、牙槽或牙周脓肿、冠周炎及牙本质过敏等疾病。牙痛是多种牙齿疾病和牙周疾病的常见症状之一，其表现为以牙痛为主，牙龈肿胀、鲜红或紫红、松软，牙龈有时龈缘有糜烂或肉芽组织增生外翻，咀嚼困难，口渴口臭，或时痛时止，遇冷热刺激痛，面颊部肿胀等。必要时行X片等检查。

2.中医病名及诊断

称牙痛为"牙宣""骨槽风"。主症为牙齿疼痛。

二、中医病因病机

（1）病因　常与外感风火邪毒、过食膏粱厚味、体弱过劳等因素有关。

（2）病机　风火，胃火或虚火上炎所致。

（3）病位　在齿，与手、足阳明经有关，与胃、肾关系相关密切。

（4）病性　虚实夹杂证。

三、辨证

（1）风火牙痛　发作急骤，压痛剧烈，牙龈肿痛、喜凉恶热，伴发热，舌质红，苔薄黄，脉浮数。

（2）胃火牙痛　压痛剧烈，牙龈红肿甚至出血、遇热加剧，伴口渴、口臭、便秘、尿赤，舌质红，苔黄，脉洪数。

（3）虚火牙痛　牙齿隐隐作痛、时作时止、午后或夜晚加重，日久不愈，可见齿龈萎缩，甚则牙齿浮动，伴腰膝酸软、手足心热、头晕眼花，舌质红，少苔或无苔，脉细数。

四、针灸治疗

1. 治法及取穴

分型	治法	取经	主穴	配穴
风火牙痛	祛风泻火，通络止痛	手少阳三焦经、足少阳胆经	颊车、下关、合谷、内庭	加翳风、外关；伴头痛加风池
胃火牙痛	清胃热，通络止痛	足阳明胃经、手阳明大肠经		加厉兑、二间；伴便秘加支沟
虚火牙痛	清虚热，通络止痛	足少阴肾经、足厥阴肝经		加太溪、行间；伴腰酸加肾俞

2. 方义

颊车、下关属局部取穴，可疏泄足阳明经气、消肿止痛；合谷为四总穴之一，"面口合谷收"，为治疗牙痛的要穴；内庭为足阳明胃经的荥穴，可清泻阳明火热。

3. 针法

根据证候虚实，毫针补泻，或平补平泻，或针灸并用。内庭穴可点刺出血。疼痛剧烈者可每天治疗2次。

五、其他疗法

1. 穴位贴敷

取双侧阳溪穴，将大蒜捣烂，于睡前贴敷，至发泡后取下。用于龋齿疼痛。

2. 耳针

取口、上颌或下颌、牙、神门、胃、肾穴，每次选用3~5穴，毫针刺法，或埋针法、压丸法。

3. 穴位注射

取颊车、下关、合谷、翳风穴，每次选用1~2穴，用柴胡注射液或鱼腥草注射液，每穴注射0.5~1mL。

4. 三棱针

取耳垂近面部，以及内庭、厉兑、侠溪、太冲穴，三棱针点刺放血，隔天一次。

六、中药治疗

风火牙痛用薄荷连翘汤加减；胃火牙痛用清胃散加减；虚火牙痛用知柏八味丸加减。

七、西医治疗

牙周炎的治疗以局部治疗为主；症状明显严重者，可采取全身治疗，即口服抗菌药物，如甲硝唑、螺旋霉素、替硝唑、阿莫西林等。牙髓炎宜去口腔科治疗。

八、注意事项

① 针灸对牙痛疗效显著，但对龋齿只能暂时止痛；反复针灸治疗无效者，要进一步查找原因，针对病因治疗。

② 注意与三叉神经痛相鉴别。

③ 平时应注意口腔卫生，避免冷热酸甜等刺激，早、晚刷牙；忌酒及热性动火食品。

④ 多吃粗糙、硬质和含纤维质的食物，对牙面有摩擦洁净的作用，可减少食物残屑堆积。从小养成习惯，睡前不吃糖。

第九节　眼睑眴动

一、诊断要点

1. 西医病名及诊断

相当于西医学的眼轮匝肌痉挛。是由于眼轮匝肌痉挛性收缩引起的眼睑不随意闭合，常为双侧病变，呈进行性进展。2/3为女性，多在60岁以上发病。

2. 中医病名及诊断

又称"目眴""胞轮振跳"。是以眼睑不自主频繁振跳，重者可牵动口角乃至面颊部肌肉发生抽动为主要表现的一种疾病。

二、中医病因病机

（1）病因　气血亏损或久病失调、劳倦过度、情志不遂等。
（2）病机　气血衰弱，筋脉失养，血虚生风。
（3）病位　在目，与肝、脾、胃、膀胱等有关。
（4）病性　虚证。

三、辨证

（1）心脾两虚　胞睑跳动、时疏时频、劳累或紧张时加重，怔忡健忘，纳差乏力，面白无华或萎黄，唇色淡白，舌质淡，苔薄白，脉细弱。
（2）血虚生风　病程较长，胞睑振跳频繁、牵拽面颊口角，眉紧肉跳，头昏目眩，心烦失眠，舌质红，苔薄，脉弦紧。

四、针灸治疗

1. 治法及取穴

分型	治法	取经	主穴	配穴
心脾两虚	补益心脾	足太阳膀胱经	四白、攒竹、丝竹空、合谷、太冲、三阴交、足三里	加心俞、脾俞；伴纳差乏力加上巨虚
血虚生风	养血息风	足太阳膀胱经、足太阴脾经		加血海、肝俞；伴头昏加印堂

2. 方义

四白、攒竹、丝竹空均为眼周穴，可疏调眼周部位气血以息风止痉；合谷穴属手阳明多气多血之经，"面口合谷收"，可通行面部气血；合谷穴配足厥阴肝经原穴太冲谓之"四关"，可养肝平肝、息风止痉；三阴交、足三里分别为脾经和胃经的腧穴，可补脾胃、生气血，旺后天之本。

3. 针法

以补法为主，或平补平泻法。攒竹穴与丝竹空穴相互透刺，或分别透鱼腰穴；四白最好刺入眶下孔中。

五、其他疗法

1. 耳针

取眼、神门、肝、心、脾、交感、胆等穴，每次取2～3穴，胞轮振跳频繁者强刺激，留针20～30分钟，或埋揿针、药丸贴压。

2. 头针

取枕上正中线、枕上旁线，毫针针刺，强刺激，可加电针，以患者耐受为度，每次30～40分钟。

3. 穴位注射

取翳风、阳白、下关、足三里等穴，每次2～3穴，用丹参注射液、维生素 B_1 或维生素 B_{12} 注射液，每穴注入0.5～1mL。

4. 按摩

胞睑周围穴位按摩。

六、中药治疗

心脾两虚用归脾汤加减；血虚生风用当归活血饮加减。

七、西医治疗

目前采用 A 型肉毒杆菌毒素或肌肉切除及神经阻断治疗本病。A 型肉毒杆菌毒素疗效显著；镇静剂有时有效，如氯硝西泮（抗惊厥药）、巴氯芬（肌肉松弛药）等，可缓解睑痉挛症状。

八、注意事项

① 针灸对本病的轻症有一定的疗效，但对病程较长者疗效较差。

② 伴有颅神经受损症状者为继发性面肌痉挛，应进一步检查。

③ 注意劳逸结合，避免久视劳倦，睡眠宜充足。

第十节 斜视

一、诊断要点

1. 西医病名及诊断

是指双眼注视目标时黑睛向内或向外偏斜的眼病。多见于西医的麻痹性斜视、共同性斜视。麻痹性斜视有眼球运动受限、复视，可伴眩晕、恶心、步态不稳等全身症状。

2. 中医病名及诊断

又称"睊目""风牵偏视""双目通睛"等。是以一眼或双眼黑睛向内或向外偏斜、转动受限、视一为二为主症。

二、中医病因病机

（1）病因　风邪侵袭、劳伤过度、外伤等。

（2）病机　虚证是肾阴亏虚，肝风内动。实证多为风邪乘虚侵袭，目系拘急；或外伤、气滞血瘀致经筋弛缓，目珠维系失衡。

（3）病位　在目，与肝、肾、脾有关。

（4）病性　虚实夹杂证。

三、辨证

（1）风邪袭络　发病急骤，伴有眼痛、上睑下垂、头痛发热，舌质红，苔薄，脉弦。

（2）肝风内动　头晕目眩、耳鸣、面赤心烦、肢麻震颤、舌质红、苔黄、脉弦。

（3）瘀血阻络　有外伤病史，伤后眼偏斜，可见胞睑、白睛瘀血，头痛眼胀，恶心呕吐，舌质红，苔薄，脉弦。

四、针灸治疗

1.治法及取穴

分型	治法	取经	主穴	配穴
风邪袭络	祛风通络	手少阳三焦经、手阳明大肠经	睛明、太阳、风池、合谷、太冲、太溪、光明	加曲池、外关、大椎；伴眼痛加太阳
肝风内动	平肝息风	足太阳膀胱经、经外奇穴		加肝俞、胆俞、肾俞；伴头晕加印堂
瘀血阻络	化瘀通络	任脉、足太阴脾经		加血海、气海；伴恶心加中脘、足三里

2.方义

睛明、太阳为近部取穴，可疏通局部气血；风池、合谷穴善于祛风通络；太冲、太溪分别为肝经、肾经原穴，可滋阴潜阳、平肝息风；光明为胆经络穴，与太冲穴合用为原络配穴法，可清泻肝胆、化瘀通络。

3.针法

以泻法为主，或平补平泻。风池穴应注意掌握针刺的方向、角度和深度，切记勿向上深刺，以免刺入枕骨大孔；针刺眼部穴位尤其是眼眶内的腧穴，手法要轻柔，不要提插捻转，避免伤及眼球或引起眼内出血。

五、其他疗法

1.皮肤针

取眼眶周围腧穴及太阳、风池等穴，用中等强度刺激，每天1次。

2.电针

以眼眶周围腧穴攒竹、四白、瞳子髎、太阳为主，亦可配合四肢远端穴位如合谷、太冲、太溪、光明、足三里等，进针得气后，选用疏密波或断续波，电流强度以患者能耐受为度，每次20～30分钟，隔天1次。

3. 穴位注射

取阳白、鱼腰、太阳、四白、光明、攒竹等穴，采用甲钴胺注射液，每次选2～3穴，每次注射0.5mL，每天1次。

4. 温针灸

在局部取穴的基础上，远端取足三里、阳陵泉、翳风、率谷等穴，施行温针灸法，施灸30分钟，每天1次。

5. 眼针

以上焦区、肝胆区、下焦区、脾胃区为主，配穴选用太阳、合谷、太冲、睛明、足三里、三阴交等穴。将眼针距眼眶0.5cm处进针，左手压眼球使皮肤绷紧，右手缓缓进针，得气后轻施捻转手法，隔天1次。

六、中药治疗

风邪袭络用正容汤加减；肝风内动用四物汤加味；瘀血阻络用桃红四物汤加减。

七、西医治疗

对麻痹性斜视，主要是营养神经、改善循环，主要有A型肉毒毒素注射、复方樟柳碱注射及营养神经药物甲钴胺等；对于痛性眼肌麻痹、原因不明的年轻患者、部分眼眶部外伤患者和顽固性眼肌麻痹，可用糖皮质激素甲基泼尼龙等；对共同性斜视，以手术治疗为主。

八、注意事项

① 如果怀疑急性神经系统疾病，应密切关注病情变化。

② 针刺治疗斜视效果肯定，对病程短者疗效较为满意；眼肌麻痹针刺治愈后，远期疗效稳定。

③ 平时要注意用眼卫生，不要用眼过度，要保证充足的睡眠。

④ 在饮食上要注意营养摄入均衡；忌烟酒和辛辣刺激食物。

第十一节　咽喉肿痛

一、诊断要点

1. 西医病名及诊断
是以咽喉红肿疼痛、吞咽不适为特征。多见于急、慢性咽炎，扁桃体炎，扁桃体周围脓肿，咽后脓肿，咽旁脓肿，急性喉炎等。

2. 中医病名及诊断
又称"喉痹""急喉风""乳蛾""喉蛾"。是以咽喉红肿疼痛、吞咽不适为主要表现的一种疾病。

二、中医病因病机

（1）病因　恣食辛辣香燥之品、体虚劳累、外感风热等。

（2）病机　虚证是肺肾两虚，虚火上炎，灼于喉部。实证多为风热火毒侵袭咽喉；或肺胃积热循经上扰，风火热毒蕴结于咽喉。

（3）病位　在咽喉，与肺、胃、肝、肾有关。

（4）病性　虚实夹杂证。

三、辨证

（1）风热壅肺　咽部红肿疼痛、干燥灼热，可伴有发热、汗出、头痛、咳嗽有痰、小便黄，舌质红，苔薄白或微黄，脉浮数。

（2）胃火痰盛　咽部红肿、灼热疼痛，咽喉有堵塞感，高热，口渴喜饮，头痛，痰黄黏稠，大便秘结，小便短赤，舌质红，苔黄，脉数有力。

（3）阴虚火旺　咽部微肿、疼痛，喉间有异物感，咽干喉燥，声音嘶哑，不欲饮水，手足心热、午夜尤甚，舌质红，少苔，脉细数。

四、针灸治疗

1. 治法及取穴

分型	治法	取经	主穴	配穴
风热壅肺	疏风清热，消肿止痛	手太阳小肠经、手太阴肺经	天容、列缺、照海、合谷	加尺泽、外关、少商；头痛加印堂、风池
胃火痰盛	清热泻火，消肿止痛	足阳明胃经、手阳明大肠经		加内庭、曲池；大便秘结加曲池、支沟
阴虚火旺	育阴潜阳，降火止痛	足太阴脾经、足少阴肾经		加太溪、涌泉、三阴交；声音嘶哑加复溜、扶突

2. 方义

天容穴属手太阳小肠经，位于咽喉附近，清热利咽作用显著；列缺属手太阴肺经，为治疗肺系疾病的常用穴，照海穴属足少阴肾经，二穴相配，为八脉交会组穴，专治咽喉疾病；合谷为手阳明大肠经原穴，善清泻肺胃积热。诸穴合用，共同发挥清热泻火、消肿止痛作用。

3. 针法

毫针补泻，或平补平泻，或针灸并用。列缺、照海穴行针时可配合做吞咽动作；少商穴点刺出血。初起每天 1～2 次，后期每天或隔天 1 次。

五、其他疗法

1. 皮肤针

取合谷、大椎穴，以及后项部、颌下、耳垂下方。发热加刺肘窝，大、小鱼际；咳嗽加刺气管两侧、太渊穴。中度或重度刺激，每天 1～2 次。

2. 三棱针

取少商、商阳穴，以及耳背静脉，点刺出血，每天 1 次。

3. 灯火灸

取曲池、合谷、尺泽、风池、内庭等穴，用灯心草 1 根，以香油浸之，除去灯心草上的浮油，点燃一端，对准穴位快速点灸 1~2 下，每天 1 次。

4. 耳针

取咽喉、肺、颈、气管、肾、大肠、轮 1~轮 6 穴，每次选 2~3 穴，毫针浅刺，留针 30 分钟；亦可用王不留行贴压，或点刺出血。

5. 穴位注射

取合谷、曲池、孔最等穴，每次选一侧穴，用板蓝根注射液、鱼腥草注射液或柴胡注射液，每穴注射 1~2mL，左右交替使用，每天 1 次。

六、中药治疗

风热壅肺用疏风清热汤加减；胃火痰盛用清咽利膈汤加减；阴虚火旺用知柏地黄丸加减。

七、西医治疗

对细菌感染，可酌情使用青霉素、头孢菌素、大环内酯类或喹诺酮类；对病毒感染，可酌情使用盐酸吗啉胍、利巴韦林和奥司他韦等。扁桃体炎反复发作或已有并发症可手术切除；有脓肿形成可行脓肿排脓术。

八、注意事项

① 针灸对咽喉肿痛有较好的疗效，但应注意对原发病的配合治疗。

② 避免有害气体的不良刺激；忌食辛辣刺激性食物，戒烟酒。

③ 注意休息，减少或避免过度讲话，合理发音。

④ 积极锻炼身体，增强体质，提高机体抵抗力。

第十二节　喉喑

一、诊断要点

1. 西医病名及诊断

是以声音嘶哑为主要临床表现的喉病。多见于急性咽喉炎、慢性咽喉炎、声带肥厚、声带息肉或声带结节等疾病。

（1）急喉喑　因其声音不扬，甚至嘶哑失音，发病较急，病程较短而得名。

（2）慢喉喑　是以声带小结、声带息肉、声带黏膜肥厚、较长时间的声音不扬，甚至嘶哑失音为主要临床特征的慢性喉部疾患。主要指慢性喉炎，亦包括声带小结、声带息肉、声带麻痹、喉肌无力。

2. 中医病名及诊断

又称"暴喑""久喑"。是以声音不扬，甚或嘶哑失音为主要表现的一种疾病。

二、中医病因病机

（1）病因　七情过极、外感风邪、久病耗损等。
（2）病机　气阴虚衰，喉窍失养；风、火、痰、瘀邪闭喉窍。
（3）病位　在喉，与肺、脾、肾有关。
（4）病性　虚实夹杂证。

三、辨证

（1）风寒袭肺　猝然声音不扬，甚则嘶哑，喉微痛微痒，咳嗽声重，发热，恶寒，头身痛，无汗，鼻塞，流清涕，口不渴，舌质淡，舌苔薄白，脉浮紧。

（2）风热犯肺　声音不扬，甚则嘶哑，喉不适，干痒而咳，发热，微恶寒，头痛，舌边微红，苔薄黄，脉浮数。

（3）痰热壅肺　声音嘶哑，甚则失音，咽喉痛甚，咳嗽痰黄，口渴，大便秘结，舌质红，苔黄厚，脉滑数。

（4）肺肾阴虚　声音嘶哑日久，咽喉干涩微痛，喉痒干咳，痰少而黏，时时清嗓，症状以下午明显，可兼有颧红唇赤、头晕耳鸣、虚烦少寐、腰膝酸软、手足心热等症，舌质红，苔少，脉细数。

（5）肺脾气虚　声嘶日久，语音低沉，高音费力，不能持久，劳则加重，上午症状明显，可兼有少气懒言、倦怠乏力、纳呆便溏、面色萎黄等症，舌体胖大有齿痕，苔白，脉细弱。

（6）血瘀痰凝　声嘶日久，讲话费力，喉内有异物感或痰黏着感，常需清嗓，胸闷不舒，舌质暗红或有瘀点，苔薄白或薄黄，脉细涩。

四、针灸治疗

1. 治法及取穴

分型	治法	取经	主穴	配穴
风寒袭肺	疏风散寒，宣肺开音	手太阴肺经	天突、廉泉、列缺、照海、鱼际、太溪、合谷	加孔最；伴咳嗽加中府
风热犯肺	疏风清热，利喉开音	足阳明胃经		加内庭；伴头痛加印堂
痰热壅肺	清热泻肺，利喉开音	手阳明大肠经、足阳明胃经		加丰隆、曲池；伴便秘加支沟
肺肾阴虚	滋阴降火，润喉开音	足太阳膀胱经、手太阴肺经		加肺俞、肝俞、肾俞；伴手足心热加太渊
肺脾气虚	补益肺脾，益气开音	足太阳膀胱经、足阳明胃经		加肺俞、脾俞；伴乏力加足三里
血瘀痰凝	行气活血，化痰开音	足阳明胃经、足厥阴肝经、足太阴脾经		加丰隆、太冲、三阴交；伴胸闷加内关

2. 方义

天突、廉泉穴均位于病所，能利喉开音，廉泉穴又名"舌本"，可疏调舌本部气机；列缺穴属手太阴肺经，系于咽喉，照海穴属足少阴肾经，通于阴跷而循喉咙，二穴相配为八脉交会穴，可滋阴润肺利咽；鱼际为手太阴肺经荥穴，可清肺利咽。足少阴之原穴太溪，可滋肾阴、润喉咙；合谷为手阳明大肠经之原穴，其通经活络、开噤利咽之力甚强。

3. 针法

毫针补泻，或平补平泻，或针灸并用。天突穴先直刺 0.2～0.3 寸，然后竖起针柄，针尖沿胸骨柄后缘直刺 1～1.5 寸，不宜过深或向两旁斜刺；鱼际穴以三棱针点刺出血。行针时嘱患者配合做吞咽动作。

五、其他疗法

1. 皮肤针

取后项部，颌下，以及翳风、合谷、大椎等穴，中度或重度刺激，每天 1～2 次。

2. 三棱针

取少商、商阳穴，以及耳背静脉，点刺出血，每天 1 次。

3. 壮医药线

取天突、水突、曲池、合谷、尺泽、风池等穴，点燃药线，吹灭火焰，对准穴位，迅速准确的点按于穴位上，每天 1 次。

4. 耳针

取咽喉、肺、颈、气管、肾、大肠、轮 1～轮 6，每次选 2～3 穴，毫针浅刺，留针 30 分钟；亦可用埋针，或用王不留行贴压。

5. 穴位注射

取合谷、曲池、肺俞、风门等穴，每次选 2～3 穴，选用板蓝根注射液、鱼腥草注射液或柴胡注射液，每穴注射 0.5～1mL，左右交替使用，每天 1 次。

六、中药治疗

风寒袭肺用三拗汤加减；风热犯肺用疏风清热汤加减；痰热壅肺用泻白散加减；肺肾阴虚用百合固金汤加减；肺脾气虚用补

中益气汤加减；血瘀痰凝用会厌逐瘀汤加减。

七、西医治疗

急喉喑可予抗生素如青霉素、头孢菌素等；有轻度呼吸困难者，应加用激素类制剂如强的松、地塞米松等；采用雾化吸入或超短波治疗，消除炎症。声带小结或息肉长期不愈者，可手术摘除。

八、注意事项

① 锻炼身体，增强体质，积极防治伤风感冒。
② 注意休息，减少发音，尤忌大声呼叫。
③ 少食辛辣厚味；戒除烟酒等不良嗜好。
④ 避免吸入各种有害气体或粉末。
⑤ 起病急者，一般可治愈；反复发作者，缠绵难愈。

第十三节　口腔溃疡

一、诊断要点

1. 西医病名及诊断

名为口腔溃疡，是一种常见的发生于口腔黏膜的溃疡性损伤病症。多发于唇内侧、舌头、舌腹、颊黏膜，发作时疼痛剧烈，局部灼痛明显，可并发口臭、慢性咽炎、便秘、头痛、头晕、烦躁、发热等全身症状。

2. 中医病名及诊断

名为"口疮"。好发于口腔角膜化差的部位，溃疡呈圆形或椭圆形，大小、数目不等，散在分布，边缘整齐，周围有红晕，疼痛感明显，严重者伴有头痛，发热，口臭，烦躁等症状，愈后一般不留瘢痕。

二、中医病因病机

（1）病因　外感风温热毒、热邪伤津、阴虚内热。

（2）病机　外邪入侵，脉络受阻。

（3）病位　在口，以太阴经、阳明经为主，并与督脉有关。

（4）病性　实证或虚实夹杂证。

三、辨证

（1）肺胃热盛　溃疡呈圆形或椭圆形，大小、数目不等，散在分布，边缘整齐，周围有红晕，疼痛感明显，心烦郁闷，大便干，小便黄，舌质红，苔黄，脉弦数。

（2）阴虚内热　溃疡间歇发作、反复不愈，口干唇燥，午后微热，舌质红，苔薄，脉细数。

四、针灸治疗

1.治法及取穴

分型	治疗	取经	主穴	配穴
肺胃热盛	疏风清热，通经活络	手太阴肺经、手阳明大肠经	列缺、合谷、曲池、大椎、内庭	加尺泽、少商；伴心烦加内关
阴虚内热	养阴清热，通经活络	足太阴脾经、足太阴肾经		加太溪、三阴交；伴午后微热加照海

2.方义

列缺穴属手太阴肺经，可疏风清热；合谷为手阳明大肠经原穴，善清泻肺胃积热；曲池为手阳明大肠经合穴，大椎为六阳经交会穴，内庭为胃经荥穴，诸穴合用可清泻邪热。

3.针法

根据证候虚实，毫针补泻，或平补平泻。少商穴点刺出血。

五、其他疗法

1.三棱针

取少商、商阳穴，以及耳背静脉，点刺出血，每天 1 次。

2. 灯火灸

取曲池、尺泽、合谷、内庭穴。取灯心草以香油浸之，除去灯心草上的浮油，点燃一端，对准穴位快速点灸1～2下，每天1次。

3. 穴位贴敷

取列缺、合谷、曲池、大椎、内庭、涌泉、天突等穴，每次选2～4穴，将吴茱萸研成细末，用醋调成膏状贴敷于穴位，一般贴敷2～4小时为宜，隔天1次。

六、中药治疗

肺胃热盛用白虎汤加减；阴虚内热用当归地黄汤加减。

七、西医治疗

局部治疗中，抗生素有金霉素药膜和复方四环素药膜等；糖皮质激素有地塞米松贴片等；止痛剂有盐酸达克罗宁液；腐蚀性药物有50%三氯醋酸。全身治疗中，免疫抑制剂有类固醇皮质激素如泼尼松等；免疫增强剂如左旋咪唑等。

八、注意事项

① 饮食宜清淡，忌辛辣炙煿、肥甘厚味之品；多饮水，多吃蔬菜、水果，保持大便通畅。

② 保持口腔清洁，戒烟酒，防止继发感染。

③ 对反复发作者，应避免诱发因素。

第十二章　急症针灸治疗

第一节　抽搐

一、诊断要点

1. 西医病名及诊断

抽搐是不随意运动的表现，是神经-肌肉疾病的病理现象，表现为横纹肌的不随意收缩。临床上常见的有如下几种：惊厥、强直性痉挛、肌阵挛、震颤、舞蹈样动作、手足徐动、扭转痉挛、肌束颤动、习惯性抽搐。

2. 中医病名及诊断

中医称为"瘛疭"。筋急引缩为"瘛"，筋缓纵伸为"疭"。凡筋脉拘急，手足时缩时伸，抽动不止者，称"瘛疭"。

二、中医病因病机

（1）病因　外感多由于感受风、暑湿、疫毒，或金疮破伤感受风毒之邪；内伤主要为久病之后阴血亏损。

（2）病机　肝风内动、血虚生风，筋脉失养。

（3）病位　在脑，与心、肝、肾有关，尤其与肝关系密切。

（4）病性　或实证，或虚证，或虚实夹杂证。

三、辨证

（1）热盛动风　四肢抽搐、项背强直、角弓反张、两目上窜、高热汗出、烦躁谵语、神志昏迷、面赤唇红、舌质红绛、苔黄而燥甚而焦黑、脉数。

（2）肝阳上亢　四肢抽搐，项强头痛，烦躁易怒，肢体麻木，呕吐恶心，面红目赤，便秘尿短，甚而可伴神志昏迷，或有半身不遂、舌强失语，舌质红，苔黄，脉弦滑数。

（3）阴虚动风　手足蠕动，甚而抽搐，身热不高，心烦不宁、神疲乏力，肢体麻木，头晕目眩，口干舌燥，汗出气短，尿少便秘，舌质红绛而少苔，脉细数。

（4）脾肾阳虚　四肢抽搐无力、手足蠕动、肌肉眴动、两耳上窜、不省人事、面色无华或苍白、神疲乏力、四肢不温、食少腹胀、大便溏泄、舌质淡、脉虚细。

四、针灸治疗

1.治法及取穴

分型	治法	取经	主穴	配穴
热盛动风	清热泻火，息风止痉	督脉、手阳明大肠经	水沟、内关、合谷、太冲	加大椎、曲池；伴高热加少商
肝阳上亢	平抑肝阳，息风止痉	足厥阴肝经、督脉		加行间；伴头痛加百会、太阳
阴虚动风	滋补肝肾，息风止痉	足阳明胃经、足少阴肾经		加足三里、照海；伴心烦加心俞、神门
脾肾阳虚	温补脾肾，息风止痉	任脉、足太阳膀胱经		加关元、脾俞、肾俞；伴大便溏烂加足三里

2.方义

督脉入络脑，水沟为督脉要穴，可醒脑开窍、调神导气；心主血脉，内关为手厥阴心包经穴，可调理心气、活血通络，助水沟穴醒脑开窍；合谷、太冲穴相配，称为开"四关"，为息风止痉之首选穴。根据急则治标的原则，先宜息风止痉，然后对因治疗。

3.针法

根据证候虚实，实证毫针泻法，虚证平补平泻或针灸并用。水沟穴向上斜刺 0.5 寸，用雀啄法捣刺。

五、其他疗法

1. 耳针
取神门、皮质下穴，用强刺激。

2. 灯火灸
用灯心草蘸清油点燃，以明火对准印堂、水沟、颊车、角孙、神阙、大椎等穴，止痉速效。

3. 穴位注射
取大椎、合谷、曲池等穴，选用清开灵注射液或生脉注射液，每次取 1～2 穴，每穴 0.5～1.0mL。

4. 头针
取双侧头部运动区，用强刺激，可长时间留针，或加电针，连续波或疏密波，以患者耐受为度，每次 30～40 分钟。

六、中药治疗

热盛动风用白虎汤合增液承气汤加减；肝阳上亢用天麻钩藤饮加减；阴虚动风用大定风珠加减；脾肾阳虚用龟鹿二仙膏加减。

七、西医治疗

抗惊厥药物中苯巴比妥为常用药物；也可选用苯二氮䓬类镇静剂，如咪达唑仑、氯硝西泮；第二代抗惊厥药物有左乙拉西坦、托吡酯。

八、注意事项

① 一旦出现抽搐，需要及时防止患者咬伤舌头，可以采取用筷子或者是压舌板等缠上手帕等物品放在患者的上、下牙齿之间。

② 防止患者在剧烈抽搐时与周围硬物碰撞致伤，但不可用强力把抽搐的肢体压住，以免引起骨折。

③ 针对病因积极治疗原发病。

④ 发作时迅速清除口、鼻、咽喉分泌物与呕吐物，以保证呼吸道通畅。

第二节　胆绞痛

一、诊断要点

1. 西医病名及诊断

胆绞痛是一种常见的急腹症，以右上腹胆区绞痛，阵发性加剧或痛无休止为特征。多见于各种胆道疾病，如胆囊炎、胆管炎、胆石症、胆道蛔虫病等。

（1）急性胆囊炎　指细菌感染、高度浓缩的胆汁或反流入胆囊的胰液的化学刺激所致的急性炎症性疾病。主要表现为右上腹痛，呈持续性，并阵发性加剧，疼痛常放射至右肩胛区，伴有恶心、呕吐，右上腹胆囊区有明显压痛和肌紧张；部分患者可出现黄疸和高热，或摸到肿大的胆囊。

（2）胆石症　是指胆道系统的任何部位发生结石的疾病。其临床表现决定于结石的部位、动态和并发症，主要为胆绞痛，其疼痛剧烈，恶心呕吐，并可有不同程度的黄疸和高热。胆绞痛发作一般时间短暂，也有延及数小时的。胆囊炎、胆石症可同时存在，相互影响。

（3）胆道蛔虫病　是蛔虫钻进胆道所引起的一种急性病。临床表现为上腹中部和右上腹突发的阵发性剧烈绞痛，或剑突下"钻顶"样疼痛，可向肩胛区或右肩放射，伴有恶心、呕吐，有时吐出蛔虫，继发感染时有发热，疼痛时间从数分钟到数小时，一天发作数次，间隔期疼痛可消失或很轻微。

2. 中医病名及诊断

胆绞痛属中医"胁痛"范畴。症见突发右上腹剧痛，阵发性加重，放射到右肩背部，重者疼痛难忍，常伴恶心呕吐，化热可伴寒战、发热、黄疸。

二、中医病因病机

（1）病因　常与情志不畅、恣食肥甘、结石、蛔虫等因素有关。

（2）病机　胆腑气机不畅、气血瘀滞。
（3）病位　在胆，与肝关系密切。
（4）病性　实证多见。

三、辨证

1. 主症
突发右上腹剧痛，呈持续性绞痛、阵发性加剧，疼痛部位拒按，疼痛可放射至右肩背部。

2. 分型
（1）肝胆气滞　常因情志变动而诱发，兼见性情急躁、胸闷不舒、恶心呕吐、纳呆，舌质淡红，苔薄白，脉弦。

（2）肝胆湿热　寒战高热、恶心呕吐、口苦咽干、黄疸、便干尿黄、舌质红、苔黄腻、脉滑数。

（3）蛔虫妄动　右上腹及剑突下呈"钻顶样"剧痛、拒按，恶心呕吐或吐蛔，舌质淡，苔白，脉弦紧。

四、针灸治疗

1. 治法及取穴

分型	治法	取经	主穴	配穴
肝胆气滞	疏肝理气，行气止痛	足厥阴肝经、足少阳胆经	胆俞、日月、胆囊穴、阳陵泉、膈俞	加丘墟、太冲；发热者加曲池、大椎
肝胆湿热	疏肝利胆，清热利湿	足少阳胆经、足厥阴肝经、督脉		加行间、阴陵泉；黄疸者加至阳
蛔虫妄动	温脏安蛔	足厥阴肝经、足阳明胃经		加迎香透四白；呕吐者加内关、足三里

2. 方义
急则治其标，胆俞、日月穴合用，是俞募配穴法，可利胆止痛；胆囊穴为经外奇穴，是治疗胆囊疾病的经验穴；阳陵泉为胆之下合穴，"合治内腑"，可利胆止痛；膈俞为背俞穴，可行气活血，重在止痛。

3. 针法

毫针泻法，久留针，间歇行针以保持较强针感，或用电针。

五、其他疗法

1. 耳针

选肝、胰胆、交感、神门、耳迷根等穴。急性发作时用毫针刺，强刺激，持续捻针；剧痛缓解后再行耳穴压丸法。两耳交替进行。

2. 电针

选肝俞、胆俞穴，急性发作时用毫针刺，接电针，用连续波，调节频率及强度以患者能耐受为度，留针 40 分钟或更长时间。

3. 穴位注射

取胆俞、胆囊穴，每次选一对穴位，选用消旋山莨菪碱（654-2）注射液，每穴注射 0.5～1mL，3 天 1 次。

4. 皮肤针

取胆俞、日月、胆囊、阳陵泉、膈俞穴，用皮肤针轻叩出血后拔罐放血。

六、中药治疗

肝胆气滞用柴胡疏肝散加减；肝胆湿热用龙胆泻肝汤加减；蛔虫妄动用乌梅丸加减安蛔，再予驱蛔。

七、西医治疗

西药缓解胆绞痛的药物较多，解痉药有阿托品、山莨菪碱等；止痛药有哌替啶、曲马多等。若反复发作，可手术治疗以根治。

八、注意事项

① 针灸对胆绞痛效果较好，对急性发作、病程短、无严重并发症者疗效更佳。

② 在治疗中应查明原因，结合病因治疗才能进一步提高疗效。

③ 预防胆绞痛发作，要避免进食油腻食物、过度疲劳及不良情绪等诱发因素。

④ 当结石嵌顿于胆管下段时还可能诱发严重并发症——急性胰腺炎，需紧急救治。

第三节　高热

一、诊断要点

1.西医病名及诊断
体温超过 39℃ 以上的即称为高热，是临床上常见的一种症状。发热是许多疾病的常见症状，多见西医学中的急性感染性疾病，急、慢性过敏性疾病，部分恶性肿瘤，严重烧伤，中暑等疾病。对发热患者应及时查明病因。

2.中医病名及诊断
属于中医"壮热"范畴。是指患者自觉热甚，或恶热，喜弃衣被，扪之肌肤烙手，测其体温 39℃ 以上者。多因外邪入里，邪正相搏；或阳热内盛，蒸达于外所致。

二、中医病因病机

（1）病因　外感常见于风热、暑邪、温病等；内伤则是脏腑功能失调致郁遏化热引起。

（2）病机　正邪相搏，阳热炽盛。

（3）病位　在三焦。

（4）病性　多属实证。

三、辨证

（1）外感风热　壮热有汗、微恶风寒、咳嗽、痰黏色黄、鼻塞或流浓涕、头痛、咽喉红肿疼痛、渴喜冷饮、小便黄、大便干、舌质红、苔薄黄、脉浮数。

（2）热入气分　身热面赤、大汗出、渴喜饮冷、小便黄赤、大便秘结、舌质红、苔黄燥、脉洪大而数。

（3）热陷营血　高热入夜尤甚，烦躁不安，甚至神昏谵语，或斑疹隐隐，或见吐血、衄血、便血等，口燥而不甚渴，舌质红绛，苔黄少津，脉细数。

（4）暑热蒙心　肌肤灼热，面红耳赤，渴喜饮冷，口唇干燥，心烦不安，甚至神昏谵语，惊厥抽搐，恶心呕吐，小便黄赤，舌质红而干，脉洪大而数。

四、针灸治疗

1. 治法及取穴

分型	治法	取经	主穴	配穴
外感风热	疏风清热	手太阴肺经、手少阳三焦经	大椎、十二井、十宣、曲池、合谷	加鱼际、外关、尺泽；伴咽喉红肿加少商
热入气分	清泻热邪	足阳明胃经		加内庭；伴大便秘结加天枢
热陷营血	清热凉血	手厥阴心包经、足太阴脾经		加内关、血海；伴斑疹加曲池
暑热蒙心	清暑泻热	手厥阴心包经、督脉		加水沟、内关；伴神昏谵语加水沟

2. 方义

大椎属督脉，为诸阳经之交会穴，能散一身阳热之气；曲池为手阳明合穴，可疏风解表；合谷为大肠经原穴，属阳主表，可宣泻气中之热、升清降浊、疏风散表，具有宣通气血之功；曲池穴配合谷穴可清泻阳明实热；十二井、十宣穴既能清热泻火解表，又能凉血解毒调神。

3. 针法

毫针泻法。大椎穴刺络拔罐放血；十宣、十二井穴点刺出血。

五、其他疗法

1.耳针

选耳尖、耳背静脉、肾上腺、神门等穴。耳尖、耳背静脉点刺出血；余穴用毫针刺或压丸法，强刺激。

2.刮痧

选脊柱两侧和背俞穴，用特制刮痧板或瓷汤匙蘸食油或清水，刮脊柱两侧和背俞穴，刮至皮肤红紫色。

3.刺络拔罐

选大椎穴，用三棱针点刺出血后立即拔罐放血。

4.穴位注射

取大椎、曲池、风门、肺俞等穴，每次选2～3穴，选用柴胡注射液或银黄注射液，每穴注射 0.5～1mL。

六、中药治疗

外感风热用银翘散加减；热入气分用白虎汤加减；热陷营血用犀角地黄汤加减；暑热蒙心用清暑益气汤加减。

七、西医治疗

物理降温有冷湿敷、温水浴、酒精擦浴、冷盐水灌肠；药物降温有对乙酰氨基酚、布洛芬等；对症治疗有止惊、补液、降颅压、纠酸；病因治疗有抗感染、抗病毒、抗炎、抗肿瘤等。

八、注意事项

① 针后可进食稀粥或多饮热水，以助发汗退热。

② 针灸对高热有一定的疗效，但一定要查明病因，针对病因采取相应的措施；对于针灸退热不明显者，应结合其他疗法治疗。

③ 注意营养，补充水分、糖分和维生素。

第四节 肾绞痛

一、诊断要点

1. 西医病名及诊断

又称"肾、输尿管绞痛"。是由于某种病因使肾盂、输尿管平滑肌痉挛而或管腔的急性部分梗阻所造成的。其特点是突然发作，剧烈疼痛，疼痛从患侧腰部开始沿输尿管向下腹部、腹股沟、大腿内侧、睾丸或阴唇放射，可持续几分钟或数十分钟，甚至数小时不等。发作时常伴有恶心呕吐、大汗淋漓、面色苍白、辗转不安等症状，严重者可导致休克。

2. 中医病名及诊断

肾绞痛归属中医"腰痛""石淋"范畴。以剧烈腰区疼痛或侧腹部绞痛为主要特征，呈阵发性和放射性，可伴有血尿、排尿异常。

二、中医病因病机

（1）病因　与过食辛辣、情志不遂、肾气亏虚等因素相关。
（2）病机　结石内阻，气机不畅，水道不通。
（3）病位　在肾、膀胱，与脾、三焦关系密切。
（4）病性　虚实夹杂证。

三、辨证

（1）下焦湿热　腰腹绞痛，小便涩痛，尿中带血，或排尿中断、解时刺痛难忍，大便干结，舌苔黄腻，脉弦或数。
（2）下焦瘀滞　腰痛发胀，少腹刺痛，尿中夹血块或尿色暗红、解时不畅，舌质紫暗或有瘀斑，脉细涩。
（3）肾气亏虚　腰腹隐痛，排尿无力，少腹坠胀，神倦乏力，甚则颜面虚浮、畏寒肢冷，舌质淡胖大，脉沉细弱。

四、针灸治疗

1. 治法及取穴

分型	治法	取经	主穴	配穴
下焦湿热	清热利湿，通淋止痛	足太阴脾经、足太阳膀胱经	膀胱俞、中极、秩边、水道、肾俞、三阴交	加阴陵泉、委阳；伴身热不退加曲池、大椎；结石痛者加水沟
下焦瘀滞	活血化瘀，通淋止痛	足太阳膀胱经、手阳明大肠经		加委阳、合谷；伴尿血加血海、太冲
肾气亏虚	健脾益肾	足阳明胃经、任脉		加水分、水道；伴四肢不温加关元、复溜、足三里

2. 方义

肾绞痛以膀胱气机不利为主，膀胱俞、中极穴相配为俞募配穴法，可清利下焦湿热、助膀胱气化、通调膀胱气机、行气止痛；秩边穴透水道穴，具有通淋排石止痛之功；肾俞穴可补肾固涩；三阴交穴交通肝、脾、肾三经，可疏肝行气、健脾化湿、益肾利尿、化瘀通滞。

3. 针法

根据证候毫针泻法，强刺激，长时间留针，必要时可加电针，用连续波或疏密波，每次 60 分钟。

五、其他疗法

1. 指压法

用拇指压向患侧骶棘肌外缘、第 3 腰椎横突处，可有止痛或缓解疼痛的效果。

2. 耳针

取肾、输尿管、交感、皮质下、三焦等穴，毫针刺，强刺激。

3.穴位注射

取肾俞、膀胱俞、足三里及委中穴，每次选 2～3 穴，选用消旋山莨菪碱（654-2）注射液，每穴注入药物 0.2～0.3mL。

4.电针

取阳陵泉、内关、心俞、膀胱俞等穴，每次选 2 组穴位，选用疏密波或连续波，长时间留针。

5.火针

选患侧委中穴为针刺点，快速刺入所标记的穴位，随即迅速出针。

6.刺络放血

取委中穴部青紫脉络处，斜刺入脉中后迅速将针退出，使淤血流出。可用消毒棉球轻轻按压静脉上端，以助瘀血排出。

六、中药治疗

下焦湿热用八正散加减；下焦瘀滞用小蓟饮子加减；肾气亏虚用无比山药丸加减。

七、西医治疗

常用的解痉药物有盐酸消旋山莨菪碱、阿托品、盐酸坦洛新；常用的镇痛药物有非甾体抗炎药和麻醉性镇痛药，如吗啡、哌替啶等；多用甲氧氯普胺作为止吐药物。同时针对结石、感染等病因采取治疗措施。

八、注意事项

① 在肾绞痛症状缓解后，进一步完善检查，明确病因，针对病因进行治疗，是解除肾绞痛的根本措施。

② 增加液体的摄入能增加尿量，预防结石的复发。

③ 菠菜中草酸的含量很高，草酸钙结石患者应该忌服菠菜。

④ 尿酸结石患者不宜食用高嘌呤食物。

第五节 呕血

一、诊断要点

1. 西医病名及诊断

呕血是指食管、胃或十二指肠出血，经口呕吐而出者，又称吐血。常见于西医的消化性溃疡、慢性胃炎、肝硬化、胃癌等病所致的上消化道出血，也可见于某些全身性疾病。

2. 中医病名及诊断

属中医"血证"范畴。症见血随呕吐而出，常伴有食物残渣等胃内容物，血色多为咖啡色或暗紫色，也可为鲜红色，时有黑便，吐血前多伴有恶心、胃脘不适、头晕等。

二、中医病因病机

（1）病因　过食辛辣、饮酒过量、情志恚怒等。

（2）病机　热伤胃络，或脾虚失摄，或胃络瘀阻等导致血不循经，溢于脉外而成。

（3）病位　在胃，与肝、脾关系密切。

（4）病性　虚实夹杂证。

三、辨证

（1）胃中积热　吐血、色鲜红或紫暗，脘腹胀闷或作痛，口臭、口干，大便色黑，舌质红，苔黄，脉滑数。

（2）肝火犯胃　吐血鲜红或夹紫、口苦胁痛、心烦易怒、舌质红绛、脉弦数。

（3）气不摄血　吐血反复发作、时轻时重，面色萎黄，神疲乏力，心悸气短，大便色黑，舌质淡，苔白，脉细弱。

四、针灸治疗

1. 治法及取穴

分型	治法	取经	主穴	配穴
胃中积热	清热凉血止血	足阳明胃经、任脉	中脘、梁丘、足三里、膈俞、内关、公孙	加内庭；伴脘腹痛加中脘
肝火犯胃	清泻肝火，降逆止血	足厥阴肝经、足少阳胆经		加太冲；伴胁肋痛加阳陵泉
气不摄血	益气摄血	任脉、足阳明胃经		加关元、足三里；伴心悸加心俞、神门

2. 方义

中脘是胃的募穴，足三里是胃的下合穴，梁丘是胃的郄穴，三穴合用，可和胃降逆、清热凉血；膈俞穴为血会，可理气宽胸、活血通脉；内关是八脉交会穴，通于阴维脉，可宽胸降气、和胃止呕；公孙为脾经穴，通于"血海"冲脉，可健脾止血。

3. 针法

根据病情，以泻为主，或平补平泻。膈俞、内关穴用泻法；足三里、公孙穴用补法；其他配穴按虚补实泻操作。

五、其他疗法

1. 耳针

选取心、肝、胃、肺穴，用胶布将王不留行固定于穴位，强刺激按压，每天数次。

2. 刺络放血

对实热证，内庭、行间可点刺出血。

六、中药治疗

胃中积热用泻心汤合十灰散加减；肝火犯胃用龙胆泻肝汤加

减；气不摄血用归脾汤加减。

七、西医治疗

抗休克、迅速补充血容量应当放在一切医疗措施的首位。食管、胃底静脉曲张破裂出血应予积极抢救。急性非食管、胃底静脉曲张破裂出血止血措施主要有：①抑制胃酸分泌的药物 H_2 受体拮抗剂和质子泵抑制剂，如雷贝拉唑等。②镜下止血治疗。③内科积极治疗仍出血不止者手术治疗。④介入治疗。

八、注意事项

① 对素有胃脘疼痛旧疾者，不能劳倦过度，避免七情刺激，以免复发。

② 饮食调量适宜，不能暴饮暴食或过饥过饱，忌食辛辣之品及过量饮酒。

③ 患者应卧床休息，保持呼吸道通畅，避免呕吐物吸入气道引起窒息。

④ 活动性出血期间应当禁食。

第六节　心绞痛

一、诊断要点

1. 西医病名及诊断

心绞痛是冠状动脉供血不足，心肌急剧的暂时缺血与缺氧所引起的以发作性胸痛或胸部不适为主要表现的临床综合征。心绞痛是心脏缺血反射到身体表面所感觉的疼痛，特点为前胸阵发性、压榨性疼痛，可伴有其他症状，疼痛主要位于胸骨后部，可放射至心前区与左上肢，劳动或情绪激动时常发生，每次发作持续 3～5 分钟，可数日一次，也可一日数次，休息或用硝酸酯类制剂后消失。本病多见于男性，多数 40 岁以上，劳累、情绪激动、饱食、受寒、阴雨天气、急性循环衰竭等为常见诱因。

2.中医病名及诊断

属中医"真心痛""胸痹"范畴。症见左胸部发作性憋闷、疼痛，轻者偶发短暂轻微的胸部沉闷或隐痛，或为发作性膻中或左胸含糊不清的不适感；重者疼痛剧烈，或呈压榨样绞痛。常伴有心悸，气短，呼吸不畅，甚至喘促，惊恐不安，面色苍白，冷汗自出等。多由劳累、饱餐、寒冷及情绪激动而诱发，亦可无明显诱因或安静时发病。

二、中医病因病机

（1）病因　年老体虚、饮食不当、情志失调、寒邪内侵。

（2）病机　心脉痹阻，或心脉失养。

（3）病位　在心，与肝、脾、肾有关。

（4）病性　虚实夹杂证。

三、辨证

（1）寒凝心脉　猝然心痛如绞，或心痛彻背、背痛彻心，因气候骤冷或感寒而发病或加重，心悸气短，形寒肢冷，冷汗自出，舌质淡，苔薄白，脉沉紧。

（2）气滞心胸　心胸满闷不适，隐痛阵发，痛无定处，时欲太息，遇情志不遂时容易诱发或加重，或兼有脘腹胀闷、得嗳气或矢气则舒，苔薄或薄腻，脉细弦。

（3）痰浊闭阻　胸闷重而心痛轻，形体肥胖，痰多气短，头晕，遇阴雨天而易发作或加重，伴有倦怠乏力、纳呆便溏、口黏、恶心、咳吐痰涎，苔白腻或白滑，脉滑。

（4）瘀血痹阻　心胸疼痛剧烈，如刺如绞，痛有定处，甚则心痛彻背、背痛彻心，或痛引肩背，可因暴怒而加重，伴有胸闷，日久不愈，舌质暗红或紫暗、有瘀斑，舌下瘀筋，苔薄，脉涩或结、代、促。

四、针灸治疗

1. 治法及取穴

分型	治法	取经	主穴	配穴
寒凝心脉	温通心脉	任脉、督脉	内关、郄门、阴郄、巨阙、膻中	加神阙、命门；伴形寒肢冷加关元，可用灸法
气滞心胸	行气通阳	足厥阴肝经、任脉		加太冲；伴脘腹胀闷加中脘
痰浊闭阻	祛痰化浊	任脉、足阳明胃经		加中脘、丰隆；伴头晕加百会、太阳
瘀血痹阻	化瘀止痛	足太阳膀胱经、足少阳胆经		加膈俞；伴痛引肩背加肩井、天宗

2. 方义

急则先治其标，内关穴属手厥阴心包经，与阴维脉相通，"阴维为病苦心痛"，能宽胸理气、活血通络；郄门、阴郄分别是手厥阴心包经和手少阴心经的郄穴，两穴合用，功善救急缓痛；巨阙为心之募穴，可宁心安神；膻中是心包之募穴，又为气会，可调气行瘀。

3. 针法

根据病情，以泻为主，或平补平泻。巨阙穴及背部穴位注意针刺深度。

五、其他疗法

1. 耳针

取心、脑、神门、交感穴，捻转强刺激，留针 30～60 分钟，每 10 分钟间歇行针 1 次。

2. 电针

在针刺的基础上，将电针的输出电极接于阴郄、郄门、膻中、巨阙穴上，用连续波，刺激 20～30 分钟。

3.穴位注射

取郄门、心俞、厥阴俞、足三里等穴，每次选用2穴，用复方丹参注射液，每穴注射0.5～1mL，每天1次。

4.穴位贴敷

将麝香保心丸捣碎，用醋调，再用胶布固定于心俞、厥阴俞、膻中等穴，每天1次，每次4～6小时。

六、中药治疗

寒凝心脉用瓜蒌薤白白酒汤加减；气滞心胸用冠心苏合丸加减；痰浊闭阻用瓜蒌薤白半夏汤加减；瘀血痹阻用血府逐瘀汤加减。

七、西医治疗

心绞痛的发作，可使用作用快的硝酸酯制剂，其中最常用的是硝酸甘油片，舌下含服；还可选用亚硝酸异戊酯1支，用手绢包裹压碎后，吸入其挥发气体。应用上述药物的同时，可考虑用镇静药。经以上治疗疼痛不能缓解，或本次发作较平时重且持续时间长者，应考虑到是否有急性心肌梗死的可能，及时到医院检查治疗。

八、注意事项

① 发作期以卧床休息为主，不宜活动。

② 大多数患者经治疗后症状可缓解或消失。

③ 尽量避免各种诱发因素，如过度的体力劳动、情绪激动、饱餐等。

④ 冬天注意保暖；缓解期可进行适当的体育运动。

⑤ 积极治疗高血压、糖尿病等基础病。

第七节　晕厥

一、诊断要点

1.西医病名及诊断

大脑灌注压取决于体循环的动脉压，因此，任何引起心排出量下降或外周血管阻力降低的原因都可以引起晕厥。常见的原因有：

（1）自主神经调节失常，血管舒缩障碍 如直立位低血压时脑供血障碍可引起晕厥，体质差者多见；一次性大量排尿或连续咳嗽，可使回心血量减少引起晕厥。

（2）心源性脑缺血 这种原因的晕厥最严重，多见于严重的快速或慢速心律失常、心脏停搏。任何体位均可发生。缺血严重时可伴有四肢抽搐、大小便失禁。心电图可确诊。

（3）脑血管疾病 这种情况多为突然发生的脑干供血不足所致。因脑干网状结构上行激活系统缺血而不能维持正常的意识状态，称为"短暂性脑（后循环）缺血发作"。脑部 CT、MRI，脑电图及脑干诱发电位等可确诊。

（4）精神疾病所致晕厥 癔症、焦虑性神经症等。

（5）其他 晕厥也可见于低血糖、重度贫血及过度换气者。测血糖、血常规检查、肺功能测定等可确诊。

2.中医病名及诊断

晕厥属于中医"厥证"范畴。是泛指突然性的昏倒、不省人事、四肢厥冷、不久即能逐渐苏醒的一类疾病。

二、中医病因病机

（1）病因 暴怒、猝受惊恐、劳倦过度、久病虚弱、失血过多、跌仆损伤等因素有关。

（2）病机 阴阳失调，气机逆乱，血随气逆。

（3）病位 在脑，与心、肝关系密切。

（4）病性 虚实夹杂证。

三、辨证

（1）血虚 突然晕厥、面色发白或萎黄、口唇无华、心悸、多梦失眠、头晕目眩、妇女月经不调、舌质淡、脉细数无力。

（2）气虚 突然昏仆、面色㿠白、怠惰乏力、气息微弱、汗出肢冷、舌质淡、脉沉弱。

（3）痰浊上蒙 头重昏蒙，嗜睡困乏，突然晕仆、不知人事，喉有痰鸣，鼾声如锯，呕吐涎沫，四肢厥冷，苔白腻，脉弦滑。

（4）阴虚火旺　头晕目眩、五心烦热、急躁易怒、眩仆不语、面红目赤、四肢颤抖、口干、舌质红、少苔、脉弦细数。

四、针灸治疗

1. 治法及取穴

分型	治法	取经	主穴	配穴
血虚	补血，开窍醒神	足太阴脾经、足阳明胃经	水沟、涌泉、百会、内关	加血海、足三里；伴失眠加神门
气虚	益气，开窍醒神	任脉、足阳明胃经		加气海、关元；伴乏力加足三里
痰浊上蒙	祛痰化浊，开窍醒神	足阳明胃经、督脉		加丰隆；伴头重昏蒙加百会、太阳
阴虚火旺	滋阴降火，开窍醒神	足少阴肾经、足厥阴肝经		加照海、太冲；伴五心烦热加大椎、曲池

2. 方义

脑为元神之府，督脉入络脑内，水沟、百会属督脉穴，督脉入脑上颠，取之有开窍醒神之效；内关为心包经络穴，能调阴阳经气之逆乱，为治疗晕厥之要穴；涌泉穴可激发肾经之气，最能醒神开窍，多用于晕厥之重证。

3. 针法

根据证候虚实，毫针补泻，或平补平泻，或针灸并用。水沟、百会、内关穴用泻法；涌泉穴用平补平泻法。虚证足三里、关元穴可加灸法。

五、其他疗法

1. 三棱针

取大椎、百会、太阳、委中、曲泽、十宣等穴，每次取 2~4 穴，三棱针点刺放血，每天 1~2 次。适用于实证、热证。

2. 耳针

选神门、肾上腺、心、皮质下等穴，毫针刺，强刺激。

3. 艾灸

取百会、神阙、涌泉、大椎、肾俞、命门、关元等穴，重灸。

4. 指针及急救常规处理

无论何种原因引起的晕厥，要立即将患者置于平卧位，取头低脚高位，松开腰带，保暖。目击者也可从下肢开始做向心性按摩，促使血液流向脑部；同时可用手指按压患者合谷穴或水沟穴，通过疼痛刺激使患者清醒。晕厥患者清醒后不要急于起床，以避免引起再次晕厥。在进行现场处理后，如低血糖患者给予补充糖分；咳嗽晕厥患者予以止咳等；如考虑患者有器质性疾病，要及时到医院针对引起晕厥的病因进行治疗。

六、中药治疗

血虚晕厥用归脾汤加减；气虚晕厥人参养荣汤加减；痰浊上蒙晕厥用半夏白术天麻汤加减；阴虚火旺晕厥用左归丸加减。

七、西医治疗

发作时，将患者置于平卧位，监测生命体征，可根据情况采取相应的对症和药物治疗，如补液、血管活性药物、安装临时起搏器等；待患者苏醒后，及时查找病因，根据病因，采取相应的治疗。

八、注意事项

① 为防止洗澡时出现不适，应缩短洗澡时间，或间断洗澡。另外，洗澡前喝一杯温热的糖开水。

② 有心绞痛、心肌梗死等心脏病的患者避免重体力活。

③ 平时适当锻炼身体，提高体质，稳定肌体神经调节功能。

④ 采取良好的宣教，可避免触发因素，及早识别前驱症状。

⑤ 血管迷走性晕厥多数为良性。对于单发或无危险因素的罕发的晕厥患者，可不予特殊治疗。

第八节　昏迷

一、诊断要点

1. 西医病名及诊断

昏迷是完全意识丧失的一种类型，是临床上的危重症。昏迷的发生，提示患者的脑皮质功能发生了严重障碍。主要表现为完全意识丧失、随意运动消失、对外界的刺激的反应迟钝或丧失，但患者还有呼吸和心跳。

2. 中医病名及诊断

昏迷是由多种原因引起的，以气机逆乱，升降失调，气血阴阳不相接续为基本病机，以突然昏倒、不省人事，或伴有四肢逆冷为主要临床表现的一种急性病证。病情轻者，一般在短时内苏醒，醒后无偏瘫、失语及口眼㖞斜等后遗症；但病情重者，则昏迷时间较长，甚至一厥不复而导致死亡。

二、中医病因病机

（1）病因　忧郁恼怒、外感暑邪、大出血、头脑外伤等。
（2）病机　气机突然逆乱，升降乖戾，气血阴阳不相顺接。
（3）病位　在脑，与心、肝、脾、肾有关。
（4）病性　虚实夹杂证。

三、辨证

（1）肝阳上亢　由情志异常、精神刺激而发作，突然昏倒、不知人事、或四肢厥冷、呼吸气粗、口噤拳握、抽搐，舌苔薄白，脉伏或沉弦。

（2）痰饮蒙窍　素有咳喘宿痰，多湿多痰，恼怒或剧烈咳嗽后突然昏厥，喉有痰声，或呕吐涎沫、呼吸气粗，舌苔白腻，脉沉滑。

（3）气血亏虚　因失血过多而发突然昏厥、面色苍白、口唇无华、四肢震颤、自汗肢冷、目陷口张、呼吸微弱、舌质淡、脉扰或细数无力。

（4）外感暑邪　发于暑热夏季，面红身热，突然昏仆，甚至谵妄，舌质红少津，脉洪数。

四、针灸治疗

1. 治法及取穴

分型	治法	取经	主穴	配穴
肝阳上亢	平肝潜阳，开窍醒神	足厥阴肝经、足少阳胆经	素髎、水沟、百会、内关	加行间、侠溪；伴抽搐加阳陵泉、太冲
痰饮蒙窍	健脾化痰，开窍醒脑	任脉、足太阴脾经		加中脘、阴陵泉；伴喉有痰鸣加丰隆
气血亏虚	益气补血，开窍醒神	足阳明胃经、足太阴脾经		加血海、足三里、气海；伴面色无华加灸关元
外感暑邪	清暑祛湿，开窍醒神	足少阴肾经、足太阳膀胱经		加肾俞、肝俞、太溪、太冲、照海；伴高热加曲池、大椎

2. 方义

素髎属督脉穴，有升阳救逆、开窍清热之功，急刺可使血压回升；水沟穴沟通天地，可醒神开窍、清热息风，为苏厥救逆之要穴，配百会穴用于昏迷急救；内关属心包经穴，可调补心气、助气血之运行以养神窍。诸穴合用，可回阳固脱、开窍醒神。

3. 针法

水沟、素髎、内关穴用泻法；配穴按补虚泻实或针灸并用。

五、其他疗法

1. 三棱针

取八风、八邪，或者十二井穴，用三棱针点刺出血。

2. 耳针

取肾上腺、脑、神门穴，毫针刺法或压丸法，强刺激。

467

3. 指针

取水沟、合谷、内关或十二井穴，通过手指刺激使患者清醒。

六、中药治疗

肝阳上亢用通关散合五磨饮子；痰饮蒙窍用导痰汤；气血亏虚急用独参汤灌服，继服人参养荣汤；外感暑邪选用清开灵注射液、牛黄清心丸、紫雪丹或白虎加人参汤。

七、西医治疗

昏迷一旦发生，无论是何原因，都提示病情危重，患者必须尽快得到有效的现场急救。供氧，建立静脉通道，维持血压及水电平衡，对呼吸异常者提供呼吸支持（面罩气囊人工呼吸、气管插管、呼吸兴奋剂等），对抽搐者给予地西泮类药物，对于高颅压患者给予脱水药物等。对昏迷患者除了根据导致昏迷的原发疾病及原因采取有针对性的治疗外，还须采取一系列的脑保护或神经保护措施。

八、注意事项

① 躁动不安的昏迷患者，应有人看护，防止发生摔伤、撞伤等意外。冬季要注意保暖。

② 患者昏迷期间不要随意翻转搬动，应去枕平卧，头转向一侧，预防及避免因呼吸道阻塞而引起窒息。

③ 昏迷是完全意识丧失的一种类型，是临床上的危重症，应采用综合诊治，不能用单一方法施救，避免错过最佳抢救时间。

参考文献

[1] 王吉耀. 内科学. 第2版. 北京：人民卫生出版社，2012.

[2] 周信文. 推拿治疗学. 第2版. 上海：上海浦江教育出版社，2012.

[3] 高树中，扬骏. 针灸治疗学. 第3版. 北京：中国中医药出版社，2012.

[4] 罗永芬. 腧穴学. 上海：上海科学技术出版社，2001.

[5] 南京中医学院. 针灸学. 上海：上海科学技术出版社，1981.

[6] 石学敏. 针灸治疗学. 第2版. 北京：人民卫生出版社，2017.

[7] 吴勉华，王新月. 中医内科学. 北京：中国中医药出版社，2016.

[8] 田道法. 中西结合耳鼻咽喉科学. 北京：中国中医药出版社，2013.

[9] 吴江，贾建平. 神经病学. 第3版. 北京：人民卫生出版社，2016.

[10] 国家中医药管理局. 中医病证诊断疗效标准，1995.

[11] 吴在德，吴肇汉. 外科学. 第7版. 北京：人民卫生出版社，2011.

[12] 薄智云. 腹针疗法. 北京：中国中医药出版社，2012.

[13] 田纪钧. 刃针微创治疗术. 北京：中国中医药出版社，2005.

[14] 林国华. 火针疗法. 北京：中国医药科技出版社，2012.

[15] 林辰. 壮医药线点灸学. 北京：中国中医药出版社，2017.

[16] 符中华. 浮针医学纲要. 北京：人民卫生出版社，2016.

[17] 朱琏. 新针灸学. 广西：广西科学技术出版社，2008.

[18] 张玉珍. 中医妇科学. 第2版. 北京：中国中医药出版社，2007.

[19] 汪受传. 中医儿科学. 第2版. 北京：中国中医药出版社，2017.

[20] 裴景春. 中医五官科学. 北京：中国中医药出版社，2009.

[21] 张学军. 皮肤性病学. 第8版. 北京：人民卫生出版社，2013.

全身经络腧穴图

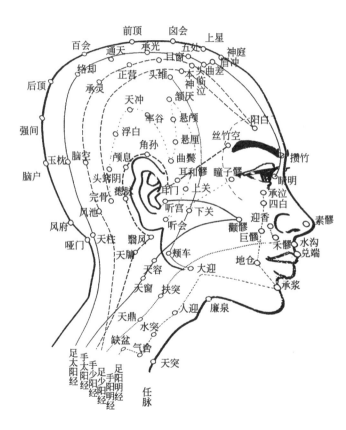

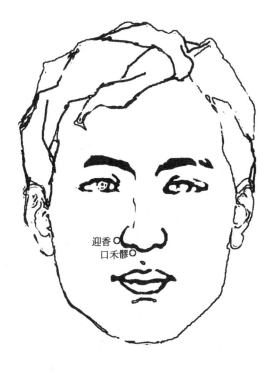

迎香○
口禾髎○

471

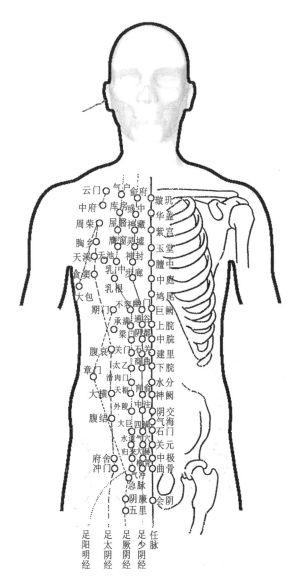

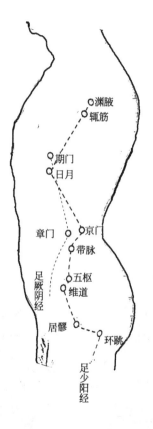

渊腋

辄筋

期门

日月

章门　京门

带脉

五枢

维道

足厥阴经

居髎　环跳

足少阳经

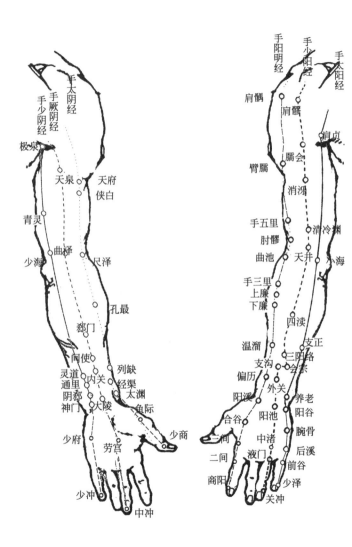

手太阴经
手厥阴经
手少阴经
极泉
天泉　天府
　　　侠白
青灵
曲泽　尺泽
少海
孔最
郄门
间使　列缺
灵道　内关　经渠
通里　　太渊
阴郄　大陵　鱼际
神门
少府　劳宫　少商
少冲
中冲

手阳明经
手少阳经
手太阳经
肩髃　肩髎
　　肩贞
臑会
臑臑
消泺
手五里　清冷渊
肘髎
曲池　天井　小海
手三里　　三阳络
上廉　　四渎
下廉
　　　支正
温溜　支沟
支沟　三阳络
偏历　会宗
　　外关
阳溪　养老
　阳池　阳谷
合谷　　腕骨
三间　中渚　后溪
二间　液门　前谷
商阳　　少泽
　　关冲

474

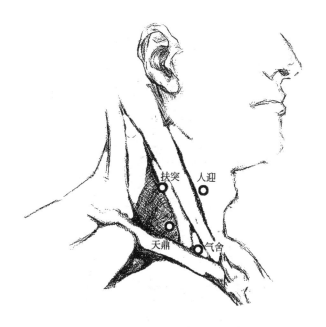

扶突　人迎

天鼎　气舍

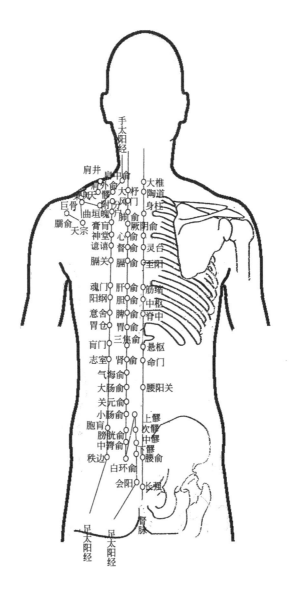

手太阳经
肩井
肩中俞
肩外俞
秉风
巨骨
曲垣魄
膈俞
天宗
膏肓
神堂
谴谭
膈关
魂门
阳纲
意舍
胃仓
肓门
志室
气海俞
大肠俞
关元俞
小肠俞
胞肓
膀胱俞
中膂俞
秩边

大椎
陶道
大杼
身柱
风门
肺俞
厥阴俞
心俞
督俞
灵台
膈俞
至阳
肝俞
筋缩
胆俞
中枢
脾俞
脊中
胃俞
三焦俞
悬枢
肾俞
命门
腰阳关
上髎
次髎
中髎
下髎
腰俞
白环俞
会阳
长强

督脉

足太阳经   足太阳经

476

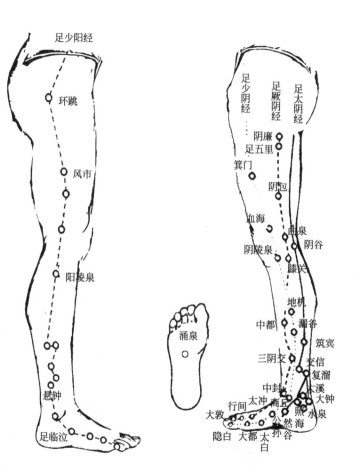

足少阳经

环跳

风市

阳陵泉

悬钟

足临泣

足少阴经
足厥阴经
足太阴经

阴廉
足五里
箕门

阴包

血海
阴陵泉
曲泉
阴谷

膝关

地机

中都
漏谷
筑宾

三阴交
交信
复溜

中封
太溪
大钟

行间
太冲
商丘
照海
水泉

大敦
公孙
然谷

隐白
大都
太白

涌泉

477

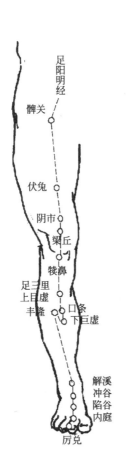

足阳明经

髀关

伏兔

阴市

梁丘

犊鼻

足三里
上巨虚
丰隆
口条
下巨虚

解溪
冲谷
陷谷
内庭

厉兑

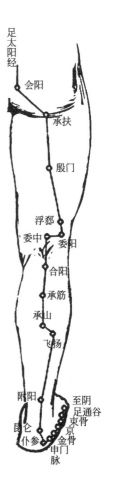

足太阳经

会阳

承扶

殷门

浮郄

委中
委阳

合阳

承筋

承山

飞扬

跗阳

至阴
足通谷
束骨
京骨
昆仑
金门
仆参
申门
脉